全国中医住院医师规范化培训结业考核通关系列

全国中医住院医师规范化培训结业考核表格速记

全国中医住院医师规范化培训结业考核命题研究组　编

U0340198

全国百佳图书出版单位

中国中医药出版社

·北 京·

图书在版编目（CIP）数据

全国中医住院医师规范化培训结业考核表格速记/全国中医住院医师规范化培训结业考核命题研究组编. —北京：中国中医药出版社,2021.4（2023.12重印）

全国中医住院医师规范化培训结业考核通关系列

ISBN 978 – 7 – 5132 – 6733 – 5

Ⅰ.①全… Ⅱ.①全… Ⅲ.①中医师 – 岗位培训 – 自学参考资料 Ⅳ.①R2

中国版本图书馆 CIP 数据核字（2021）第 001547 号

中国中医药出版社出版

北京经济技术开发区科创十三街 31 号院二区 8 号楼

邮政编码　100176

传真　010 – 64405721

河北联合印务有限公司印刷

各地新华书店经销

开本 787 × 1092　1/16　印张 15.5　字数 468 千字

2021 年 4 月第 1 版　2023 年 12 月第 6 次印刷

书号　ISBN 978 – 7 – 5132 – 6733 – 5

定价　78.00 元

网址　www.cptcm.com

答 疑 热 线　010 – 86464504

购 书 热 线　010 – 89535836

维 权 打 假　010 – 64405753

微信服务号　zgzyycbs

微商城网址　https://kdt.im/LIdUGr

官 方 微 博　http://e.weibo.com/cptcm

天猫旗舰店网址　https://zgzyycbs.tmall.com

如有印装质量问题请与本社出版部联系(010 – 64405510)

使用说明

　　中医住院医师规范化培训结业考核是对中医住院医师能否顺利完成从理论到临床过渡的一次系统性检验，旨在评价该医师是否具有良好的职业道德、扎实的中医基础理论、专业知识和临床技能，是否掌握必要的西医学临床知识和技术，是否具备规范独立处理本专业常见病、多发病及某些疑难危重病证的能力。

　　自2017年11月起，国家中医药管理局人事教育司组织中医住院医师规范化培训统一考核。为帮助考生顺利通过考试，我们组织专家编写了这套《全国中医住院医师规范化培训结业考核通关系列》，包括《全国中医住院医师规范化培训结业考核模拟试卷》和《全国中医住院医师规范化培训结业考核表格速记》。

　　本书紧扣考纲编写，根据真题推敲出题思路，从命题人的角度出发，把握考试重点，适用于中医专业的考生。全文由800个表格组成，将复杂繁乱的知识点归纳整理成表，对相似知识点进行鉴别归纳，方便考生记忆，并将重要的表或表中重要内容标出颜色，让考生一目了然。

　　希望此书帮助考生充分利用碎片时间随身复习，快速提分，顺利通过考核！

目　录

第一部分

中医内科学

第一章　肺系疾病

考点　感冒

	证型	证候	治法	方药
实证感冒	风寒束表证	恶寒重，发热轻，无汗头痛	辛温解表，宣肺散寒	荆防败毒散
	风热犯表证	恶寒轻，发热著，流黄浊涕	辛凉解表，疏风清热	银翘散
	暑湿伤表证	心烦口渴，渴不多饮	清暑祛湿解表	新加香薷饮
虚体感冒	气虚感冒证	咳痰无力，气短懒言	益气解表，调和营卫	参苏饮
	阴虚感冒证	口干咽痛，舌红少苔，脉细数	滋阴解表	葳蕤汤
	阳虚感冒证	面色白，语声低微，四肢不温，舌质淡胖，脉沉细无力	助阳解表	麻黄附子细辛汤

考点　咳嗽

	证型	证候	治法	方药
外感咳嗽	风寒袭肺证	咳嗽声重，气急，鼻塞流清涕，恶寒发热无汗	疏风散寒，宣肺止咳	三拗汤 + 止嗽散
	风热犯肺证	咳嗽频剧，气粗，鼻流黄涕，恶风身热汗出	疏风清热，宣肺止咳	桑菊饮
	风燥伤肺证	干咳无痰，口鼻干燥	疏风清肺，润燥止咳	桑杏汤
内伤咳嗽	痰湿蕴肺证	痰多易咳，食少体倦，便溏	燥湿化痰，理气止咳	二陈平胃散 + 三子养亲汤
	痰热郁肺证	痰多质稠色黄，面赤身热	清热化痰，肃肺止咳	清金化痰丸
	肝火犯肺证	咳逆阵作，咽干口苦，随情绪波动增减	清肺泻肝，化痰止咳	黛蛤散 + 黄芩泻白散
	肺阴亏耗证	干咳，痰中带血，颧红，潮热盗汗	养阴清热，润肺止咳	沙参麦冬汤

考点　哮病★

	证型	证候	治法	方药
发作期	寒哮证	哮鸣如水鸡声，形寒怕冷	宣肺散寒，化痰平喘	射干麻黄汤
	热哮证	痰鸣如吼，口苦，口渴喜饮	清热宣肺，化痰定喘	定喘汤
缓解期	肺虚证	气短声低，自汗畏风，咳痰色白，多因气候变化而诱发	补肺益气	玉屏风散
	脾虚证	食少便溏，痰多而黏	健脾益气	六君子汤
	肾虚证	呼多吸少，咳痰质黏	补肾纳气	金匮肾气丸/七味都气丸

考点 喘证

证型		证候	治法	方药
实喘	风寒犯肺证	痰带泡沫，恶寒发热无汗	宣肺散寒	麻黄汤 + 华盖散
	表寒肺热证	息粗鼻扇，形寒身热	解表清里，化痰平喘	麻杏石甘汤
	痰热郁肺证	身热有汗，痰多质黏色黄或夹有血色，渴喜冷饮	清热化痰，宣肺平喘	桑白皮汤
	痰浊阻肺证	咯吐不利，口黏不渴	祛痰降逆，宣肺平喘	二陈汤 + 三子养亲汤
	肝气乘肺证	情志刺激，息粗气憋，咽中如窒	开郁降气平喘	五磨饮子
	水凌心肺证	倚息难卧，咳痰稀白，心悸，唇甲青紫，舌淡胖	温阳利水，泻肺平喘	真武汤 + 葶苈大枣泻肺汤
虚喘	肺虚证	气怯声低，咳声低弱，自汗畏风	补肺益气	生脉散 + 补肺汤
	肾虚证	呼多吸少，气不得续，汗出肢冷	补肾纳气	金匮肾气丸 + 参蛤散
	正虚喘脱证	张口抬肩，端坐不能平卧，咳喘欲绝	扶阳固脱，镇摄肾气	参附汤送服黑锡丹，配合蛤蚧粉

注：实喘证候栏中间合并格为"喘逆胸胀"。

考点 肺痈

证型	证候	治法	方药
初期	咳白色黏痰，胸痛，咳则痛甚	疏风散热，清肺化痰	银翘散
成痈期	身热转甚，咳吐浊痰，呈黄绿色	清肺解毒，化瘀消痈	千金苇茎汤 + 如金解毒散
溃脓期	咳吐大量脓痰，气喘不能卧，身热面赤	排脓解毒	加味桔梗汤
恢复期	身热渐退，咳嗽减轻，午后潮热，心烦	清热养阴，益气补肺	沙参清肺汤/桔梗杏仁煎

考点 肺胀 ★

证型		证候	治法	方药
外寒内饮证	胸部膨满	气短气急，咳痰呈泡沫状，口干不欲饮	温肺散寒，降逆涤痰	小青龙汤
痰浊壅肺证		短气喘息，稍劳即著，怕风汗多，脘痞纳少	化痰降气，健脾益气	苏子降气汤 + 三子养亲汤
痰热郁肺证		目胀睛突，口渴欲饮	清肺化痰，降逆平喘	越婢加半夏汤/桑白皮汤
痰蒙神窍证		咳痰不爽，表情淡漠	涤痰开窍	涤痰汤 + 安宫牛黄丸/至宝丹
痰瘀阻肺证		喉间痰鸣，喘息不得卧，面色灰白而暗	涤痰祛瘀，泻肺平喘	葶苈大枣泻肺汤 + 桂枝茯苓丸
阳虚水泛证		面浮肢肿，尿少怕冷	温阳化饮利水	真武汤 + 五苓散
肺肾气虚证		呼吸浅短难续，声低气怯，张口抬肩，倚息不能平卧	补肺纳肾，降气平喘	补虚汤 + 参蛤散
肺脾两虚证		咳嗽，少食乏力，舌体胖大，有齿痕	补肺健脾，降气化痰	六君子汤 + 玉屏风散

考点　肺痨

证型	证候	治法	方药
肺阴亏损证	咳声短促，胸部隐隐闷痛，午后自觉手足心热	滋阴润肺	月华丸
虚火灼肺证	时时咯血，血色鲜红，混有泡沫痰涎	滋阴降火	百合固金汤 + 秦艽鳖甲散
气阴耗伤证	咳嗽无力，气短声低，咳痰清稀色白，自汗与盗汗可并见	益气养阴	保真汤/参苓白术散
阴阳两虚证	潮热，自汗，盗汗，声嘶或失音，肢冷形寒	滋阴补阳	补天大造丸

第二章　心系疾病

考点　胸痹

	证型	证候	治法	方药
发作期	心血瘀阻证	痛有定处，入夜为甚	活血化瘀，通脉止痛	血府逐瘀汤
	气滞心胸证	时欲太息，情志不遂诱发	疏肝理气，活血通络	柴胡疏肝散
	痰浊痹阻证	痰多气短，体沉肥胖	通阳泄浊，豁痰宣痹	瓜蒌薤白半夏汤 + 涤痰汤
	寒凝心脉证	遇寒而发，手足不温	辛温散寒，宣通心阳	枳实薤白桂枝汤 + 当归四逆汤
缓解期	气阴两虚证	气短乏力，懒言声低	益气养阴，活血通脉	生脉散 + 人参养荣汤
	心肾阴虚证	虚烦不寐，腰膝酸软，盗汗	滋阴清火，养心和络	天王补心丹 + 炙甘草汤
	心肾阳虚证	面色㿠白，神倦怯寒	温补阳气，振奋心阳	参附汤 + 右归饮

考点　心悸★

证型	证候		治法	方药
心虚胆怯证	善惊易恐，坐卧不安，多梦惊醒		镇惊定志，养心安神	安神定志丸
心血不足证	头晕健忘，面色无华		补血养心，益气安神	归脾汤
阴虚火旺证	五心烦热，口干盗汗，舌红少苔		滋阴清火，养心安神	黄连阿胶汤
心阳不振证	胸闷气短，面色苍白	形寒肢冷	温补心阳，安神定悸	桂枝甘草龙骨牡蛎汤
水饮凌心证	渴不欲饮，浮肿尿少		温阳化饮，利水宁心	苓桂术甘汤
心血瘀阻证	痛如针刺，唇甲青紫		活血化瘀，理气通络	桃仁红花煎
痰火扰心证	时发时止，受惊易作，便结尿赤		清热化痰，宁心安神	黄连温胆汤

考点　心衰★

证型	证候		治法	方药
心虚血瘀证	胸闷气短，心悸，乏力	舌淡胖/淡暗，瘀斑，脉沉细/涩、结、代	补益心肺，活血化瘀	保元汤 + 血府逐瘀汤
气阴两虚证		口干，五心烦热	益气养阴，活血化瘀	生脉散 + 血府逐瘀汤
阳虚水泛证	喘息不得卧，畏寒肢冷，口唇发绀		益气温阳，化瘀利水	真武汤 + 葶苈大枣泻肺汤
喘脱危证	面色晦暗，喘悸不休，额汗如油，四肢厥冷		回阳固脱	参附龙骨牡蛎汤

考点　不寐

证型	证候	治法	方药
肝火扰心证	急躁易怒，头晕头胀，目赤耳鸣，口干而苦	疏肝泻火，镇心安神	龙胆泻肝汤
痰热扰心证	胸闷脘痞，泛恶嗳气，舌红苔黄腻，脉滑数	清化痰热，和中安神	黄连温胆汤
心脾两虚证	心悸健忘，神疲食少，腹胀便溏	补益心脾，养血安神	归脾汤
心肾不交证	头晕耳鸣，腰膝酸软，潮热盗汗，五心烦热	滋阴降火，交通心肾	六味地黄丸 + 交泰丸
心胆气虚证	触事易惊，终日惕惕，胆怯心悸	益气镇惊，安神定志	安神定志丸 + 酸枣仁汤

考点　眩晕

证型	证候	治法	方药
肝阳上亢证	头胀耳鸣，急躁易怒，肢麻震颤	平肝潜阳，清火息风	天麻钩藤饮
痰湿中阻证	头重如蒙，胸闷恶心，食少寐多	化痰祛湿，健脾和胃	半夏白术天麻汤
瘀血阻窍证	头痛，面唇紫暗，舌有瘀斑	祛瘀生新，活血通窍	通窍活血汤
气血亏虚证	神疲乏力，唇甲不华	补益气血，调养心脾	归脾汤
肾精不足证	腰酸膝软，颧红咽干，形寒肢冷	滋养肝肾，益精填髓	左归丸

考点　汗证

证型	证候	治法	方药
肺卫不固证	体倦乏力，面色㿠白	益气固表	桂枝加黄芪汤 + 玉屏风散
心血不足证	心悸少寐，神疲气短	养血补心	归脾汤
阴虚火旺证	五心烦热，两颧色红，口渴	滋阴降火	当归六黄汤
邪热郁蒸证	汗出过多，面赤烘热，口苦，小便色黄	清肝泄热，化湿和营	龙胆泻肝汤

考点　血浊

证型	证候	治法	方药
痰浊内阻证	头重如裹，呕恶痰涎，形体肥胖	化痰降浊	二陈汤
气滞血瘀证	胸胁胀闷，走窜疼痛	行气活血，化瘀降浊	血府逐瘀汤
脾虚湿困证	胸闷恶心，身困脘胀	益气健脾，化湿和胃	参苓白术散
肝肾阴虚证	眩晕耳鸣，腰膝酸软，口干	滋补肝肾，养血益阴	一贯煎

第三章　脑系疾病

考点　头痛★

	证型	证候	治法	方药
外感	风寒头痛	痛连项背，恶风畏寒	疏风散寒止痛	川芎茶调散
	风热头痛	头痛而胀，头痛如裂，发热或恶寒	疏风清热，通络止痛	芎芷石膏汤
	风湿头痛	头痛如裹，肢体困重	祛风胜湿，通窍止痛	羌活胜湿汤

	证型	证候	治法	方药
内伤	肝阳头痛	头胀痛而眩，心烦易怒，面赤口苦	平肝潜阳息风	天麻钩藤饮
	痰浊头痛	头痛昏蒙沉重，胸脘满闷，纳呆呕恶	健脾化痰，降逆止痛	半夏白术天麻汤
	瘀血头痛	头痛如刺，痛处固定不移，入夜尤甚	活血化瘀，通窍止痛	通窍活血汤
	肾虚头痛	头痛而空，眩晕耳鸣，腰膝酸软	滋阴补肾，填精生髓	大补元煎
	血虚头痛	头痛隐隐，伴昏晕，畏风，遇劳加重	养血滋阴，和络止痛	加味四物汤

考点 中风★

中经络

证型	证候		治法	方药
风阳上扰证	意识清楚，口眼歪斜，语言不利，半身不遂	头痛眩晕，面红目赤，口苦咽干，尿赤	清肝泻火，息风潜阳	天麻钩藤饮
风痰入络证		肌肤不仁，头晕目眩	息风化痰，活血化络	半夏白术天麻汤
痰热腑实证		痰多，便干	清热化痰，化腑降浊	星蒌承气汤
气虚血瘀证		气短乏力，自汗心悸，手足肿胀，便溏	益气扶正，活血化瘀	补阳还五汤
阴虚风动证		腰酸，少眠多梦，手足沉重麻木	滋养肝肾，潜阳息风	镇肝熄风汤

中脏腑

	证型	证候		治法	方药
闭证	阳闭	不省人事，牙关紧闭，口噤不开，两手握固，大小便闭，肢体强痉	面赤身热，气粗口臭，躁扰不宁	清热化痰，开窍醒神	羚角钩藤汤＋安宫牛黄丸
	阴闭		面白唇暗，四肢不温，静卧不烦	温阳化痰，开窍醒神	涤痰汤＋苏合香丸
脱证		目合口张，鼻鼾息微，手撒肢冷，汗多，大小便自遗，四肢冰冷		回阳固脱	参附汤

考点 痴呆

证型	证候	治法	方药
髓海不足证	头晕耳鸣，齿枯发焦，步履艰难	补肾益髓，填精养神	七福饮
脾肾两虚证	伴腰膝酸软，食少纳呆	补肾健脾，益气生精	还少丹
气血不足证	少言寡语，面唇无华，纳呆食少	益气健脾，养血安神	归脾汤
痰浊蒙窍证	纳呆呕恶，口吐痰涎，体肥懒动	化痰开窍，醒神益智	洗心汤
瘀阻脑络证	头痛难愈，面色晦暗，舌紫瘀斑	活血化瘀，通窍醒神	通窍活血汤
心肝火旺证	急躁易怒，梦幻游离，耳鸣如潮，口疮口臭，尿赤便干	清心平肝，安神定志	天麻钩藤饮
热毒内盛证	狂越，谵妄，颤动，痫痉	清热解毒，通络达邪	黄连解毒汤

考点　郁证 ★

证型	证候			治法	方药
肝气郁结证	胁肋胀满	精神抑郁	痛无定处，脘闷嗳气	疏肝解郁，理气和中	柴胡疏肝散
痰气郁结证			咽中如有物梗塞，吞之不下，咳之不出，"梅核气"	行气开郁，化痰散结	半夏厚朴汤
气郁化火证		性情急躁易怒，口苦而干		疏肝解郁，清肝泻火	加味逍遥散
心神失养证	情绪不宁	多疑易惊，悲忧善哭，喜怒无常		甘润缓急，养心安神	甘麦大枣汤
心脾两虚证		多思善疑，头晕神疲，心悸胆怯		健脾养心，补益气血	归脾汤
心肾阴虚证		五心烦热，盗汗咽干		滋养心肾	天王补心丹 + 六味地黄丸

考点　痫病

证型	证候	治法	方药
阳痫	两目上视，项背强直，喉中痰鸣，或发怪叫	开窍醒神，泄热，涤痰，息风	黄连解毒汤 + 定痫丸
阴痫	手足清冷，双眼半开半合，口不号叫，或声音微小	开窍醒神，温化痰涎，顺气定痫	五生丸 + 二陈汤
肝火痰热证	急躁易怒，面红目赤，发作时昏仆抽搐	清肝泻火，化痰宁心	龙胆泻肝汤 + 涤痰汤
脾虚痰盛证	少气乏力，脘痞纳差，发作时面色晦滞或白，蜷卧拘急，口吐涎沫	健脾化痰	六君子汤
肝肾阴虚证	神思恍惚，两目干涩，耳轮焦枯不泽	滋养肝肾，填精益髓	大补元煎
瘀阻脑络证	单侧肢体抽搐，颜面口唇青紫	活血化瘀，息风通络	通窍活血汤

考点　颤证

证型	证候	治法	方药
风阳内动证	肢体麻木，口苦而干，面赤烦躁	镇肝息风，舒筋止颤	天麻钩藤饮 + 镇肝熄风汤
痰热风动证	头晕目眩，口吐痰涎	清热化痰，平肝息风	导痰汤 + 羚角钩藤汤
气血亏虚证	面色㿠白，气短乏力	益气养血，濡养筋脉	人参养荣汤
髓海不足证	持物不稳，腰膝酸软，失眠心烦，善忘	填精补髓，育阴息风	龟鹿二仙胶
阳气虚衰证	畏寒肢冷，心悸懒言，气短自汗	补肾助阳，温煦筋脉	地黄饮子

考点　痿证

证型	证候		治法	方药
肺热津伤证	关节无痛无力运动	病起发热，皮肤干燥，心烦口渴	清热润燥，养阴生津	清燥救肺汤
湿热浸淫证		肢体困重，扪及微热，胸脘痞闷	清热利湿，通利经脉	二妙散
脾胃虚弱证		神疲肢倦，肌肉萎缩，少气懒言	补中益气，健脾升清	参苓白术散
肝肾亏损证		腰膝酸软，不能久立，眩晕耳鸣	补益肝肾，滋阴清热	虎潜丸
脉络瘀阻证		肌肉瘦削，麻木不仁，青筋显露	益气养营，活血行瘀	圣愈汤 + 补阳还五汤

第四章 脾胃肝胆疾病

考点 胃痞★

证型	证候	治法	方药
外寒内滞证	恶寒发热，头痛无汗，身体疼痛，大便溏薄	理气和中，疏风散寒	香苏散
饮食内停证	进食尤甚，嗳腐吞酸	消食和胃，行气消痞	保和丸
痰湿中阻证	头晕目眩，身重困倦，呕恶纳呆	燥湿健脾，化痰理气	二陈平胃汤
寒热错杂证	肠鸣下利，嗳气不舒，舌淡苔腻	辛开苦降，寒热平调	半夏泻心汤
肝郁气滞证	心烦易怒，善太息，呕恶嗳气	疏肝解郁，和胃消痞	越鞠丸 + 枳术丸

考点 胃痛★

证型	证候	治法	方药
寒邪客胃证	胃痛暴作，恶寒喜暖，得温痛减	温胃散寒，行气止痛	香苏散 + 良附丸
宿食积滞证	胀满拒按，嗳腐吞酸，呕吐不消化食物	消食导滞，和胃止痛	保和丸
肝气犯胃证	脘痛连胁，善叹息，遇烦恼加重	疏肝解郁，和胃止痛	柴胡疏肝散
肝胃郁热证	胁胀不舒，泛酸嘈杂，口干口苦	平逆散火，泄热和胃	化肝煎
湿热中阻证	脘闷灼热，口干口苦，渴不欲饮	清热化湿，理气和胃	清中汤
瘀血停滞证	针刺刀割，痛有定处，入夜尤甚	化瘀通络，理气和胃	失笑散 + 丹参饮
胃阴不足证	饥不欲食，五心烦热	养阴益胃，和中止痛	一贯煎 + 芍药甘草汤
脾胃虚寒证	隐痛缠绵，喜温喜按，空腹痛甚，得食则缓，劳累/受凉后发作加重	温中健脾，和胃止痛	黄芪建中汤

考点 呕吐

证型	证候	治法	方药
外邪犯胃证	突然呕吐，发热恶寒	疏邪解表，化浊和中，降逆止呕	藿香正气散
饮食停滞证	呕吐酸腐，脘腹胀满	消食化积，和胃降逆	保和丸
痰饮内阻证	清水痰涎，头眩心悸	温化痰饮，和胃降逆	小半夏汤 + 苓桂术甘汤
肝气犯胃证	呕吐吞酸，脘胁胀痛，随情志变化	疏肝和胃，降逆止呕	四七汤
脾胃虚寒证	时发时止，食入难化，四肢不温	温中健脾，和胃降逆	理中汤
胃阴亏虚证	反复发作，胃中嘈杂，似饥不欲食	滋养胃阴，和胃降逆	麦门冬汤

考点 腹痛★

证型	证候	治法	方药
寒邪内阻证	腹痛拘急，痛势急暴，遇寒痛甚，得温痛减	温里散寒，理气止痛	良附丸 + 正气天香散
湿热壅滞证	腹痛拒按，烦渴引饮，大便秘结，或溏滞不爽，潮热汗出	泄热通腑，行气导滞	大承气汤 + 枳实导滞丸
饮食积滞证	脘腹胀满，疼痛拒按，嗳腐吞酸，泻后痛减	消食导滞，理气止痛	枳实导滞丸

续表

证型	证候	治法	方药
肝郁气滞证	腹痛胀闷，得嗳气或矢气则舒，遇忧思恼怒则剧	疏肝解郁，理气止痛	木香顺气散
瘀血内停证	痛如针刺，入夜尤甚，舌质紫暗	活血化瘀，和络止痛	少腹逐瘀汤
中脏虚寒证	腹痛绵绵，喜暖喜按，气短懒言，畏寒怯冷	温中补虚，缓急止痛	小建中汤/大建中汤

考点　泄泻★

证型	证候	治法	方药
寒湿内盛证	泄泻清稀，甚如水样	芳香化湿，解表散寒	藿香正气散
湿热中阻证	泻下急迫，粪色黄褐臭秽	清热燥湿，分利止泻	葛根黄芩黄连汤
食滞肠胃证	臭如败卵，泻后痛减	消食导滞，和中止泻	保和丸
肝气乘脾证	每因抑郁恼怒，或情绪紧张而发泄泻	抑肝扶脾	痛泻要方
脾胃虚弱证	时溏时泻，稍进油腻则大便次数增多	健脾益气，化湿止泻	参苓白术散
肾阳虚衰证	黎明前腹痛，肠鸣即泻，完谷不化	温肾健脾，固涩止泻	附子理中丸 + 四神丸

考点　痢疾★

证型	证候	治法	方药
湿热痢	痢下赤白脓血，黏稠如胶冻，肛门灼热	清肠化湿，调气和血	芍药汤
疫毒痢	起病急骤，壮热口渴，下痢鲜紫脓血	清热解毒，凉血除积	白头翁汤 + 芍药汤
寒湿痢	痢下赤白黏冻，白多赤少，或为纯白冻	温中燥湿，调气和血	不换金正气散
阴虚痢	痢下赤白，日久不愈，脓血黏稠，虚坐努责	养阴和营，清肠化湿	黄连阿胶汤 + 驻车丸
虚寒痢	痢下赤白清稀，无腥臭，四肢不温	温补脾肾，收涩固脱	桃花汤 + 真人养脏汤
休息痢	下痢时发时止，迁延不愈，饮食劳累而发	温中清肠，调气化滞	连理汤

考点　黄疸★

	证型	证候		治法	方药
急黄	疫毒炽盛证	发病急骤，黄疸迅速加深		清热解毒，凉血开窍	千金犀角散
阳黄	热重于湿证	黄色鲜明	发热口渴，苔黄腻	清热通腑，利湿退黄	茵陈蒿汤
	湿重于热证		头重身困，胸脘痞满	利湿化浊运脾，佐以清热	茵陈五苓散 + 甘露消毒丹
	胆腑郁热证		上腹右胁胀闷疼痛	疏肝泄热，利胆退黄	大柴胡汤
阴黄	寒湿阻遏证	黄色晦暗	脘痞纳少，神疲畏寒	温中化湿，健脾和胃	茵陈术附汤
	瘀血阻滞证		胁下癥结刺痛，面颈部见有丝红纹	活血化瘀消癥	鳖甲煎丸
黄疸消退后	湿热留恋证	脘痞胀闷胁肋隐痛	口苦尿赤，脉濡数	清热利湿	茵陈四苓散
	肝脾不调证		肢倦乏力，胁肋隐痛不适	调和肝脾，理气助运	柴胡疏肝散/归芍六君子汤

考点　便秘

证型	证候	治法	方药
热秘	大便干结，口干口臭，面红心烦	泄热导滞，润肠通便	麻子仁丸
气秘	便后不爽，肠鸣矢气，嗳气频作	顺气导滞，降逆通便	六磨汤
冷秘	大便艰涩，手足不温，呃逆呕吐	温里散寒，通便止痛	温脾汤＋半硫丸
气虚秘	虽有便意，但排出困难，面白神疲	补脾益气，润肠通便	黄芪汤
血虚秘	大便干结，面色无华，口唇色淡	养血滋阴，润燥通便	润肠丸
阴虚秘	形体消瘦，颧红盗汗，心烦少寐	滋阴增液，润肠通便	增液汤
阳虚秘	面色㿠白，四肢不温，腹中冷痛	补肾助阳，润肠通便	济川煎

考点　积聚★

证型		证候		治法	方药
聚证	肝郁气滞证	聚散无常	攻窜胀痛，时聚时散	疏肝解郁，行气散结	逍遥散
	食滞痰阻证		条索状物聚起	导滞通便，理气化痰	六磨汤
积证	气滞血阻证	积块固定	质软不坚，胀痛痞满	理气活血，通络消积	大七气汤
	瘀血内结证		硬痛不移，面暗舌紫	祛瘀软坚	膈下逐瘀汤
	正虚瘀结证		形脱骨立，饮食大减	补益气血，活血化瘀	八珍汤＋化积丸

考点　鼓胀★

证型		证候		治法	方药
气滞湿阻证		腹大胀满	按之不坚，食后胀甚，嗳气稍减	疏肝理气，运脾利湿	柴胡疏肝散＋胃苓汤
水湿困脾证			如囊裹水，下肢浮肿，怯寒懒动	温中健脾，行气利水	实脾饮
湿热蕴结证			烦热口苦，渴不欲饮	清热利湿，攻下逐水	中满分消丸
肝脾血瘀证			青筋显露，痛如针刺，面色晦暗	活血化瘀，行气利水	调营饮
脾肾阳虚证			形似蛙腹，朝缓暮急，肢冷浮肿	温补脾肾，化气利水	附子理苓汤
肝肾阴虚证			口干而燥，心烦失眠，齿鼻衄血	滋肾柔肝，养阴利水	六味地黄丸＋一贯煎
变证	黄疸	身目黄染如金，倦怠乏力，恶心厌油，双下肢水肿，尿少如浓茶		清热解毒，利湿退黄	甘露消毒丹
	出血	牙龈出血，呕吐鲜血或大便出血		泻火解毒，凉血止血	犀角地黄汤
	神昏	神昏谵语，烦躁不宁，溲赤尿少		清热解毒，醒脑开窍	清营汤＋安宫牛黄丸

第五章　肾系疾病

考点　水肿★

证型		证候	治法	方药
阳水	风水相搏证	眼睑浮肿，来势迅速，恶寒发热，肢节酸楚，小便不利	疏风清热，宣肺行水	越婢加术汤
	湿毒浸淫证	身发疮痍溃烂，延及全身	宣肺解毒，利湿消肿	麻黄连翘赤小豆汤＋五味消毒饮
	水湿浸渍证	全身水肿，下肢明显，按之没指	运脾化湿，通阳利水	五皮饮＋胃苓汤
	湿热壅盛证	皮肤绷紧光亮，胸脘痞闷，烦热口渴	分利湿热	疏凿饮子

续表

证型		证候	治法	方药
阴水	脾阳虚衰证	水肿日久 脘腹胀闷，纳减便溏	健脾温阳利水	实脾饮
	肾阳衰微证	腰酸冷痛，四肢厥冷，怯寒神倦	温肾助阳，化气行水	真武汤
	瘀水互结证	肿势不一，皮肤瘀斑，腰部刺痛	活血祛瘀，化气行水	桃红四物汤+五苓散

考点　淋证★

证型	证候	治法	方药
热淋	小便短赤灼热，口苦呕恶	清热利湿通淋	八正散
石淋	尿中夹砂石，排尿时突然中断，尿道窘迫疼痛	清热利湿，排石通淋	石韦散
血淋	尿色深红，或夹血块	清热通淋，凉血止血	小蓟饮子
气淋	郁怒之后，小便涩滞，淋沥不已	理气疏导，通淋利尿	沉香散
膏淋	小便浑浊如米泔水	清热利湿，分清泄浊	程氏萆薢分清饮
劳淋	淋沥不已，时作时止，遇劳即发	补脾益肾	无比山药丸

考点　尿浊

证型	证候	治法	方药
湿热下注证	小便夹凝块，有浮油，尿有灼热感	清热利湿，分清泄浊	程氏萆薢分清饮
脾虚气陷证	状如白浆，小腹坠胀，神倦无力	健脾益气，升清固摄	补中益气汤
肾虚不固证	小便乳白如脂膏，头晕耳鸣，腰膝酸软	偏肾阴虚滋阴益肾 偏肾阳虚温肾固摄	偏肾阴虚知柏地黄丸 偏肾阳虚鹿茸补涩丸

考点　关格

证型	证候	治法	方药
脾肾阳虚，湿浊内蕴证	形寒肢冷，浮肿以腰下为主，纳差，腹胀	温补脾肾，化湿降浊	温脾汤+吴茱萸汤
肝肾阴虚，虚风内动证	头晕头痛，面部烘热，腰膝酸软，手足抽搐	滋补肝肾，平肝息风	杞菊地黄丸+羚角钩藤汤
肾气衰微，邪陷心包证	全身浮肿，面白唇暗，四肢厥冷，口中尿臭，神志昏蒙，循衣摸床	温阳固脱，豁痰开窍	急用参附汤+苏合香丸

考点　癃闭★

证型	证候	治法	方药
膀胱湿热证	小便短赤灼热，小腹胀满，渴不欲饮	清利湿热，通利小便	八正散
肺热壅盛证	小便不畅或点滴不通，咽干咳嗽	清泄肺热，通利水道	清肺饮
肝郁气滞证	小便不通或通而不爽，情志抑郁	理气解郁，通利小便	沉香散
浊瘀阻塞证	时有排尿中断，或尿如细线，阻塞不通	行瘀散结，通利水道	代抵当丸
脾气不升证	欲小便而不得出，神疲乏力，气短声低	升清降浊，化气行水	补中益气汤+春泽汤
肾阳衰惫证	排尿无力，面色㿠白，畏寒肢冷	温补肾阳，化气利水	济生肾气丸

第六章　血液疾病

考点　萎黄

证型	证候	治法	方药
脾胃虚弱证	食欲不振，恶心呕吐，脘腹胀满	健脾和胃，益气养血	香砂六君子汤
心脾两虚证	失眠多梦，心悸气短，食欲不振，食少便溏	补脾养心，益气养血	归脾汤
肝肾阴虚证	两颧潮红，目涩耳鸣，腰膝酸软，头晕目眩	滋养肝肾，补阴养血	左归丸
脾肾阳虚证	食少便溏，完谷不化，少气懒言，发育迟缓	温补脾肾，益气养血	右归丸
冲任失调证	月经过多，崩漏，腹痛	固冲摄血，益气健脾	固冲汤
肠道虫积证	消谷善饥，喜食异物，脘腹胀满，时有腹痛	杀虫消积	化虫丸

考点　急劳

证型	证候	治法	方药
气滞血瘀证	体表肿核，按之坚硬，时有胀痛，形体消瘦，皮肤瘀斑	行气活血，祛瘀消癥	膈下逐瘀汤
热毒炽盛证	壮热口渴，皮现紫癜，齿鼻渗血	清热解毒，凉血止血	清瘟败毒饮
痰浊凝滞证	胁下包块，按之坚硬，时有胀痛，苔腻	化痰散结，软坚散结	海藻玉壶汤 + 二陈汤
气血两虚证	神疲乏力，唇甲苍白，头晕目眩	益气养血，扶正祛邪	八珍汤 + 三才封髓丹

考点　髓劳

证型	证候	治法	方药
热毒壅盛，迫血妄行证	持续发热，皮肤瘀斑，鼻衄齿衄，烦躁口渴，便干溲赤	清热解毒，凉血止血	清瘟败毒饮
肾阴虚证	腰膝酸软，五心烦热，潮热盗汗，口干咽燥，便干尿黄，舌淡红，少苔或无苔	滋阴补肾，填精益髓	左归丸
肾阳虚证	面目虚浮，腰膝酸软，畏寒肢冷，夜尿频多，食少便溏，舌体胖大有齿痕	滋阴济阳，填精益髓	桂附地黄丸

考点　血证★

	证型	证候		治法	方药
齿衄	胃火炽盛证	血色鲜红，齿龈红肿疼痛，口渴口臭		清胃泻火，凉血止血	加味清胃散 + 泻心汤
	阴虚火旺证	血色淡红，齿摇不坚		滋阴降火，凉血止血	六味地黄丸 + 茜根散
鼻衄	热邪犯肺证	鼻燥衄血，口干咽燥		清泄肺热，凉血止血	桑菊饮
	胃热炽盛证	血色鲜红，口干臭秽		清胃泻火，凉血止血	玉女煎
	肝火上炎证	口苦，烦躁易怒		清肝泻火，凉血止血	龙胆泻肝汤
	气血亏虚证	神疲乏力，面色苍白		补气摄血	归脾汤
咳血	燥热伤肺证	痰中带血	喉痒咳嗽，口干鼻燥	清热润肺，宁络止血	桑杏汤
	肝火犯肺证		咳嗽阵作，烦躁易怒	清肝泻肺，凉血止血	泻白散 + 黛蛤散
	阴虚肺热证		咳嗽痰少，潮热盗汗	滋阴润肺，宁络止血	百合固金汤

续表

	证型	证候		治法	方药
吐血	胃热壅盛证	夹食物残渣，口臭便秘		清胃泻火，化瘀止血	泻心汤＋十灰散
	肝火犯胃证	口苦胁痛，心烦易怒		泻肝清胃，凉血止血	龙胆泻肝汤
	气虚血溢证	缠绵不止，时轻时重		健脾益气摄血	归脾汤
便血	肠道湿热证	血红黏稠，口苦		清化湿热，凉血止血	地榆散＋槐角丸
	热灼胃络证	胃脘疼痛，口干		清胃止血	泻心汤＋十灰散
	气虚不摄证	食少体倦，面色萎黄		益气摄血	归脾汤
	脾胃虚寒证	血色紫暗，腹痛隐隐，喜热饮		健脾温中，养血止血	黄土汤
尿血	下焦湿热证	黄赤灼热，心烦口渴，面赤口疮		清热利湿，凉血止血	小蓟饮子
	肾虚火旺证	颧红潮热，腰膝酸软		滋阴降火，凉血止血	知柏地黄丸
	脾不统血证	久病尿血	体倦乏力，气短声低	补中健脾，益气摄血	归脾汤
	肾气不固证		头晕耳鸣，精神困惫	补益肾气，固摄止血	无比山药丸

考点　紫癜

证型	证候		治法	方药
血热妄行证	皮肤青紫斑点	鼻衄，尿血，发热，口渴，便秘	清热解毒，凉血止血	十灰散
阴虚火旺证		手足心热，潮热盗汗，月经过多	滋阴降火，宁络止血	茜根散
气不摄血证		久病不愈，神疲乏力，食欲不振	补气摄血	归脾汤

第七章　内分泌疾病

考点　瘿病

证型	证候	治法	方药
气郁痰阻证	质软不痛，胸胁窜痛，病情常随情志波动，喜太息	理气舒郁，化痰消瘿	四海舒郁丸
痰结血瘀证	按之较硬有结节，肿块经久未消，胸闷，纳差，舌质暗/紫	理气活血，化痰消瘿	海藻玉壶汤
肝火旺盛证	性情急躁易怒，眼球突出，手指颤抖，面部烘热，口苦	清肝泻火，消瘿散结	栀子清肝汤＋消瘰丸
心肝阴虚证	心悸不宁，心烦少寐，易出汗，手指颤动，眼干	滋阴降火，宁心柔肝	天王补心丹/一贯煎

考点　消渴★

	证型	证候		治法	方药
上消	肺热津伤证	多饮	口舌干燥，烦热多汗，尿频量多，烦热多汗	清热润肺，生津止渴	消渴方
中消	胃热炽盛证	多食	形体消瘦，大便干燥	清胃泻火，养阴增液	玉女煎
	气阴亏虚证		能食与便溏并见，精神不振，乏力	益气健脾，生津止渴	七味白术散
下消	肾阴亏虚证	多尿	口干唇燥，皮肤干燥，舌红脉细数	滋阴固肾	六味地黄丸
	阴阳两虚证		饮一溲一，耳轮干枯，畏寒肢冷	滋阴温阳，补肾固涩	金匮肾气丸

考点 肥胖

证型	证候	治法	方药
胃热火郁证	大便不爽，口干口苦，喜饮水	清胃泻火，佐以消导	白虎汤 + 小承气汤
痰湿内盛证	头晕，口干而不欲饮，大便黏滞不爽，嗜食肥甘醇酒	化痰利湿，理气消脂	导痰汤 + 四苓散
气郁血瘀证	便干，失眠，男子性欲下降甚至阳痿，女性月经不调	理气解郁，活血化瘀	血府逐瘀汤
脾虚不运证	劳累后更为明显，饮食如常或偏少，舌质淡胖，边有齿印	健脾益气，渗利水湿	参苓白术散 + 防己黄芪汤
脾肾阳虚证	四肢厥冷，喜食热饮，小便清长	补益脾肾，温阳化气	真武汤 + 苓桂术甘汤

第八章 风湿疾病

考点 痹证

证型	证候	治法	方药
行痹证	恶风发热，关节游走疼痛	宣痹通络，疏风止痛	防风汤
痛痹证	疼痛较剧，得热则痛缓，遇寒则痛甚	散寒通络，祛风除湿	乌头汤
着痹证	肌肉酸楚重着，关节活动不利，肌肤麻木不仁	除湿通络，祛风散寒	薏苡仁汤
风湿热痹证	关节局部灼热红肿，疼痛，重则可见皮下结节/红斑	清热通络，祛风除湿	白虎加桂枝汤 + 宣痹汤
痰瘀痹阻证	肢体僵硬，顽麻/重着，屈伸不利，舌质紫暗/有瘀斑	化痰行瘀，蠲痹通络	双合汤
肝肾两虚证	骨蒸劳热，心烦口干，形体消瘦	培补肝肾，舒筋止痛	独活寄生汤

考点 蝶疮流注

证型	证候	治法	方药
肝肾阴虚证	夜间潮热，口干咽燥，盗汗消瘦，月经后期，量少/闭经	滋补肝肾，养阴清热	知柏地黄丸
热毒血瘀证	手足红斑，烦躁不安，甚则神昏谵语，口糜口渴，咽痛咳嗽	凉血解毒，祛瘀消斑	犀角地黄汤 + 清瘟败毒饮
气血亏虚证	气短乏力，面色苍白，脱发，纳呆	益气养血，扶正祛邪	当归补血汤 + 增液汤
风湿痹阻证	肢体关节疼痛、重着，痛处游走不定	祛风除湿，通络止痛	蠲痹汤

第九章 癌病

考点 肺癌

证型	证候	治法	方药
肺脾气虚证	咳嗽痰多，胸闷气短，纳少便溏，神疲乏力，面色少华	益气健脾，肃肺化痰	六君子汤 + 二陈汤
阴虚内热证	咳嗽，少痰，低热盗汗，心烦失眠	滋阴润肺，止咳化痰	沙参麦冬汤
气阴两虚证	咳声低弱，气短乏力，口干不多饮	益气养阴，清热化痰	四君子汤 + 沙参麦冬汤

续表

证型	证候	治法	方药
气滞血瘀证	胸胁胀痛，痛有定处，青筋显露，唇甲紫暗	理气化瘀，软坚散结	复元活血汤
痰热阻肺证	胸闷气促，烦躁不安，唇燥口干	清热化痰，祛湿散结	清气化痰汤

考点　大肠癌

证型	证候	治法	方药
痰湿内停证	里急后重，大便脓血，腹部阵痛	化痰利湿	二陈汤/葛根芩连汤
瘀毒内结证	面色暗滞，腹痛固定不移，大便脓血	化瘀软坚	膈下逐瘀汤
脾肾阳虚证	肢冷便溏，少气无力，腹痛，五更泻	温补脾肾	参苓白术散
肝肾阴虚证	五心烦热，头晕目眩，口苦舌干，腰酸腿软	滋养肝肾	知柏地黄汤
气血两虚证	气短乏力，便溏，面色苍白，脱肛	补气养血	补中益气汤合四物汤

考点　胃癌

证型	证候	治法	方药
脾气虚证	肢体倦怠，少气懒言，面色萎黄，形体消瘦	健脾益气	四君子汤
胃阴虚证	嘈杂疼痛，饥不欲食	养阴生津	益胃汤
血虚证	爪甲色淡，头晕眼花，经量少，色淡，闭经	补血益气	四物汤
脾肾阳虚证	朝食暮吐，面色苍白，神疲乏力，肢冷便溏，喜温喜按	温补脾肾	附子理中汤 + 右归丸
热毒证	胃脘灼痛，消谷善饥	清热解毒	清胃散/泻心汤
痰湿证	泛吐痰涎，口淡无味，腹胀，大便溏薄	化痰利湿	二陈汤
血瘀证	呕血黑便，肌肤甲错，舌质紫暗	活血化瘀	膈下逐瘀汤
肝胃不和证	脘胁疼痛，嗳气陈腐	疏肝和胃，降逆止痛	柴胡疏肝散

考点　肝癌

证型	证候	治法	方药
肝郁脾虚证	胸闷不舒，善太息，纳呆食少	疏肝解郁，健脾理气	柴胡疏肝散
肝热血瘀证	胸胁炽痛不适，口干唇燥，舌紫暗，有瘀斑	清肝凉血，解毒祛瘀	龙胆泻肝汤 + 下瘀血汤
肝胆湿热证	壮热，口干口苦，心烦易怒	清热利湿，消癥抑瘤	茵陈蒿汤 + 龙胆泻肝汤
脾虚湿困证	脘痞食少，肢体倦怠，肢重足肿，口黏不欲饮	健脾益气，利湿解毒	四君子汤 + 五皮饮
肝肾阴亏证	腹大如鼓，青筋暴露，呕血，五心烦热	养阴散结，凉血解毒	一贯煎

第一章　呼吸系统疾病

考点　上呼吸道感染

临床表现	普通感冒	起病较急，表现为鼻部症状，如喷嚏、鼻塞、流清水样鼻涕，或咳嗽、咽干、咽痒、烧灼感，甚至鼻后滴漏感
	急性病毒性咽炎和喉炎	鼻病毒、腺病毒、流感病毒引起，表现为咽痒和灼热感，咽痛不明显。腺病毒等引起，表现为明显声嘶、讲话困难等
	急性咽结膜炎	发热、咽痛、畏光、流泪、咽及结膜明显充血
	急性疱疹性咽峡炎	查体可见咽部充血，软腭、悬雍垂溃疡，周围伴红晕
	急性咽扁桃体炎	起病急，咽痛明显，伴发热、畏寒，体温可达39℃以上
辅助检查	血液检查：多为病毒性感染，可有白细胞计数与中性粒细胞增多和核左移现象	
	病原学检查：细菌培养可判断细菌类型并做药物敏感试验以指导临床用药	
并发症	急性鼻窦炎、中耳炎、气管-支气管炎、继发溶血性链球菌引起的风湿热、肾小球肾炎、病毒性心肌炎、心衰加重	
鉴别诊断	过敏性鼻炎、流行性感冒、急性气管-支气管炎、急性传染病	
治疗	①对症治疗：急性咳嗽、鼻后滴漏和咽干，伪麻黄碱治疗以减轻鼻部充血/局部滴鼻应用。②抗生素治疗。③抗病毒药物治疗。④中药治疗	

考点　慢性支气管炎★

病因	吸烟，感染，空气污染，长期吸入有害气体或粉尘等		
临床表现	咳嗽，咳痰，喘息，炎症。急性发作时，两下肺可闻及湿啰音，喘息型患者发作时双肺可闻及散在哮鸣音		
	分型	单纯型	咳嗽，咳痰
		喘息型	咳嗽，咳痰，喘息
临床分期	急性发作期	1周内出现脓性/黏液脓性痰，痰量明显增加，或伴发热/咳、痰、喘	
	慢性迁延期	不同程度的咳、痰、喘症状迁延1个月以上	
	临床缓解期	症状基本消失，保持2个月以上	
鉴别诊断	支气管哮喘、肺结核、支气管扩张症、原发性支气管肺癌		
治疗	急性发作期和临床缓解期	①控制感染：轻症可用青霉素、头孢菌素类、大环内酯类抗菌药物，较重者用头孢菌素第三代药物（头孢曲松等），或喹诺酮类药物，静脉给药。②止咳化痰：盐酸氨溴索和复方甘草合剂。③平喘：喘息型可应用茶碱类、β_2受体激动剂等支气管扩张剂	
	缓解期	戒烟，避免吸入有害气体等，适当运动，增强体质，预防感冒	

考点　间质性肺炎

诊断依据	以肺间质为主的炎症，累及支气管壁和支气管周围组织，有肺泡壁增生及间质水肿，呼吸道症状轻，呼吸困难明显
辅助检查	X 线影像表现为一侧或双侧肺下部不规则阴影，可呈磨玻璃状、网格状，其间可有小片肺不张阴影

考点　慢性阻塞性肺疾病（COPD）★

病因		吸烟，环境污染，感染
临床表现		慢性咳嗽，咳痰；气短，呼吸困难；喘息胸闷；桶状胸，双侧语颤减弱，肺部叩诊呈过清音，两肺呼吸音低，呼气音延长
辅助检查		①$FEV_1/FVC < 70\%$。②胸部 X 线、血常规、血气分析有助于评估病情
临床分期	急性加重期	咳嗽，咳痰，气短和/或喘息加重，痰量增多，呈脓性或黏液脓性，可伴发热
	稳定期	咳嗽、咳痰、气短等症状稳定或症状较轻
并发症	慢性呼吸衰竭	症状明显加重，低氧血症，高碳酸血症，缺氧和二氧化碳潴留
	自发性气胸	一侧胸痛，呼吸困难加重，发绀，患侧肺部叩诊呈鼓音，听诊呼吸音减弱或消失
	慢性肺源性心脏病	肺动脉痉挛和血管重塑，导致肺动脉高压，右心室肥厚
治疗	急性加重期	①抗菌治疗（头孢曲松）。②扩张支气管，短效 β_2 受体激动剂 + 抗胆碱能药物，较为严重者，静脉滴注茶碱类药物。③控制性氧疗。④应用糖皮质激素。⑤祛痰，维持水、电解质、酸碱平衡，机械通气
	稳定期	①戒烟。②支气管扩张剂（β_2 受体激动剂，抗胆碱能药，茶碱类药）。③应用糖皮质激素，联合吸入糖皮质激素和长效 β_2 受体激动剂。④祛痰药，盐酸氨溴索和 N - 乙酰半胱氨酸或稀化黏素。⑤家庭氧疗。⑥康复治疗

考点　慢性肺源性心脏病★

病因		慢性支气管 - 肺疾病，胸廓运动障碍性疾病，肺血管疾病，其他
临床表现	肺、心功能代偿期	①原发病表现。②肺动脉高压。③右心室肥大
	肺、心功能失代偿期	①呼吸衰竭。②右心衰竭
并发症		肺性脑病，酸碱平衡失调及电解质紊乱，心律失常，休克，消化道出血
X 线检查		①右下肺动脉干扩张，横径≥15mm。②肺动脉段明显凸出。③右心室肥大征
鉴别诊断		冠状动脉粥样硬化性心脏病、原发扩张型心肌病
治疗	急性加重期	控制感染，改善呼吸功能和纠正呼吸衰竭，控制心衰（利尿剂、强心剂、血管扩张剂），控制心律失常，应用糖皮质激素，抗凝治疗等
	缓解期	呼吸生理治疗，增强机体免疫力，家庭长期氧疗

考点　支气管哮喘★

病因	遗传因素，环境因素
临床表现	呼气性呼吸困难，伴胸闷、气促，或咳嗽。两肺闻及广泛的哮鸣音，呼气音延长
诊断依据	①反复发作喘息、气急、胸闷或咳嗽。②双肺散在或弥漫性、以呼气相为主的哮鸣音，呼气相延长。③上述症状可缓解。④排除其他疾病。⑤临床表现不典型者，以下应至少 1 项阳性：支气管激发试验阳性、支气管舒张试验阳性、昼夜 PEF 变异率≥20%（符合①～④或④、⑤）
鉴别诊断	急性左心衰竭、慢性阻塞性肺疾病、上气道狭窄

	急性发作期	轻度	吸入短效 β_2 受体激动剂（沙丁胺醇气雾剂等），可同时口服氨茶碱，或吸入短效抗胆碱药气雾剂，口服孟鲁司特钠
治疗		中度	吸氧：雾化吸入短效 β_2 受体激动剂，或联合吸入短效抗胆碱药与糖皮质激素混悬液，氨茶碱静脉给药，口服孟鲁司特钠，必要时口服糖皮质激素
		重度和危重	在中度发作治疗措施基础上，糖皮质激素静脉给药，必要时给予机械通气治疗，同时调节水、电解质与酸碱平衡，预防呼吸道感染
	慢性持续期		健康教育，避免接触过敏原或诱发因素，制定个体化治疗方案，中医药治疗

考点　肺炎链球菌肺炎 ★

病因		多在受凉、淋雨、劳累后发病
临床表现	症状	①寒战，高热。②咳嗽，咳痰。③胸痛。④呼吸困难。⑤其他
	体征	急性热病容，肺实变征（患侧呼吸减弱，语颤增强，叩诊浊音，呼吸音低）
并发症		胸膜炎，脓胸，肺脓肿，心肌炎，脑膜炎，关节炎
辅助检查		①白细胞计数明显升高。②痰涂片见革兰染色阳性，带荚膜的球菌
治疗	一般治疗	卧床休息，注意补充足够蛋白质，防止休克发生
	对症治疗	①高热：物理降温。②气急发绀：吸氧。③咳痰困难：溴己新。④剧烈胸痛：热敷
	抗菌药物	首选青霉素 G
	感染性休克	①一般处理：平卧，吸氧，监测生命体征。②补充血容量（重要措施）。③纠正水、电解质和酸碱平衡。④糖皮质激素。⑤血管活性药物。⑥控制感染。⑦防治心力衰竭、肾功能不全、上消化道出血等

考点　支气管扩张症

病因	①幼年多有麻疹、百日咳、支气管肺炎病史。②上呼吸道感染
临床表现	长期咳嗽、咳大量脓痰、反复咯血是支扩的典型症状，病变部位可闻及固定的湿啰音
治疗	①控制感染。②止咳化痰。③咯血的治疗。④外科治疗

考点　原发性支气管肺癌 ★

临床表现	干咳，咳痰，胸闷气短，消瘦，发热
	胸痛，声音嘶哑，吞咽困难，胸腔积液，上腔静脉阻塞综合征，Horner 综合征
	转移至中枢神经系统，可出现头痛、呕吐，或小脑功能障碍等；转移至骨骼，可出现骨痛和病理性骨折；转移至腹部，可出现胰腺炎症状或阻塞性黄疸；转移至淋巴结，以锁骨上淋巴结转移最多见
	肥大性肺性骨关节病，类癌综合征，神经肌肉综合征，库欣综合征
辅助检查	胸部 X 线检查
治疗	①手术：非小细胞肺癌 I 期、II 期患者，根治性手术切除是首选的治疗措施。②化疗：小细胞肺癌患者。③放疗。④靶向治疗。⑤生物反应调节剂，如小剂量干扰素、转移因子、左旋咪唑、集落刺激因子（CSF）等。⑥介入治疗

考点　肺结核

病因	结核杆菌	
临床表现	结核毒性症状、呼吸道症状	
结核病的分类	原发性型结核	初次感染结核菌而发病的肺结核，多见于少年儿童
	血行播散型肺结核	急性（急性粟粒型），亚急性，慢性血行播散型肺结核
	继发性肺结核	浸润性肺结核，空洞性肺结核，结核球，干酪性肺炎，纤维空洞性肺结核，成年人多见，病程长
	结核性胸膜炎	由结核杆菌感染胸膜或过敏反应所致，干性胸膜炎、渗出性胸膜炎及结核性脓胸，多见于青壮年
	其他肺外结核	一般按照感染部位或脏器命名，如肾结核、肠结核、骨关节结核等
	菌阴肺结核	3 次痰涂片及 1 次痰培养均为阴性的肺结核
治疗	化学药物治疗原则	早期，规律，全程，适量，联合
	常用抗结核药	①一线杀菌剂（异烟肼）。②二线抑菌剂（乙胺丁醇）。③抗结核新药（左氧氟沙星）
	标准化疗方案	初治：①每日给药方案 2HRZE/4HR。②间歇给药方案 $2H_3R_3Z_3E_3/4H_3R_3$
		复治：①每日给药方案 2HRZSE/6～10HRE。②间歇给药方案 $2H_3R_3Z_3S_3E_3/6～10H_3R_3E_3$
	对症治疗	①毒性症状：有效抗结核药＋糖皮质激素。②咯血：小量（安静休息，适当应用氨基己酸）；大量（患侧卧位，垂体后叶素 5～10U 缓慢静脉注射，然后将垂体后叶素加入液体静滴维持）
	预防性化疗	异烟肼、利福平

考点　慢性呼吸衰竭★

病因	支气管-肺疾病是慢性呼吸衰竭的主要病因		
临床表现	呼吸困难，发绀，神经精神症状，血液循环系统功能紊乱		
辅助检查（动脉血气分析）	$PaO_2 < 60mmHg$，伴或不伴 $PaCO_2 > 50mmHg$，以伴有 $PaCO_2 > 50mmHg$ 的 II 型呼吸衰竭为常见		
	代偿性呼吸性酸中毒：$PaCO_2 \uparrow$，pH > 7.35		
	失代偿性呼吸性酸中毒：$PaCO_2 \uparrow$，pH < 7.35		
	代谢性碱中毒：慢性呼吸性酸中毒治疗过程中，机械通气不当或补充碱性药物过量		
临床分型	I 型	$PaO_2 < 60mmHg$，$PaCO_2$ 正常或↓	
	II 型	$PaO_2 < 60mmHg$，$PaCO_2 > 50mmHg$	
治疗	①保持呼吸道通畅。②氧疗。③增加通气量。④纠正酸碱平衡失调和电解质紊乱。⑤防治感染。⑥治疗并发症		

考点　急性呼吸窘迫综合征（ARDS）

临床表现	症状	呼吸增快，并呈进行性加重的呼吸困难、发绀，常伴有烦躁、焦虑、出汗等。呼吸深快、费力，病人常感到胸廓紧束、严重憋气
	体征	早期体征可无异常，或仅在双肺闻及少量细湿啰音；后期多可闻及水泡音，可有管状呼吸音
辅助检查		X 线胸片：边缘模糊的肺纹理增多，继之出现斑片状以至融合成大片状的磨玻璃或实变浸润影
鉴别诊断		心源性肺水肿、大面积肺不张、大量胸腔积液、弥漫性肺泡出血、心源性肺水肿
治疗		积极治疗原发病、氧疗、机械通气及调节体液平衡等

第二章 循环系统疾病

考点 心力衰竭★

慢性心力衰竭的临床表现、分期和药物治疗

	左心衰竭	右心衰竭
临床表现	①劳力性呼吸困难。②夜间阵发呼吸困难。③端坐呼吸。④急性肺水肿。⑤心排出量不足。⑥肺部湿啰音。肺动脉瓣区第二心音亢进，心尖区舒张期奔马律和收缩期杂音及交替脉	①食欲不振，腹胀，上腹隐痛。②低垂部位见压陷性水肿。③颈静脉搏动增强，肝-颈静脉回流征阳性。④肝脏压痛。⑤三尖瓣关闭不全的反流性杂音。⑥发绀
分期	**A 期** 高危人群（高血压、糖尿病、肥胖等），无结构或功能异常，无心力衰竭症状和体征	
	B 期 已有器质性心脏病，但从无心力衰竭的症状和体征	
	C 期 有器质性心脏病，既往或目前有心力衰竭的症状	
	D 期 有器质性心脏病，有心衰的症状与体征，需要特殊干预治疗的难治性心力衰竭	
药物治疗	①利尿剂：噻嗪类利尿剂（氢氯噻嗪口服）、袢利尿剂（呋塞米口服或静脉注射）、保钾利尿剂（螺内酯、阿米洛利口服）。②肾素-血管紧张素-醛固酮系统（RAAS）抑制剂：血管紧张素转换酶抑制剂（卡托普利）、血管紧张素受体阻滞剂（氯沙坦）、醛固酮受体拮抗剂（常用螺内酯）。③β受体阻滞剂：美托洛尔、比索洛尔。④正性肌力药：洋地黄类药（地高辛）、肾上腺素能受体兴奋剂（多巴胺）、磷酸二酯酶抑制剂。⑤血管扩张药：小静脉扩张剂（硝酸酯类药）、小动脉扩张剂（酚妥拉明）、同时扩张动、静脉药（硝普钠）	

快速性心律失常的分类、临床表现和治疗

	分类	临床表现	治疗
阵发性心动过速	房性心动过速	阵发性，心率 150～250 次/分，伴心悸、胸闷、乏力、头晕	①洋地黄中毒引起者，立即停用洋地黄并补钾。②非洋地黄引起者，可口服或静脉注射洋地黄
	室性心动过速	非持续性室速，持续性室速	胺碘酮
心房颤动		心律绝对不规则，心室率 100～160 次/分	心室率过快或伴有心功能不全的患者，可静脉注射毛花苷C，随后给予地高辛
过早搏动	房性过早搏动	提前出现的 P 波与窦性 P 波形态各异，PR 间期≥0.12s	Ⅰa类，Ⅰc类，Ⅱ类和Ⅳ类抗心律失常药
	房室交界性过早搏动	提前出现的室上性 QRS 波群，有逆行 P 波	
	室性过早搏动	提前出现的 QRS 波群宽大畸形，时限超过 0.12s，T 波的方向与 QRS 波群的主波方向相反	Ⅰ类和Ⅲ类抗心律失常药；因洋地黄所致，立即停用并给予苯妥英钠或氯化钾；心动过缓时出现，给予阿托品

考点 原发性高血压★

临床表现	烦躁易怒，头晕，头痛，疲劳，心悸
辅助检查	①尿常规：少量蛋白、红细胞，偶有透明管型和颗粒管型。②肾功能：血肌酐↑，尿素氮↑，尿酸↑。③血脂：血清总胆固醇↑，甘油三酯↑，低密度脂蛋白胆固醇↑。④血糖：空腹和餐后2h血糖及胰岛素水平↑。⑤眼底检查：血管病变及视网膜病变，出血，渗出，视乳头水肿

续表

并发症诊断	①心力衰竭。②急性脑血管病（脑卒中）。③肾功能损害。④主动脉夹层。⑤视网膜动脉硬化。⑥高血压危象：头痛、心悸，恶心呕吐，视力模糊。⑦高血压脑病：脑水肿表现（头痛呕吐、意识障碍、精神错乱）	
药物治疗	利尿剂（噻嗪类）	轻、中度高血压
	β受体阻滞剂（美托洛尔）	轻、中度高血压
	钙通道阻滞剂（CCB）：常用氨氯地平等	尤适用于老年人收缩期高血压
	血管紧张素转换酶抑制剂（ACEI）血管紧张素Ⅱ受体阻滞剂（ARB）	心力衰竭，左心室肥大，心肌梗死后，糖耐量异常或糖尿病肾病并发症
	α₁受体阻滞剂	高脂血症/前列腺肥大，难治性高血压

考点　急性冠状动脉综合征（ACS）

	非ST段抬高型ACS	急性ST段抬高型ACS
病因	动脉粥样硬化斑块不稳定而发生破裂或糜烂	冠状动脉粥样硬化
临床表现	①诱发心绞痛发作的体力活动强度↓。②心绞痛发作的频率，严重程度及持续时间↑。③静息或夜间发作的心绞痛。④发作时伴出汗、乏力、心悸等。⑤发作时含服硝酸甘油不能完全缓解或无缓解	①先兆表现：乏力，胸部不适。②疼痛。③全身症状。④胃肠道症状。⑤心律失常。⑥低血压和休克。⑦心力衰竭。⑧心率增快，心尖区第一心音减弱，舒张期奔马律
治疗	①抗心肌缺血药，硝酸酯类药，β受体阻滞剂和钙通道阻滞剂。②抗血小板聚集药，阿司匹林和ADP受体拮抗剂。③其他药物治疗，抗凝治疗，调脂治疗和ACEI或ARB	①有效缓解疼痛：哌替啶/吗啡皮下注射，硝酸甘油/硝酸异山梨酯舌下含服/静脉滴注。②抗血小板及抗凝治疗。③心肌再灌注治疗（经皮冠状动脉介入治疗，溶栓疗法和紧急主动脉－冠状动脉旁路移植术）。④对症治疗。⑤β受体阻滞剂，钙通道阻滞剂，血管紧张素转换酶抑制剂/血管紧张素受体阻滞剂和极化液

考点　慢性冠状动脉病（CAD）

临床表现	症状	胸痛可放射至左肩、左上肢内侧达无名指和小指。压迫或憋闷感，可伴有灼烧感、濒死感及恐惧感，出现强迫停立位。疼痛发作常由体力劳动或情绪激动诱发
	体征	心率增快，血压升高，表情焦虑，皮肤冷或汗出。心尖区可闻及舒张期奔马律。二尖瓣关闭不全时，可闻及心尖区暂时性收缩期杂音
治疗	发作期	①发作时立即休息。②硝酸甘油0.5mg舌下含服
	缓解期	①改善心肌缺血：硝酸酯类药（口服硝酸异山梨酯/5－单硝酸异山梨酯），β受体阻滞剂（美托洛尔缓释片/比索洛尔）和钙通道阻滞剂（维拉帕米缓释剂/硝苯地平缓释剂）。②抗血小板聚集药（阿司匹林/氯吡格雷口服）和他汀类药（阿托伐他汀/瑞舒伐他汀）。③ACEI/ARB（依那普利/厄贝沙坦）

考点　慢性心脏瓣膜病★
二尖瓣狭窄、二尖瓣关闭不全

病名		二尖瓣狭窄	二尖瓣关闭不全
症状		①呼吸困难，早期出现劳力性呼吸困难。②咳嗽。③咯血	乏力，晚期发生肺淤血时出现呼吸困难
体征	视	二尖瓣面容，可见心前区隆起	心尖搏动增强呈抬举性，向左下移位
	触	心尖部可触及舒张期震颤	偶可触及收缩期震颤
	叩	心浊音界向左扩大，呈梨形心	心浊音界向左下扩大
	听	心尖区可闻及舒张中晚期隆隆样杂音	心尖区可闻3/6级以上全收缩期吹风样杂音

主动脉瓣狭窄、主动脉瓣关闭不全

病名	主动脉瓣狭窄	主动脉瓣关闭不全
症状	典型三联征：呼吸困难、心绞痛和晕厥	重者，左心衰竭；慢性者，心前区不适
体征	心尖搏动向左下移位，可触及抬举样心尖搏动	心尖搏动向左下移位，增强呈抬举样
体征	主动脉瓣区可闻及喷射性粗糙吹风样收缩期杂音，呈递增 - 递减型，向颈部或胸骨左下缘传导	胸骨左缘第 2、3 肋间闻及递减型舒张早期叹气样杂音
体征	胸骨右缘第二肋间可触及收缩期震颤	

考点　原发性扩张型心肌病

病因		①病毒性心肌炎。②有家族性发病趋势。③具有心肌毒性的药。④代谢内分泌异常。⑤围生期心肌病
临床表现	症状	①阵发性夜间呼吸困难，端坐呼吸。②食欲减低，消化不良，下肢和低垂部位水肿。③心悸，头昏，严重的心律失常可导致猝死。④顽固性低血压
临床表现	体征	心界扩大，左心室扩大显著，可闻及 S_3 或 S_4 心音奔马律。晚期出现右心功能不全时，可见发绀、颈静脉怒张、肝肿大、下肢水肿，少数患者出现胸水及腹水
治疗		心力衰竭：①慎用洋地黄类药物。②利尿剂应用从小剂量开始，逐渐加大剂量。③无禁忌证时应尽早使用 ACEI 或 ARB。④β 受体阻滞剂从极小剂量开始根据耐受情况逐渐加大剂量。⑤顽固性终末期心力衰竭可短期使用非洋地黄类正性肌力药物。 保护心肌：①治疗免疫介导的心肌损伤常用美托洛尔。②钙通道阻滞剂地尔硫草适宜于早期治疗。③改善心肌代谢可长期使用曲美他嗪和辅酶 Q_{10} 等。 防治栓塞：抗血小板聚集药（阿司匹林等）

考点　病毒性心肌炎

病因		肠道病毒，以柯萨奇 B 组病毒最多见
临床表现	症状	呼吸道、消化道症状，心悸，阿 - 斯综合征，急性心力衰竭和心源性休克
临床表现	体征	过早搏动或心动过缓，心尖区第一心音减弱，心尖区收缩期或舒张期杂音，有心包摩擦音，肺部啰音和房性奔马律
治疗		对症治疗。①心力衰竭：利尿剂、血管扩张剂、血管紧张素转换酶抑制剂。②过早搏动或其他快速性心律失常：抗心律失常药物。③晕厥/明显低血压：安装临时心脏起搏器。 早期不常规使用糖皮质激素，合并有房室传导阻滞、难治性心力衰竭及重症患者可慎用

考点　急性心包炎

临床表现	症状	疼痛可放射到颈部、左肩、左臂，也可达上腹部，疼痛性质尖锐
临床表现	体征	心包摩擦音，呈抓刮样粗糙的高频音
辅助检查		超声心动图：可确诊有无心包积液，判断积液量，协助判断临床血流动力学改变是否由心脏压塞所致。 心脏磁共振成像（MRI）：能清晰显示心包积液容量和分布情况，帮助分辨积液的性质，测量心包厚度。 心包穿刺：在大量心包积液导致心脏压塞时，行心包治疗性穿刺抽液，或针对病因向心包腔内注入药物治疗
鉴别诊断		肺栓塞、急性心肌梗死
治疗		疼痛时 - 非甾体类抗炎药如阿司匹林/秋水仙碱 + 吗啡类药物。其他药物治疗积液吸收效果不佳 - 糖皮质激素；心包渗液多引起急性心脏压塞 - 心包穿刺引流

第三章 消化系统疾病

考点 胃食管反流病

病因	抗反流防御机制减弱和反流物对食管黏膜的攻击作用，腹内压增高，胃内压增高
临床表现	典型症状：烧心和反流。非典型症状：胸痛，吞咽困难；食管外症状
治疗	①促胃肠动力药（莫沙必利等）；抑酸药：H_2受体拮抗剂（雷尼替丁等）、质子泵抑制剂（奥美拉唑等）；抗酸药（铝碳酸镁等）。 ②维持治疗：质子泵抑制剂；抗反流手术治疗。 ③并发症的治疗：食管狭窄，内镜下食管扩张术治疗；Barrett食管，质子泵抑制剂治疗及长程维持治疗

考点 慢性胃炎★

病因	幽门螺杆菌（Hp）感染（最主要）
临床表现	上腹痛，饱胀不适，进餐后明显，伴嗳气、反酸、恶心，消化道出血
辅助检查	胃镜及黏膜活检（最可靠）
治疗	①根除Hp：以胶体铋剂/质子泵抑制药为主，配合两种或三种抗菌药物，如阿莫西林等，目前主要使用1种PPI+2种抗生素+1种铋剂的用药方案。 ②十二指肠-胃反流的治疗：胃黏膜保护药和促胃动力药等。 ③对症治疗：腹胀恶心应予胃肠动力药（莫沙比利等），恶性贫血者长期予维生素B_{12}+多种维生素及微量元素治疗。 ④胃癌前状态：根治Hp+长期补充维生素B_2；重度异型增生：内镜下/手术治疗

考点 胃癌★

病因	幽门螺杆菌感染，饮食因素，环境因素，遗传因素，癌前变化
临床表现	上腹痛
转移途径	①直接蔓延。②淋巴结转移：局部淋巴结→远处淋巴结。③血行播散：肝脏转移。④种植转移：癌细胞侵及浆膜层脱落入腹腔，种植于肠壁和盆腔
辅助检查	内镜检查结合黏膜活检（最可靠的诊断手段）、粪便隐血试验（胃癌筛选的首选）
治疗	手术治疗是目前唯一有可能根治胃癌的手段

考点 消化性溃疡★

临床表现	慢性、周期性、节律性腹痛。上腹部疼痛，进食后缓解，午夜痛，反酸，嗳气，恶心
特殊类型的溃疡	①无症状性溃疡：老年人多见。 ②复合性溃疡：男性多见，易并发幽门狭窄和上消化道出血。 ③幽门管溃疡：男性多见，一般呈高胃酸分泌，常缺乏典型周期性。 ④球后溃疡：多发于十二指肠乳头的近端后壁，夜间痛及背部放射痛常见，易并发出血。 ⑤难治性溃疡：未愈合的溃疡和/或愈合缓慢、复发频繁的溃疡。 ⑥巨大溃疡：对药物治疗反应较差，愈合时间较慢，易发生慢性穿透或穿孔。 ⑦老年人消化性溃疡：溃疡常较大，易并发出血
并发症	①出血。②游离穿孔，穿透性溃疡。③幽门梗阻：呕吐。④癌变：GU不发生癌变

辅助检查	X 线钡剂检查：直接征象为龛影
	胃镜：①活动期，溃疡多呈圆形或椭圆形，溃疡基底部覆有白色或黄白色厚苔，周围黏膜充血，水肿。②愈合期，溃疡缩小变浅，苔变薄，黏膜皱襞向溃疡集中。③瘢痕期，基底部白苔消失，呈现红色瘢痕，最后转变为白色瘢痕
治疗	①根除 Hp：三联疗法——1 种 PPI/1 种胶体铋剂联合克拉霉素、阿莫西林、甲硝唑/替硝唑 3 种抗菌药物中的 2 种。四联疗法——以铋剂为主的三联疗法加 1 种 PPI。 ②抑制胃酸分泌药：碱性药（氢氧化镁）。抗胃酸分泌药：H_2 受体拮抗剂（雷尼替丁），质子泵抑制剂（奥美拉唑）。抗胆碱能药物（山莨菪碱），胃泌素受体拮抗剂丙谷胺。 ③保护胃黏膜：硫糖铝，枸橼酸铋钾和米索前列醇

考点　肠易激综合征

病因	精神因素，饮食因素，感染因素，肠道菌群失调，遗传因素
临床表现	消化道症状：腹痛，腹泻，腹胀，便秘
	消化道外症状对各种外界反应过敏：心烦焦虑，抑郁，失眠多梦
治疗	对症治疗：①神经症：地西泮 + 谷维素、维生素 B 族。②腹痛：阿托品。③腹泻：洛哌丁胺。 ④便秘：轻泻剂（聚二乙醇）。⑤大便不干硬：胃肠动力药（莫沙必利）。⑥菌群失调：促菌生

考点　溃疡性结肠炎 ★

病因	免疫因素、遗传因素、感染因素、精神神经因素
临床表现	腹泻（最主要的症状），黏液血便。有疼痛→便意→排便→缓解的规律
并发症	中毒性巨结肠，直肠结肠癌变
辅助检查	粪便检查：黏液脓血便，便培养致病菌阴性。结肠镜检查
临床类型	初发型	无既往史的首次发作
	慢性复发型	临床上最多见，发作期与缓解期交替
	慢性持续型	症状持续，间以症状加重的急性发作
	急性暴发型	少见，急性起病，病情严重，全身毒血症状明显
治疗	①氨基水杨酸制剂：常用柳氮磺吡啶（SASP），缓解后，服用 SASP 应同时补充叶酸。局限在直肠，可用 SASP/5 - 氨基水杨酸（5 - ASA）灌肠 + 栓剂糖皮质激素（泼尼松）。 ②糖皮质激素：常用泼尼松口服。 ③免疫抑制剂：可试用环孢素，取得暂时缓解而避免急症手术

考点　急性上消化道出血

临床表现	呕血，黑便，便血，血液丢失或贫血症状；周围循环衰竭表现；发热；肠源性氮质血症
治疗	药物治疗：补充血容量（生理盐水）；控制活动性出血；艾司奥美拉唑"808"方案（先予 80mg 静推，再以 8mg/h 维持静脉泵入，持续 72 小时）。 非药物治疗：内镜下止血（首选）；气囊压迫止血（三腔二囊管）；介入及手术治疗

考点　肝硬化 ★

病因	我国以病毒性肝炎所致肝硬化为主，国外以酒精中毒多见
临床表现	①全身症状。②消化道症状。③出血倾向和贫血。④内分泌失调
并发症	急性上消化道出血，肝性脑病，原发性肝癌感染，肝肾综合征，肝肺综合征
辅助检查	肝穿刺活组织检查见假小叶形成（确诊价值）

续表

治疗	①促进胆汁排泄及保护肝细胞类药（熊去氧胆酸、强力宁）。②维生素类药。③抗肝纤维化药物（丹参、黄芪、虫草菌丝）。④抗病毒治疗（拉米夫定、干扰素）
	腹水治疗：①限制水、钠的摄入。②利尿剂，轻度腹水患者首选螺内酯口服，疗效不佳/腹水较多，螺内酯和呋塞米联合应用。③提高血浆胶体渗透压。④放腹水疗法

考点　原发性肝癌★

临床表现	①肝区疼痛。②肝大：肝呈进行性肿大，质地坚硬。常有不同程度的压痛。③黄疸：晚期出现。④肝硬化征象伴有肝硬化门静脉高压者
辅助检查	甲胎蛋白（AFP）：AFP > $500\mu g/L$ 持续 4 周，AFP 由低逐渐升高不降，AFP > $200\mu g/L$ 持续 8 周，AFP 浓度通常与肝癌大小呈正相关
	异常凝血酶原（DCP）：检测对原发性肝癌有较高的特异性
治疗	肝切除术是治疗肝癌最有效的方法

考点　急性胰腺炎

临床表现		①急性腹痛。②持续性疼痛伴阵发性加剧，可向腰背部呈束带状放射。③腹肌紧张及反跳痛阳性。④脐周皮肤出现青紫色
辅助检查		腹部平片、腹部 CT、腹部 B 超
分期诊断	急性期	以全身炎症反应综合征及脏器功能障碍为主要表现
	进展期	以急性坏死物胰周液体积聚及急性坏死物积聚为主
	感染期	出现胰腺及胰周坏死性改变伴有感染，脓毒症，出现多系统器官功能障碍
治疗		①禁食。②抑制胃酸分泌，H_2 受体拮抗剂（奥美拉唑）/质子泵抑制剂（兰索拉唑）。③生长抑素，外源性生长抑素/生长抑素类似物（奥曲肽）。④抑制胰酶活性，抑肽酶 + 贝酯

考点　胰腺癌

临床表现		腹痛，消化不良，黄疸，焦虑及抑郁，消瘦，症状性糖尿病，其他症状
辅助检查		实验室检查：重度黄疸时尿胆红素阳性，尿胆原阴性，粪便可呈灰白色，粪胆原减少或消失
	影像学检查	CT：显示 >2cm 的胰腺癌，增强扫描时多呈低密度肿块；胰腺弥漫或局限性肿大、胰周脂肪消失、胰管扩张或狭窄；可见大血管受压、淋巴结或肝转移等征象
		腹部超声：发现胰腺癌多为晚期
		ERCP：能直接观察十二指肠壁和壶腹部有无癌肿浸润
鉴别诊断		慢性胰腺炎、壶腹癌、胆总管癌
治疗		①外科治疗：胰十二指肠切除术（最常用）。 ②内科治疗：胰腺癌对化疗药物不敏感，全身治疗主要用于新辅助或辅助治疗，主要处理局部不可切除或转移病人。单药治疗：吉西他滨、氟尿嘧啶等；靶向药物：贝伐单抗等。对有顽固性腹痛者可给予镇痛及麻醉药 + 50% 乙醇或神经麻醉剂行腹腔神经丛注射或交感神经节阻滞疗法、腹腔神经切除术，也可硬膜外应用麻醉药缓解腹痛

第四章 泌尿系统疾病

考点 慢性肾小球肾炎

临床表现	多见于中青年男性，以蛋白尿、血尿、高血压、水肿为基本临床表现
辅助检查	①尿常规：蛋白尿和血尿。尿沉渣：常有颗粒管型和透明管型。 ②肾功能正常/轻度受损
治疗	①限制食物中蛋白及磷的摄入。 ②积极控制高血压和减少尿蛋白：限盐＋利尿剂（氢氯噻嗪、呋塞米等）。常用降压药物ACEI、ARB，血压控制欠佳联合使用多种抗高血压药物（长效钙通道阻滞剂/β受体阻滞剂）。 ③避免肾损害加重的因素

考点 肾病综合征★

临床表现	全身性水肿，乏力，抵抗力低下
并发症	感染，血栓和栓塞，急性肾损伤，蛋白质及脂肪代谢紊乱
辅助检查	①尿常规：尿蛋白定量＞3.5g/24h。 ②肾组织活检。 ③肾功能检查：确定病理类型，明确病因诊断。 ④影像学检查：双侧肾脏缩小，肾皮质变薄和肾结构不清
诊断依据	大量蛋白尿（＞3.5g/24h），低蛋白血症（血浆白蛋白＜30g/L），高脂血症，水肿
鉴别诊断	①糖尿病肾病：尿微量白蛋白排出增加，逐渐出现大量蛋白尿，肾病综合征。 ②过敏性紫癜肾炎：好发于青少年，有典型的皮肤紫癜，可伴有腹痛、黑便及关节痛
治疗	对症：①利尿消肿，首选袢利尿剂（呋塞米/布美他尼）。低钾血症，低钠血症和低氯血症性碱中毒用保钾利尿剂（螺内酯）。②减少尿蛋白：ACEI（贝那普利）和ARB（氯沙坦）
	免疫抑制：①糖皮质激素。②细胞毒药物，环磷酰胺可口服/静脉注射。③环孢素。④吗替麦考酚酯。⑤并发症防治

考点 继发性肾病

	狼疮肾炎	糖尿病肾病	血管炎肾损害	高尿酸肾损害
诊断依据	蛋白尿最常见，轻重不一，大量蛋白尿乃至肾病综合征可见于弥漫增生性和（或）膜性狼疮肾炎。多数病人有镜下血尿，肉眼血尿主要见于袢坏死和新月体形成的病人	不同程度蛋白尿及肾功能的进行性减退。由于1型糖尿病发病起始较明确，与2型糖尿病相比，高血压、动脉粥样硬化等的并发症较少	咳嗽、痰中带血甚至咯血，严重者因肺泡广泛出血发生呼吸衰竭而危及生命。胸片可表现为阴影、空洞和肺间质纤维化	急性高尿酸血症性肾病：腰痛、腹痛、少尿甚至无尿。 慢性高尿酸血症性肾病：肾损害早期表现隐匿，多为尿浓缩功能下降，尿沉渣无有形成分，尿蛋白阴性或微量。 尿酸肾结石：肾绞痛和血尿，部分病人为体检时发现结石
治疗	①增生性狼疮肾炎：对症治疗或小剂量糖皮质激素和（或）环磷酰胺。 ②弥漫增殖性（Ⅳ型）和严重局灶增殖性（Ⅲ型）狼疮肾炎：免疫抑制。 ③狼疮性肾炎（Ⅴ型）：免疫抑制剂（泼尼松）	饮食治疗，控制血糖，控制血压，调脂治疗，并发症治疗，透析和移植	①诱导治疗：糖皮质激素＋环磷酰胺（最常用）。 ②维持治疗：小剂量糖皮质激素＋免疫抑制剂（硫唑嘌呤）	①急性高尿酸血症性肾病：以预防为主，肿瘤放、化疗前3～5天可应用别嘌醇。 ②慢性高尿酸血症性肾病病人：控制饮食嘌呤摄入。 ③尿酸肾结石：降低血尿酸水平和提高尿酸在尿中的溶解度

考点　尿路感染 ★

病因	大肠埃希菌		
临床表现	膀胱炎		膀胱刺激征，即尿频、尿急、尿痛，尿液常浑浊，并有异味
	肾盂肾炎	急性	发热，寒战，头痛，恶心，呕吐。肋脊角及输尿管点压痛，肾区压痛和叩击痛。膀胱刺激征、腰痛和/或下腹部痛
		慢性	低热，间歇性尿频，排尿不适，腰部酸痛。晚期出现夜尿增多、低比重尿等。病情持续可发展为慢性肾衰竭。急性发作时症状类似急性肾盂肾炎
	无症状细菌尿		长期无症状，尿常规无明显异常，但尿培养有真性菌尿，或出现急性尿路感染症状
辅助检查	尿沉渣镜检：白细胞>5个（对诊断意义较大）		
	少数患者可出现肉眼血尿，膀胱穿刺尿培养结果最可靠		
	中段尿细菌定量培养菌落计数≥10^5/mL，可确诊		
治疗	①首选对革兰阴性杆菌有效的抗生素。②抗生素在尿和肾内的浓度要高。③选用肾毒性小的抗菌药物。④联合用药限于单一药物治疗失败、严重感染、混合感染、耐药菌株出现时。⑤对不同类型的尿路感染疗程不同		

考点　慢性肾衰竭

临床表现	水、电解质和酸碱平衡失调：代谢性酸中毒；水钠平衡紊乱；血钾异常；低钙高磷
	①消化道症状：食欲不振，恶心，呕吐，口腔有尿味。②心血管系统：高血压，心力衰竭，心包炎，动脉粥样硬化。③呼吸系统：可出现气短，气促，严重酸中毒。④血液系统：肾性贫血和出血倾向。⑤神经系统：早期注意力不集中等，后期严重，反应淡漠，谵妄，惊厥，甚至抽搐、昏迷等；周围神经病变时可有肢端"袜套样"感觉减退。⑥皮肤表现：以皮肤瘙痒最常见，可有尿毒症面容。⑦肾性骨病：有肾性骨营养不良症
治疗	饮食治疗：限制蛋白饮食

第五章　血液与造血系统疾病

考点　缺铁性贫血 ★

病因	铁的丢失过多，铁需求增加而摄入量不足，铁吸收不良
临床表现	①缺铁原发病的表现：消化道出血症状，肠道寄生虫感染导致的腹痛或大便性状改变，妇女月经过多，恶性肿瘤营养不良，血管内溶血的酱油色尿。②组织缺铁：异食癖和吞咽困难。③贫血的表现：面色苍白、心率增快、心尖区收缩期杂音
辅助检查	①血象：小细胞低色素性贫血。②骨髓象：骨髓增生活跃，幼红细胞增多，铁粒幼细胞极少或消失。③铁代谢检查：血清铁↓，总铁结合力↑
治疗	口服铁剂：首选。贫血纠正后仍需继续治疗3~6个月，以补充体内应有的贮存铁。注射铁剂：补充铁的总剂量（mg）=［150-患者Hb（g/L）］×体重（kg）×0.33

考点 再生障碍性贫血★

病因	药物及化学物质是获得性再障的首要病因，电离辐射，感染	
临床表现	重型再障	①贫血。②感染：发热可为首发症状。③出血
	非重型再障	皮肤黏膜苍白，活动后心悸，乏力
辅助检查	①血象：全血细胞减少，网织红细胞计数显著减少。②骨髓象：骨髓穿刺活检见骨髓小粒很少，脂肪滴显著增多	
诊断依据	典型再障	①全血细胞减少。②脾肿大。③骨髓多部位增生减低，造血细胞减少，非造血细胞比例增高，骨髓小粒空虚。④除外引起全血细胞减少的其他疾病，如阵发性睡眠性血红蛋白尿。⑤一般抗贫血治疗无效
	不典型再障	需要进行动态观察，慎重诊断，多次和多处骨髓穿刺，结合骨髓活检及核素扫描等综合诊断
	重型再障	血象：①网织红细胞低于0.01，绝对值低于 15×10^9/L。②中性粒细胞绝对值低于 0.5×10^9/L。③血小板低于 20×10^9/L
治疗	①一般治疗。②支持疗法：纠正贫血、控制出血、控制感染、护肝治疗。③刺激骨髓造血：雄激素（司坦唑醇），造血生长因子和造血干细胞移植	

考点 白细胞减少症

病因	①粒细胞生成减少，成熟障碍。②粒细胞破坏过多。③粒细胞分布紊乱
临床表现	头晕，乏力，食欲减退，低热，失眠，多梦，腰痛。支气管炎、肺炎、肾盂肾炎等
诊断依据	白细胞计数持续 $< 4.0 \times 10^9$/L

考点 粒细胞缺乏症

诊断依据	血常规化验中性粒细胞绝对数低于 0.5×10^9/L，而红细胞和血小板大致正常。骨髓检查粒系统严重抑制
辅助检查	血常规检查：白细胞减少，中性粒细胞减少，淋巴细胞百分比增加。骨髓涂片因粒细胞减少原因不同，骨髓象各异。 特殊检查：中性粒细胞特异性抗体测定以判断是否存在抗粒细胞自身抗体。肾上腺素试验鉴别假性粒细胞减少
治疗	病因治疗，感染防治，促进粒细胞生成，免疫抑制剂

考点 骨髓异常增生综合征（MDS）

临床表现	乏力，疲倦，活动后心悸气短，容易感染
辅助检查	①血象和骨髓象：持续性全血细胞减少。 ②病理：在骨小梁旁区和间区出现3~5个或更多的呈簇状分布的原粒和早幼粒细胞
鉴别诊断	再生障碍性贫血、巨幼细胞性贫血、慢性粒细胞性白血病
治疗	促造血治疗：①使用雄激素如司坦唑醇等。应用生物反应调节剂，沙利度胺/来那度胺。②去甲基化药物。③联合化疗（阿扎胞苷）。④异基因造血干细胞移植

考点 急性白血病（AL）★

临床表现	①发热和感染。②出血。③贫血。④淋巴结和肝脾肿大。⑤四肢关节痛或骨痛。⑥头痛，视力模糊。⑦皮疹或皮下结节。⑧齿龈肿胀。⑨睾丸浸润
辅助检查	骨髓象：诊断AL的主要依据，原始细胞≥骨髓有核细胞的30%
鉴别诊断	骨髓增生异常综合征、传染性单核细胞增多症、巨幼细胞贫血、急性粒细胞缺乏症

续表

治疗	①急性早幼粒细胞白血病：首选维 A 酸，同时联合三氧化二砷、联合 DA 方案。 ②急性淋巴细胞白血病：VDLP 方案。 ③急性髓细胞性白血病：DA（3 + 7）方案。 ④髓外白血病：VDLP 方案

考点　慢性髓细胞白血病（CML）

临床表现		低热，出汗，消瘦，脾脏肿大
辅助检查		骨髓象：骨髓中有核细胞显著增多，以粒系为主，嗜酸性和嗜碱性粒细胞增多
分期诊断	慢性期	血涂片可见各阶段粒细胞，以中性中幼、晚幼和杆状核粒细胞为主，晚期出现贫血，血清尿酸水平↑
	加速期	出现不明原因发热，贫血，出血加重。脾脏进行性肿大。血小板进行性降低或增高。外周血嗜碱粒细胞明显增多。出现 Ph 以外的染色体异常
	急变期	具备下列之一可诊断：原粒细胞，或原淋加幼淋，或原单加幼单，在外周血或骨髓中≥30%。骨髓中原始粒加早幼粒细胞≥50%。有髓外原始细胞浸润
治疗		①分子靶向治疗，伊马替尼。②化学治疗，羟基脲。③干扰素，联合小剂量阿糖胞苷治疗。④造血干细胞移植，异基因造血干细胞移植是根治 CML 的方法

考点　淋巴瘤

	霍奇金淋巴瘤	非霍奇金淋巴瘤
病因	①EB 病毒。②逆转录病毒人类 T 淋巴细胞病毒 I 型（HTLV - I）。③幽门螺杆菌抗原。④免疫功能低下	
临床表现	无痛性颈部或锁骨上淋巴结进行性肿大，其次为腋窝淋巴结肿大。肿大的淋巴结可互相粘连，融合成块，触诊质地较韧，多见于青年	男性多于女性。①胸部以肺门及纵隔淋巴受累最多见。②累及胃肠道。③肝大、黄疸仅见于晚期患者。④腹膜后淋巴结肿大可压迫输尿管。⑤中枢神经系统病变以累及脑膜及脊髓为主，硬膜外肿块可导致脊髓压迫症。⑥骨骼损害以胸椎及腰椎最常见。⑦皮肤受累
辅助检查	①血液和骨髓检查。②生化检查。③影像学检查。④病理学检查。⑤剖腹检查	
治疗	首选 ABVD（多柔比星 + 博来霉素 + 长春地辛 + 达卡巴嗪）方案	①惰性淋巴瘤：口服苯丁酸氮芥/环磷酰胺；联合化疗可用 COP 方案/CHOP 方案；进展不能控制者可试用 CF 方案。②侵袭性淋巴瘤：选用 R - CHOP 方案

考点　原发免疫性血小板减少症

分型		急性型	慢性型
好发人群		儿童多见	多见于青年女性
临床表现		有感染史，出血	起病缓慢，出血症状亦轻
辅助检查	血象	血小板计数 $< 20 \times 10^9/L$	血小板计数（30 ~ 80）$\times 10^9/L$
	骨髓象	骨髓巨核细胞正常或增多	骨髓巨核细胞显著增加
治疗		①糖皮质激素为首选的治疗药物。②脾脏切除。③免疫抑制剂，常用长春新碱等。④输注血小板。⑤静脉注射免疫球蛋白。⑥应用甲泼尼龙。⑦血浆置换	

考点　过敏性紫癜 ★

病因	感染，食物，药物（抗生素类、解热镇痛药），花粉、菌苗或疫苗接种、蚊虫叮咬、寒冷刺激	
临床表现	单纯型	最常见，四肢皮肤紫癜，反复发生，呈对称性分布，局部皮肤水肿及荨麻疹
	腹型	皮肤紫癜，腹痛，常为阵发性绞痛
	关节型	除皮肤紫癜外，同时出现关节肿胀、疼痛、压痛及功能障碍等表现
	肾型	皮肤紫癜、血尿、蛋白尿及管型尿等，可伴有水肿、高血压及肾衰竭等表现
	混合型	皮肤紫癜同时合并其他类型两种以上者
诊断依据	①发病前 1～3 周有低热、咽痛、全身乏力或上呼吸道感染史。②典型四肢皮肤紫癜，可伴腹痛、关节肿痛及血尿。③血小板计数、血小板功能及凝血相关检查正常。④排除其他原因所致的血管炎及紫癜	
治疗	①抗过敏：抗组胺药，盐酸异丙嗪/静脉注射葡萄糖酸钙；改善血管通透性药物，维生素 C 和卡巴克洛等；应用糖皮质激素，常用泼尼松分次口服。②免疫抑制剂：环磷酰胺等。③抗凝：常用低分子肝素皮下注射，4 周后改用华法林口服。④对症：腹痛较重可予以阿托品/山莨菪碱，关节痛可酌情予以口服/外用止痛药，呕血、血便可予以质子泵抑制剂	

第六章　内分泌与代谢疾病

考点　甲状腺功能亢进症 ★

临床表现	甲状腺毒症表现	①高代谢综合征。②神经过敏，多言好动，烦躁易怒，失眠不安，注意力不集中，甚至出现幻想、躁狂症或精神分裂症。③心悸，气短，胸闷等。体征有心动过速，第一心音亢进，收缩压升高，舒张压降低，脉压增大，周围血管征，心脏肥大和心力衰竭，心律失常。④食欲亢进，稀便，排便次数增加。⑤肌无力和肌肉萎缩
	甲状腺肿大	双侧甲状腺弥漫性、对称性肿大，质地表现不同，多柔软，无压痛，肿大的甲状腺随吞咽而上下移动。甲状腺上下极可触及震颤，闻及血管杂音
	眼征	①单纯性突眼：轻度突眼。②浸润性突眼
	特殊表现	①甲状腺危象。②淡漠型甲亢。③亚临床甲亢。④甲状腺毒症性心脏病
辅助检查	FT_4 和 FT_3	诊断甲亢的首选指标
	促甲状腺激素（TSH）	反映甲状腺功能最敏感的指标，用于亚临床型甲亢和亚临床型甲减的诊断
	甲状腺摄^{131}碘率	用于甲状腺毒症病因鉴别
治疗方法	硫脲类和咪唑类	①病情轻、中度患者。②甲状腺轻、中度肿大。③年龄小于 20 岁。④高龄或由于其他严重疾病不适宜手术者。⑤手术前和^{131}碘治疗前的准备。⑥手术后复发且不适宜^{131}碘治疗者
	放射性^{131}碘治疗	对甲状腺的毁损效应，破坏滤泡上皮而减少 TH 分泌
	手术治疗	适用于①中、重度甲亢。②甲状腺显著肿大。③胸骨后甲状腺肿伴甲亢者。④结节性甲状腺肿伴甲亢者

考点 甲状腺功能减退症

病因	自身免疫损伤（最常见原因），甲状腺破坏，摄碘过量，抗甲状腺药物的应用
临床表现	①怕冷，少汗，乏力，手足肿胀感，嗜睡，记忆力减退，关节疼痛，体重增加，便秘，女性月经紊乱或月经过多，不孕等。②面色苍白，表情呆滞，听力障碍，颜面及眼睑水肿，常有齿痕（甲减面容）
辅助检查	甲状腺球蛋白抗体（TGAb）和甲状腺过氧化物酶抗体（TPOAb）
治疗	甲状腺素补充或替代治疗

考点 糖尿病★

临床表现		典型症状："三多一少"，即多尿、多饮、多食和体重减轻
并发症	急性	酮症酸中毒，高渗高血糖综合征，乳酸性酸中毒
	慢性	①大血管病变。②微血管病：糖尿病肾病和视网膜病。③神经系统并发症。④糖尿病足。⑤视网膜黄斑病，白内障，青光眼
辅助检查		①尿糖：尿糖阳性（重要线索）。②血糖：诊断的主要依据，也是长期监控病情和判断疗效的主要指标。③C-肽释放试验：反映基础和葡萄糖介导的胰岛素释放功能
治疗	磺脲类	用于新诊断的T2DM非肥胖患者、饮食和运动治疗血糖控制不理想时
	双胍类药	T2DM尤其是无明显消瘦的患者及伴血脂异常、高血压或高胰岛素血症的患者。T1DM与胰岛素联合应用有可能减少胰岛素用量和血糖波动
	格列奈类	适用于T2DM早期餐后高血糖阶段或以餐后高血糖为主的老年患者
	α葡萄糖苷酶抑制药	适用于空腹血糖正常而餐后血糖明显升高者
	噻唑烷二酮类	适用于肥胖、胰岛素抵抗明显者
	胰岛素 适应证	①1型糖尿病。②2型糖尿病经饮食、运动和口服降糖药治疗未获得良好控制。③糖尿病酮症酸中毒，高渗性昏迷和乳酸性酸中毒伴高血糖时。④各种严重的糖尿病急性或慢性并发症。⑤手术，妊娠和分娩。⑥2型糖尿病胰岛B细胞功能明显减退者。⑦某些特殊类型糖尿病
	胰岛素 不良反应	低血糖反应

考点 低血糖症

临床表现	①发汗，颤抖，心悸，焦虑，饥饿感，流涎，四肢冰凉及收缩压轻度升高等。②注意力不集中，思维和语言迟钝
辅助检查	血糖：低血糖发作时即时血糖低于2.8mmol/L
诊断依据	低血糖典型表现（Whipple三联征）：①低血糖症状。②发作时血糖低于2.8mmol/L。③供糖后低血糖症状迅速缓解

考点 高尿酸血症与痛风

	高尿酸血症	痛风
病因	①尿酸生成增多。②尿酸排泄减少	①高尿酸血症。②遗传因素
临床表现	①无症状期。②急性发作期：多在午夜剧痛而惊醒，呈刀割样。③痛风石。④肾脏病变：痛风性肾病及尿酸性肾石病，急性肾衰等。可无症状，或出现肾绞痛、血尿等。⑤眼部病变：睑缘炎，眼睑皮下组织痛风石	
辅助检查	血尿酸测定：血尿酸超过420μmol/L为高尿酸血症	

	高尿酸血症	痛风
治疗	①促尿酸排泄药：苯溴马隆。②抑制尿酸生成药物：别嘌醇和非布司他。③碱性药物：碳酸氢钠片口服。④新型降尿酸药：拉布立酶	①急性发作期：非甾体消炎药，吲哚美辛、双氯芬酸；秋水仙碱；糖皮质激素。②发作间歇期和慢性期：从小剂量开始应用降尿酸药，逐渐加量，根据血尿酸的目标水平调整至最小有效剂量并长期甚至终身维持

第七章　风湿免疫疾病

考点　类风湿关节炎（RA）★

临床表现	①晨僵。②关节痛与压痛。③关节肿胀。④关节畸形。⑤肩、髋关节局部疼痛和活动受限。⑥关节功能障碍。⑦类风湿结节。⑧类风湿血管炎。⑨肺脏受累。⑩心脏受累。⑪神经系统表现。⑫血液系统表现	
辅助检查	实验室检查	①血象：有轻度至中度贫血。 ②炎性标记物：活动期血沉增快，C 反应蛋白升高。 ③自身抗体：类风湿因子（RF），抗角蛋白抗体谱
	关节影像学	①X 线：首选双手指及腕关节摄片检查。 ②CT：有助于发现早期骨侵蚀和关节脱位等改变。 ③MRI：有助于发现关节内透明软骨及滑膜、肌腱、韧带和脊髓病变
诊断依据	①晨僵持续至少 1 小时（≥6 周）。②3 个或 3 个以上关节肿（≥6 周）。③腕关节或掌指关节或近端指间关节肿（≥6 周）。④对称性关节肿（≥6 周）。⑤类风湿皮下结节。⑥手和腕关节的 X 片有关节端骨质疏松和关节间隙狭窄。⑦类风湿因子阳性。 上述 7 项符合 4 项即可诊断	
治疗	①非甾体抗炎药：塞来昔布、美洛昔康、双氯芬酸。②改善病情的抗风湿药：甲氨蝶呤（MTX）。③糖皮质激素。④植物药制剂：雷公藤多苷、青藤碱、白芍总苷	

考点　系统性红斑狼疮★

临床表现	全身症状：发热，疲乏，体重下降
	皮肤与黏膜：皮疹最常见，以颊部蝶形红斑最具特征性
	浆膜炎：急性发作期出现多发性浆膜炎，包括双侧中小量胸腔积液和中小量心包积液
	肌肉骨骼表现：对称性多关节疼痛、肿胀
	狼疮肾炎：SLE 最常见、最严重的临床表现
	神经系统。呼吸系统。心血管系统。消化系统：食欲减退，血清转氨酶常升高
辅助检查	①一般检查：贫血，血沉在活动期常增快。 ②自身抗体：抗核抗体，抗双链 DNA 抗体，抗 Sm 抗体，抗磷脂抗体，抗核糖体 P 蛋白抗体。 ③补体：总补体（CH_{50}）、C_3 和 C_4 的检测。 ④狼疮带试验：大部分患者真皮与表皮连接处有荧光带，为免疫球蛋白与补体沉积所致
诊断依据	颊部红斑、盘状红斑、光过敏、口腔溃疡、关节炎、浆膜炎、肾脏病变、神经病变、血液学疾病（溶血性贫血或白细胞减少或淋巴细胞减少或血小板减少）、免疫学异常、抗核抗体

续表

治疗	药物治疗	①轻型 SLE：非甾体抗炎药，抗疟药，小剂量激素如泼尼松，可用硫唑嘌呤、甲氨蝶呤等免疫抑制剂。 ②重型 SLEA：糖皮质激素（口服泼尼松），环磷酰胺，硫唑嘌呤和环孢素
	对症治疗	①轻型以皮损和/或关节痛为主用羟氯喹联合非甾体类抗炎药。②发热、皮损、关节痛及浆膜炎用泼尼松。③NP‐SLE：甲泼尼龙 + 环磷酰胺/地塞米松及甲氨蝶呤。④抽搐用抗癫痫药、降颅压等。⑤溶血性贫血用甲泼尼龙。⑥抗磷脂抗体综合征用抗血小板药 + 华法林
	狼疮危象	甲泼尼龙

考点　强直性脊柱炎（AS）

临床表现	症状：脊柱自下而上受累，出现腰背痛、胸痛、颈痛和僵硬，伴活动受限，驼背畸形，最后整个脊柱强直	
	体征：骶髂关节压痛、4 字试验阳性，脊柱前、后及侧屈活动受限，胸廓活动受限，枕墙距 $>0cm$	
诊断依据	临床标准：①下腰痛至少 3 个月，活动后可减轻，休息无缓解。②腰椎前屈、后伸、侧弯活动受限。③胸廓活动度较同年、同性别的正常人减少。 肯定强直性脊柱炎需要 X 线检查，单侧骶髂关节炎Ⅲ～Ⅳ级或双侧骶髂关节炎Ⅱ～Ⅳ级，加上临床标准中至少一项指标	
辅助检查	①血常规：有轻度贫血和白细胞升高，血沉和 C 反应蛋白升高。 ②X 线：脊柱椎体骨质疏松，椎小关节模糊，椎体方形变和脊柱竹节样变。 ③脊柱：椎体骨质疏松，椎小关节模糊，椎体方形变和脊柱竹节样变	
鉴别诊断	结核性脊柱炎、类风湿关节炎、腰椎间盘突出症、弥漫性特发性骨肥厚	
并发症	眼部病变、心脏病变、肺纤维化、马尾综合征、肾损害、骨损坏	
治疗	改善病情药物：柳氮磺胺吡啶。缓解症状药物：非甾体抗炎药和糖皮质激素。生物制剂：抗 TNF‐α 抑制药	

考点　干燥综合征

临床表现	局部表现：口腔干燥症、干燥性角结膜炎	
	系统表现：高出皮面的紫癜样皮疹，关节肿，低钾性麻痹，鼻干、干燥性咽喉炎、干燥性气管炎、呼吸困难，周围神经损害，白细胞减少和血小板减少，甲状腺疾病	
辅助检查	80% 以上的病人 ANA 阳性。 高球蛋白血症：以 IgG 升高为主，为多克隆性，少数病人出现巨球蛋白血症	
鉴别诊断	系统性红斑狼疮、类风湿关节炎、其他原因引起的口眼干、丙型肝炎病毒感染、IgG4 相关疾病	
治疗	①局部治疗：保持口腔清洁，M_3 受体激动剂毛果芸香碱。②系统治疗：糖皮质激素、免疫抑制剂。③对症处理：纠正急性低钾血症以静脉补钾为主。④生物制剂：抗 CD_{20} 单克隆抗体	

第八章　神经系统疾病

考点　短暂性脑缺血发作（TIA）

病因		动脉粥样硬化
临床表现	颈内动脉系统TIA	发作性偏身瘫痪或单肢瘫痪，发作性偏身感觉障碍或单肢感觉障碍，发作性偏盲或视野缺损
	椎-基底动脉系统TIA	发作性眩晕，恶心、呕吐，眼球震颤。一侧眼或双眼皮质盲或视野缺损，或复视，共济失调，吞咽困难，构音障碍和交叉性瘫痪等
治疗		①抗血小板治疗：口服肠溶阿司匹林/口服氯吡格雷75mg/d。②抗凝治疗：华法林口服

考点　脑梗死★

病因学分型		①大动脉粥样硬化型，血管病变为粥样硬化。②心源性脑栓塞型。③小动脉闭塞型。④凝血功能障碍性疾病等
临床表现	脑血栓形成	①一般表现，常在安静或睡眠中发病，起病较缓。②脑动脉闭塞、颈内动脉闭塞综合征可有视力减退或失明，一过性黑矇，"三偏征"等
	特殊类型脑梗死	①大面积脑梗死。②分水岭脑梗死
	脑栓塞	①一般表现：多在活动中发病，无明显前驱症状。②神经功能缺失表现
临床分型	完全性卒中	常有完全性瘫痪及昏迷，于数小时内（短于6小时）达到高峰
	进展性卒中	发病后神经功能缺失症状在48小时内逐渐进展或呈阶梯式加重
	可逆性缺血性神经功能缺失	发病后神经功能缺失症状较轻，持续24小时以上，但可于3周内恢复，不留后遗症
辅助检查		①颅脑磁共振成像（MRI）：早期发现大面积脑梗死，特别是脑干和小脑的病灶，以及腔隙性梗死。②脑脊液检查：应在CT或MRI后才考虑是否进行腰穿。有颅内压增高的患者应慎行腰穿
治疗	急性期	①保持呼吸道通畅。②控制血压。③控制血糖。④控制脑水肿。⑤预防感染。⑥防治消化道出血。⑦维持水、电解质平衡。⑧预防深静脉血栓形成。⑨抗血小板聚治疗，应服用阿司匹林。⑩抗凝治疗、溶栓治疗和降纤治疗（巴曲酶）
	恢复期	①康复治疗。②控制卒中危险因素。③抗血小板治疗：肠溶阿司匹林或氯吡格雷

考点　脑出血（ICH）★

病因	脑出血最主要病因是高血压性动脉硬化
临床表现	常于体力活动或情绪激动时发病，发作时常有呕吐、头痛和血压升高
	①壳核出血（内囊外侧型）：三偏征（偏瘫、偏盲、偏身感觉障碍）。②丘脑出血（内囊内侧型）：三偏征。③脑叶出血：抽搐发作和脑膜刺激征。④桥脑出血：深度昏迷，双侧瞳孔针尖样缩小，四肢瘫痪和中枢性高热的特征性体征。⑤小脑出血：轻型为眩晕、眼球震颤、共济失调，重型者昏迷，中枢性呼吸困难。⑥脑桥出血：患者针尖样瞳孔，昏迷深，高热和去大脑性强直发作
辅助检查	颅脑CT：显示血肿的部位和形态及是否破入脑室。血肿灶为高密度影，边界清楚
诊断依据	①50岁以上，长期高血压病史，尤其有血压控制不良史，在活动或情绪激动时突然发病。②剧烈头痛、呕吐，快速出现意识障碍和偏瘫、失语等局灶性神经缺失症状，进展迅速。③颅脑CT可见脑内高密度区
治疗	①内科：减轻脑水肿，降低颅内压，调整血压，亚低温、止血治疗，处理并发症。②外科：清除血肿、制止出血是降低颅高压、挽救生命的重要手段

考点　蛛网膜下腔出血（SAH）★

病因	最常见的病因是脑底囊性动脉瘤破裂
临床表现	头痛与呕吐：突发剧烈头痛、呕吐、颜面苍白、全身冷汗
	意识障碍和精神症状：多数患者无意识障碍，但可有烦躁不安
	脑膜刺激征：青壮年患者多见且明显，伴有颈背痛
辅助检查	①颅脑 CT：出现脑基底部脑池、脑沟及外侧裂的高密度影。 ②脑脊液：起病 12 小时后呈特征性改变，为均匀血性，压力增高，离心后呈淡黄色。 ③脑血管造影：可明确动脉瘤、脑血管畸形的部位、大小，但急性期可能诱发再出血
治疗	绝对卧床休息 4～6 周，预防再出血。6－氨基己酸静脉滴注，持续 7～10 天后减量/氨甲苯酸静脉滴注，维持 2～3 周。调节血压用尼卡地平/拉贝洛尔。防止脑血管痉挛口服或静脉泵入尼莫地平

考点　癫痫

临床表现	部分性发作	①单纯部分性发作，表现为简单的运动、感觉、自主神经或精神症状。②部分运动性发作，发作时头眼突然向一侧偏转，也可伴躯干的旋转，称旋转性发作。③体觉性发作或特殊感觉性发作，发作性麻木感、针刺感、触电感等。④自主神经性发作，表现为皮肤发红、恶心呕吐、头痛嗜睡等。⑤精神性发作。⑥复杂部分性发作。⑦仅有意识障碍的发作。⑧伴有自动症的发作。⑨部分性发作继发为全面性发作
	全面性发作	①全面性强直－阵挛发作（GTCS），即大发作，以意识丧失和全身对称性抽搐为特征。②强直性发作。③阵挛性发作。④失神发作。⑤肌阵挛性发作。⑥失张力性发作
辅助检查	脑电图是诊断癫痫最重要的辅助诊断依据	
治疗	①传统抗癫痫药：苯妥英钠；卡马西平；丙戊酸钠；苯巴比妥，小儿癫痫的首选。 ②新型抗癫痫药：托吡酯和拉莫三嗪	

考点　帕金森病（PD）

临床表现	静止性震颤，肌强直，运动迟缓，姿势与步态异常
并发症	坠积性肺炎，营养不良，骨折
治疗	药物治疗是帕金森病最主要的治疗手段，左旋多巴制剂仍是最有效的药物。①复方左旋多巴。②多巴胺受体激动剂，初期首选单胺氧化酶 B 抑制剂/多巴胺受体激动剂。③抗胆碱能药物，如东莨菪碱等。④金刚烷胺。⑤单胺氧化酶 B（MAO－B）抑制剂。⑥儿茶酚－氧位－甲基转移酶（COMT）抑制剂

考点　阿尔兹海默病（AD）

临床表现	女性发病多于男性，认知功能下降，精神症状和行为障碍，日常生活能力逐渐下降
治疗	对症治疗：①抗焦虑药，短效苯二氮䓬类药（阿普唑仑）。②抗抑郁药，常用去甲替林和地昔帕明，也可选用多塞平、马普替林及 5－羟色胺再摄取抑制剂帕罗西汀、氟西汀等口服。③抗精神病药，常用小剂量奋乃静口服，选用氟哌啶醇/硫利达嗪
	应用益智或改善认知功能的药物：作用于神经递质的药物，乙酰胆碱酯酶抑制剂及选择性胆碱能受体激动剂和脑代谢赋活药物

第二部分

中医外科学

第一章　中医外科疾病的辨证

考点　阴阳辨证★

辨证要点	阳	阴
发病缓急	急性发作	慢性发作
病位深浅	发于皮肉	发于筋骨
皮肤颜色	红活焮赤	紫暗或皮色不变
皮肤温度	灼热	不热或微热
肿形高度	肿胀形势高起	平坦下陷
肿胀范围	根脚收束	肿胀范围不局限，根脚散漫
肿胀硬度	肿胀软硬适度，溃后渐消	坚硬如石，或柔软如棉
疼痛感觉	疼痛比较剧烈	不痛，隐痛，酸痛或抽痛
脓液稀稠	溃后脓液稠厚	稀薄或纯血水
病程长短	病程比较短	病程比较长
全身症状	形寒发热，口渴，纳呆，大便秘结，小便短赤，溃后症状逐渐消失	初起一般无明显病状，酿脓期常有骨蒸潮热、颧红，或面色㿠白，神疲，自汗，盗汗等，溃脓后更甚
预后顺逆	易消，易溃，易敛，预后多顺	难消，难溃，难敛，预后多逆

考点　部位辨证

	上部辨证	中部辨证	下部辨证
病因特点	风温、风热	气郁、火郁	寒湿、湿热
发病特点	来势迅猛	发病前有情志不畅的刺激史，或素有性格郁闷	起病缓慢，时愈时发
常见症状	发热恶风，头痛头晕，面红目赤，口干咽痛，舌尖红而苔薄黄，脉浮而数	呕恶，腹胀痞满，纳食不化，大便秘结，小便短赤，舌红脉弦数	沉重不爽，二便不利，疮面时愈时溃

考点　经络辨证★

经络名称	经络特点	引经药	治疗原则
手阳明经	多气多血	升麻，石膏，葛根	行气活血
足阳明经		白芷，升麻，石膏	
手太阳经	多血少气	黄柏，藁本	破血，补托
足太阳经		羌活	
手厥阴经		柴胡，牡丹皮	
足厥阴经		柴胡，青皮，川芎，吴茱萸	

续表

经络名称	经络特点	引经药	治疗原则
手少阴经	多气少血	黄连，细辛	行气，滋养
足少阴经		独活，知母，细辛	
手少阳经		柴胡，连翘，地骨皮（上），青皮（中），附子（下）	
足少阳经		柴胡，青皮	
手太阴经		桂枝，升麻，白芷，葱白	
足太阴经		升麻，苍术，白芍	

考点　局部辨证

确认成脓的方法	按触法、透光法、点压法
辨脓的部位深浅	浅部脓疡：高突坚硬，中有软陷，皮薄焮红灼热，轻按则痛且应指
	深部脓疡：散漫坚硬，隐隐软陷，皮厚不热不红，重按方痛

第二章　中医外科常用检查方法

考点　皮肤性病科检查的基本技能

检查方法		临床意义
伍德灯检查	将患处置于伍德灯下直接照射，即可观察荧光的类型	细菌性皮肤病：红癣呈珊瑚红色荧光；铜绿假单胞菌属的感染处呈黄绿色荧光；腋毛癣呈暗绿色荧光
		真菌性皮肤病：白癣呈亮绿色荧光，黄癣呈暗绿色荧光，黑点癣无荧光，花斑癣呈棕黄色荧光
		色素性皮肤病：白癜风边界清楚，呈纯白色荧光
		肿瘤性皮肤病：基底细胞癌无荧光，鳞状细胞癌呈鲜红色荧光
		卟啉类疾病：先天性卟啉病的牙齿、尿、骨髓呈红色荧光；皮肤迟发性卟啉病的尿液呈明亮的粉红－橙黄色荧光；红细胞生成性卟啉病的血液可见强红色荧光
玻片压诊法	选择透明洁净的载物玻片或透明特制的压舌板，按压于皮损处10~20秒，以观察皮疹的颜色改变	炎性红斑、毛细血管扩张等，压之可褪色；紫癜、色素沉着等，压之不褪色；寻常性狼疮结节，压之呈苹果酱色
皮肤划痕试验	常使用骨针或牙签等钝器缓慢而稍加用力地在被检查者的前臂屈侧划一道线	正常反应为被划之处的皮肤先呈白色，然后变成红色，最迟在20分钟内红色消失。红晕增宽、水肿、隆起，甚至有少量渗出，时间超过20分钟不消失者，为阳性

考点　肛肠科常用的检查方法

体位	侧卧位	患者向左侧/右侧卧于检查床上，上腿充分向前屈曲，靠近腹部，使臀部及肛门充分暴露
	膝胸位	患者跪伏在检查床上，胸部贴近床面，臀部抬高，使肛门充分暴露
	截石位	患者仰卧于手术床上，两腿屈曲放在腿架上，将臀部移至台边缘，使肛门暴露良好
	蹲位	患者蹲踞并用力增加腹压
	折刀位	患者俯伏于床上，髋关节屈曲，两腿随检查床下垂，臀部抬高，头部稍低
	弯腰扶椅位	病人向前弯腰，双手扶椅，露出臀部

检查方法	肛门视诊	侧卧位或膝胸位。查看肛门周围有无外痔、内痔、息肉、脱垂、肛周脓肿、瘘管外口、肛周湿疹、肛门白斑、肛管裂口等
	直肠指诊	侧卧位。查看肛管及直肠下部有无异常改变
	肛门镜（窥肛器检查）	侧卧位或膝胸位。观察直肠黏膜有无充血、溃疡、息肉、肿瘤等病变；再将窥肛器缓缓退到齿线附近，查看有无内痔、肛漏内口、乳头肥大、肛隐窝炎等
	探针检查	寻找肛漏内口及管道的常用检查方法

第三章　中医外科疾病的治法

考点　内治法★

总则	治疗法则	代表方剂
消法	解表法	银翘散/牛蒡解肌汤/荆防败毒散/桂枝汤
	通里法	大承气汤/凉膈散/润肠汤
	清热法	黄连解毒汤/五味消毒饮/清营汤/犀角清营汤/知柏地黄汤/清骨散
	温通法	阳和汤/独活寄生汤
	祛痰法	牛蒡解肌汤合二陈汤/清咽利膈汤合二母散/逍遥散合二陈汤/香贝养荣汤
	理湿法	平胃散/二妙丸/萆薢渗湿汤/五神汤/龙胆泻肝汤/稀莶丸
	行气法	逍遥散/清肝解郁汤/海藻玉壶汤/开郁散
	和营法	桃红四物汤/大黄䗪虫丸
托法	内托法	透脓散/托里消毒散/神功内托散
补法	补益法	四君子汤/四物汤/八珍汤/六味地黄丸/桂附八味丸/右归丸
	调胃法	异功散/二陈汤/益胃汤

考点　外治法

分类	适应证/操作
膏药	外科病初起、成脓、溃后各阶段。太乙膏适用于红肿热痛明显之阳证疮疡。阳和解凝膏用于疮形不红不热，漫肿无头之阴证疮疡未溃者。咬头膏适用于肿疡脓成，不能自破
油膏	肿疡，溃疡，皮肤病糜烂结痂渗液不多者，以及肛门病
箍围药	肿势散漫不聚而无集中的硬块（注意药敷干燥时宜用液体湿润）
消散药	肿疡初起而肿势局限者，尚未成脓者
提脓祛腐药	溃疡初期，脓栓未溶，腐肉未脱，或脓水不净，新肉未生

考点　中医外科操作方法与技术
　　　　切开法、烙法、砭镰法

	操作方法	适应证
切开法	一般疮疡循经直切；乳房部以乳头为中心放射状切开；面部脓肿尽量沿皮肤的自然纹理切开；手指脓肿从侧方切开；关节区脓肿，一般行横切口、弧形切口或"S"形切口	一切外痈，不论阴证、阳证，确已成脓者

续表

	操作方法	适应证
烙法	外伤引起的指甲下瘀血可施"开窗术",选用平头粗细适当的铁针烧红后点穿指甲,迅速放出瘀血;赘疣、息肉患者切除病灶后,用烙法可烫治病根;创伤出血患者用平头粗细适中的铁针烧红后灼之,可即刻止血	甲下瘀血,疖、痈、赘疣、息肉及创伤出血
砭镰法	红丝疔患者用挑刺手法,于红丝尽头刺之,令微出血,继而沿红丝走向寸寸挑断;下肢丹毒及疖、痈初起可用围刺手法,用棱针围绕病灶周围点刺出血	急性阳证疮疡,如下肢丹毒、红丝疔、疖痈痈肿初起、外伤瘀血肿痛、痔疮肿痛等

挂线法、拖线法、结扎法

	操作方法	适应证
挂线法	用球头银丝自甲孔探入管道,使银丝从乙孔穿出,然后用丝线做成双套结,将橡皮筋线1根结扎在自乙孔穿出的银丝球头部,再由乙孔退回管道,从甲孔抽出	凡疮疡溃后,脓水不净,虽经内服、外敷等治疗无效而形成瘘管或窦道者;或疮口过深,或生于血络丛处而不宜采用切开手术者
拖线法	以4~6股7号或10号医用丝线或纱带引置于管道中,丝线两端要迂折于管道外打结,以防脱落,但丝线或纱带圈不必拉紧,以便每日来回拖拉	适用于体表化脓性疾病或外科手术后残留的窦道或瘘管
结扎法	凡头大蒂小的赘疣、息肉、痔核等,可在根部以双套结扣住扎紧;凡头小蒂大的痔核,可以缝针穿线贯穿它的根部,再用"8"字式或"回"字式结扎法两线交叉扎紧	适用于瘤、赘疣、痔、息肉、脱疽等病,以及脉络断裂引起的出血之症

引流法、垫棉法

		操作方法	适应证
引流法	药物引流	常用的有外粘药物法和内裹药物法	适用于溃疡疮口过小,脓水不易排出者;或已成瘘管、窦道者
	导管引流	将消毒的导管轻轻插入疮口,到达底部后再稍退出一些即可。当管腔中已有脓液排出时,即用橡皮膏固定导管,外盖厚层纱布,当脓液减少后改用药线引流	适用于附骨疽、流痰、流注等脓腔较深、脓液多且引流不畅者
	扩创引流	在消毒局麻下,对脓腔范围较小者,只需用手术刀将疮口上下延伸即可;如脓腔范围较大者,可做"十"字形扩创	适用于痈、有头疽溃后有袋脓者,瘰疬溃后形成空腔或脂瘤染毒化脓等
垫棉法		对袋脓者,使用时将棉花或纱布垫衬在疮口下方空隙处,并用宽绷带加压固定;对窦道深而脓水不易排尽者,用棉垫压迫整个窦道空腔,并用绷带扎紧;溃疡空腔的皮肤与新肉一时不能黏合者,使用时可将棉垫按空腔的范围稍为放大,垫在疮口之上,再用阔绷带绷紧	适用于溃疡脓出不畅有袋脓者;或疮孔窦道形成而脓水不易排尽者,或溃疡脓腐已尽,新肉已生,但皮肉一时不能黏合者

熏法、熨法、热烘疗法、溻渍法

	操作方法	适应证
熏法	神灯照法:活血消肿、解毒止痛;桑柴火烘法:助阳通络、消肿散坚、化腐生肌、止痛;烟熏法:杀虫止痒	肿疡、溃疡均可应用
熨法	取赤皮葱连须240g,捣烂后与熨风散药末和匀,醋拌炒热,布包熨患处,稍冷即换	适用于风寒湿痰凝滞筋骨肌肉者,以及乳痈的初起或需回乳者

		操作方法	适应证
热烘疗法		先将药膏涂于患部，须均匀极薄，然后用电吹风烘（或火烘）患部每天1次，每次20分钟，烘后即可将所涂药膏擦去	适用于鹅掌风、慢性湿疮、牛皮癣等皮肤干燥、瘙痒之症
溻渍法		溻法：冷溻、热溻、罨敷	阳证疮疡初起、溃后；半阴半阳证及阴证疮疡；美容、保健等
		浸渍法：淋洗、冲洗、浸泡	

考点 外科常用技术与操作方法

显露	手术途径	①能达到充分显露手术野，便利手术操作。②在切开时尽量减少组织的损伤，一则可以减少出血，缩短切开和缝合的时间，二则可以减少术后的炎症反应和瘢痕形成。③适应局部解剖和生理的特点，有利于伤口愈合，能最大限度地恢复功能
	切开	用手术刀，通过机械作用使皮肤等组织分裂。切开还可用高频电流（电刀）和激光（光刀），通过热力作用使组织炭化、汽化，同时有凝固止血的效果，适用于较大的切口、较厚的肌层和微血管丰富组织的切开
	分离	分离方法有钝性分离和锐性分离两大类。锐性分离必须在直视下进行，动作应精细准确。钝性分离常用于疏松组织的解剖，如正常解剖间隙、较疏松的粘连、良性肿瘤或囊性包膜外间隙等
止血	止血法	①压迫止血：手术中最常用的止血法。②结扎止血：单纯结扎和缝合结扎
		①血管阻断和修复。②局部药物止血。③电凝止血。④激光止血。⑤氩气刀
缝合		缝合材料：分为不吸收性和可吸收性两类，丝线、棉线、金属丝等属于不吸收性材料，肠线等属于可吸收性材料
		缝合方法：基本分为单纯缝合、内翻缝合和外翻缝合3类，各类又分为间断的和连续的两种

各 论

第四章　疮疡

考点 疖★

	暑疖	疖病
病因	痱子搔抓后感染而成	金黄色葡萄球菌感染
临床表现	①初起红肿结块，灼热疼痛，根脚很浅。②3～4天后自行破溃，流出黄白色脓液后疼痛减轻	全身各处散发疖肿，一处将愈，他处续发
外治法	①外贴拔毒膏。②用纸捻蘸少许提毒生肌散插入疮口内，外贴拔毒膏。③六神丸涂患处	①千捶膏/三黄洗剂。②金黄散/玉露散
辨证论治	热毒蕴结证—清热解毒—五味消毒饮	热毒蕴结证—清热解毒—五味消毒饮
	暑热浸淫证—清暑化湿解毒—清暑汤	体虚毒恋，阴虚内热证—养阴清热解毒—仙方活命饮＋增液汤
		体虚毒恋，脾胃虚弱证—健脾和胃，清化湿热—五神汤＋参苓白术散

考点　疔疮★

疔的特点、外治法

特点	疮形如粟，坚硬根深，状如钉丁			
外治法		颜面部疔	手足部疔疮	红丝疔
	初起	箍毒消肿，千捶膏盖贴	金黄膏/玉露膏外敷	外敷金黄膏/玉露散
	脓成	提脓祛腐，玉露膏/千捶膏	脓成应及早切开排脓	切开排脓
	溃后	提脓祛腐，生肌收口，用金黄膏	脓尽用生肌散、白玉膏	脓尽用生肌散、白玉膏收口

疔的分类

分类	颜面疔	手足部疔疮					红丝疔
		蛇眼疔	蛇头疔	蛇肚疔	托盘疔	足底疔	
部位	颜面部	指甲一侧	指端	指腹	手掌	足底部	四肢
疼痛	红肿热痛	轻微红肿疼痛	感觉麻痒	红肿剧痛	肿胀高突	疼痛坚硬	红肿热痛
形状	粟米样	形似蛇眼	蛇头状	圆柱红萝卜	—	—	—

疔的内治法

分类	证型	证候	治法	方药
颜面疔	热毒蕴结证	红肿高突，根脚收束	清热解毒	五味消毒饮/黄连解毒汤
	火毒炽盛证	皮色紫暗，焮热疼痛	凉血清热解毒	犀角地黄汤/黄连解毒汤/五味消毒饮
手足部疔疮	火毒凝结证	红肿热痛，麻痒相兼	清热解毒	五味消毒饮/黄连解毒汤
	热胜肉腐证	疼痛剧烈，痛如鸡啄，溃后脓出肿痛消退	清热透脓托毒	五味消毒饮 + 透脓散
	湿热下注证	足底部红肿热痛	清热解毒利湿	五神汤 + 萆薢渗湿汤
红丝疔	火毒入络证	患肢红丝较细，红肿疼痛	清热解毒	五味消毒饮
	火毒入营证	粗肿明显，臖核肿大作痛，寒战高热	凉血清营，解毒散结	犀角地黄汤/黄连解毒汤/五味消毒饮

考点　痈

痈的治疗

证型	证候	治法	方药	外治法
火毒凝结证	皮肤焮红，灼热疼痛	清热解毒，行瘀活血	仙方活命饮	①初起：金黄膏、金黄散、玉露膏、玉露散、太乙膏、红灵丹、阳毒内消散。②成脓：切开排脓。③溃后：八二丹→九一丹、金黄膏、玉露膏→红油膏→生肌散、太乙膏/生肌白玉膏/生肌玉红膏。④袋脓：先用垫棉法加压包扎，如无效可扩创引流
热胜肉腐证	痛如鸡啄，溃后脓出则肿痛消退	和营清热，透脓托毒	仙方活命饮 + 五味消毒饮	
气血两虚证	脓水稀薄，疮面新肉不生，色淡红而不鲜或暗红	益气养血，托毒生肌	托里消毒散	

痈的分类及其内治法

分类	临床表现	证型	证候	治法	方药
颈痈	局部肿胀、灼热、疼痛而皮色不变，结块边界清楚	风热痰毒证	初起色白濡肿，形如鸡卵，恶寒发热	散风清热，化痰消肿	牛蒡解肌汤/银翘散
腋痈	腋下暴肿、灼热、疼痛而皮色不变，发热恶寒，上肢活动不利	肝郁痰火证	腋部肿胀热痛	清肝解郁，消肿化毒	柴胡清肝汤
脐痈	初起脐部微肿，渐大如瓜，溃后脓稠无臭则易敛，脓水臭秽则成漏	湿热火毒证	脐部红肿高突，灼热疼痛	清火利湿解毒	黄连解毒汤+四苓散
		脾气虚弱证	久不收敛，面色萎黄，纳呆	健脾益气托毒	四君子汤+托里透脓汤
委中毒	初起木硬疼痛，皮色不红，小腿屈伸不利	气滞血瘀证	木硬疼痛，皮色如常或微红	和营活血，消肿散结	活血散瘀汤
		湿热蕴阻证	焮红疼痛，小腿屈曲难伸	清利湿热，和营活血	活血散瘀汤+五神汤
		气血两亏证	溃后脓出如蛋清状，疮口收敛迟缓	调补气血	八珍汤

考点　发

分类	证型	临床表现	证候	治法	方药	外治法
锁喉痈	痰热蕴结证	结喉部红肿绕喉，根脚散漫，坚硬灼热疼痛	壮热口渴，头痛项强	散风清热，化痰解毒	普济消毒饮	未溃用玉露膏、金黄膏、冲和膏；成脓后切开排脓；溃后用八二丹、红油膏、生肌散、白玉膏
	热胜肉腐证		脓出黄稠，热退肿减	清热化痰，和营托毒	仙方活命饮	
	热伤胃阴证		胃纳不香，口干少津	清养胃阴	益胃汤	
臀痈	湿火蕴结证	急性：初起疼痛，肿胀焮红，皮肤红肿以中心最为明显	湿烂溃脓，头痛骨楚	清热解毒，和营化湿	黄连解毒汤+仙方活命饮	
	湿痰凝滞证	慢性：初起多漫肿，皮色不变，红热不显而结块坚硬	漫肿不红，结块坚硬	和营活血，利湿化痰	桃红四物汤+仙方活命饮	
	气血两虚证		面色萎黄，神疲乏力	调补气血	八珍汤	
手发背	湿热壅阻证	初起手背漫肿，边界不清，胀痛不舒；化脓时中间肿胀高突，皮色紫红，灼热疼痛如鸡啄；溃破时皮肤湿烂，脓水色白或黄	皮肤湿烂，头痛骨楚	清热解毒，和营化湿	五味消毒饮+仙方活命饮	初起金黄膏/玉露膏；脓成八二丹，红油膏；脓尽生肌散、白玉膏
	气血不足证		神疲乏力，舌质淡	调补气血	托里消毒散	
足发背	湿热下注证	初起足背红肿灼热疼痛，肿势弥漫；患病5~7天迅速增大化脓；溃破后脓出稀薄，夹有血水	寒战高热，纳呆，泛恶	清热解毒，和营利湿	五神汤	

考点　有头疽★

有头疽的病因、临床表现、外治法

病因		外感风热，湿热，火毒之邪
临床表现	初期	肿块上有粟粒状脓头，作痒作痛，脓头增多
	溃脓期	疮面腐烂形似蜂窝
	收口期	脓尽，新肉生长
外治法	未溃	火毒凝结证/湿热壅滞证用千锤膏/金黄膏，阴虚火炽证/气虚毒滞证用冲和膏
	酿脓期	八二丹。若脓水稀薄而带灰绿色用七三丹＋金黄膏，脓腐脱落用九一丹＋红油膏
	收口期	生肌散＋白玉膏
	后期	垫棉法加压

有头疽的内治法

证型	证候	治法	方药
火毒凝结证	红肿高突，灼热疼痛，根脚收束	清热泻火，和营托毒	仙方活命饮＋黄连解毒汤
湿热壅滞证	全身壮热，朝轻暮重，胸闷呕恶	清热化湿，和营托毒	仙方活命饮
阴虚火炽证	皮色紫滞，口干唇燥，小便短赤	滋阴生津，清热托毒	竹叶黄芪汤
气虚毒滞证	皮色灰暗不泽，腐肉难脱	扶正托毒	八珍汤＋仙方活命饮

考点　丹毒★

内治法	证型	证候	治法	方药
	风热毒蕴证	恶寒，发热，头痛	疏风清热解毒	普济消毒饮
	湿热毒蕴证	发热，胃纳不香	利湿清热解毒	五神汤＋萆薢渗湿汤
	胎火蕴毒证	壮热烦躁，神昏谵语，呕吐	凉血清热解毒	犀角地黄汤＋黄连解毒汤
	肝脾湿火证	肿胀疼痛，口干且苦	清肝泻火利湿	柴胡清肝汤/龙胆泻肝汤/化斑解毒汤
特点		起病突然，恶寒发热，局部皮肤色如丹涂，焮然肿胀，边界清楚，迅速扩大		
分类		躯干部—内发丹毒；头面部—抱头火丹；小腿足部—流火；新生儿臀部—赤游丹毒		
病因		外受火毒，血热搏结		
外治法		①外敷法：玉露散/金黄散。 ②砭镰法：七星针/三棱针叩刺皮肤，放血泄毒。若流火结毒成脓者，可在坏死部位做小切口引流，掺九一丹，外敷红油膏		

考点　发颐

证型	证候	治法	方药
热毒蕴结证	身热恶寒，小便短赤，大便秘结	清热解毒	普济消毒饮
毒盛酿脓证	高热口渴；舌苔黄腻	清热解毒透脓	普济消毒饮＋皂角刺、白芷
热毒内陷证	壮热口渴，痰涌气粗，烦躁不安	清营解毒，化痰泄热，养阴生津	清营汤/安宫牛黄丸
余毒未清证	触之似有条索状物，口内常有臭味	清脾泄热，化瘀散结	化坚二陈丸

考点　无头疽
无头疽的病因、特点、临床表现、外治法

病因	外感风热，湿热，火毒之邪		
特点	发病急骤，初起无头，发无定处，病位较深，皮色不变，疼痛彻骨，难消，难溃，难敛		
临床表现	附骨疽：①初期：起病急骤，全身不适，寒战。②成脓期：局部焮红、胖肿骨胀明显，全身高热持续不退。③溃后期：脓出初多稠厚，渐转稀薄，淋漓不尽，不易收口而形成窦道		
	环跳疽：①初期：恶寒壮热，髋部隐痛，皮色不变。②成脓期：壮热持续不退。③溃后期：脓出初见黄稠，日后稀薄，因已损骨，多不易愈合		
外治法	初起	金黄膏/玉露膏	
	脓成	切开引流	
	溃后	溃后七三丹/八二丹＋红油膏/冲和膏，脓尽改用生肌散/白玉膏	
	窦道形成	千金散/五五丹	

无头疽的内治法

证型	证候	治法	方药
湿热瘀阻证	局部胖肿，按之灼热，骨压痛	清热化湿，行瘀通络	仙方活命饮＋五神汤
脓毒蚀骨证	溃后脓水淋漓不尽，形成窦道，乏力	调补气血，清化余毒	八珍汤＋六味地黄丸
热毒炽盛证	患肢胖肿，疼痛剧烈，皮肤焮红灼热	清热化湿，和营托毒	黄连解毒汤＋仙方活命饮

考点　流注★

	证型	证候	治法	方药
内治法	余毒攻窜证	壮热，口渴，神昏谵语	清热解毒，凉血通络	黄连解毒汤＋犀角地黄汤
	暑湿交阻证	恶寒发热，头胀，骨节酸痛	解毒清暑化湿	清暑汤
	瘀血凝滞证	皮色微红/青紫，脓液中夹有瘀血	和营活血，祛瘀通络	活血散瘀汤
特点	四肢躯干肌肉丰厚处的深部/髂窝部，发病急骤，局部漫肿疼痛，皮色如常，容易走窜			
外治法	①肿而无块：金黄膏/玉露膏。 ②肿而有块：太乙膏掺红灵丹。 ③脓熟：切开引流，脓尽生肌散＋红油膏/太乙膏			

考点　瘰疬★

	证型	证候	治法	方药
内治法	气滞痰凝证	无明显全身症状，舌淡，苔腻	疏肝理气，化痰散结	逍遥散＋二陈汤
	阴虚火旺证	午后潮热，夜间盗汗	滋阴降火	知柏地黄汤
	气血两虚证	形体消瘦，精神倦怠，面色无华	益气养血	香贝养荣汤
特点	初起时结核如豆，不红不痛，逐渐增大，融合成串，溃后脓水清稀，夹有败絮样物，此愈彼溃，经久难愈，形成窦道，愈后形成凹陷性瘢痕			
病因	情志内伤，肝郁化火，肺痨阴虚			
外治法	①初期：冲和膏/阳和解凝膏。 ②中期：穿刺抽脓，冲洗/切开引流。 ③后期：七三丹/八二丹＋红油膏/冲和膏			

考点 走黄与内陷★

走黄与内陷的特点、病机

病名	走黄	内陷
特点	疮顶凹陷，色黑无脓，肿势扩散，边界不清	疮顶凹陷，干枯无脓，疮面光白板亮
病机	火毒炽盛，毒入营血，内攻脏腑	正气内虚，正不胜邪，反陷入里

走黄与内陷的内治法

	证型	证候	治法	方药
走黄	毒盛入血证	疮顶陷黑无脓，寒战，高热，头痛，舌质红绛，舌苔多黄燥	凉血清热解毒	犀角地黄汤＋黄连解毒汤＋五味消毒饮
内陷	邪盛热极证	灼热剧痛，神昏谵语	凉血清热解毒，养阴清心开窍	清营汤＋黄连解毒汤/安宫牛黄丸/紫雪丹＋皂角刺
	正虚邪盛证	发热/恶寒，神疲，食少，自汗，胁痛，气息急促	补养气血，托毒透邪，佐以清心安神	托里消毒散/安宫牛黄丸
	脾肾阳衰证	形神委顿，纳食日减	温补脾肾	附子理中汤
	阴伤胃败证	口舌生糜，纳少口干	生津养胃	附子理中汤

考点 褥疮

证型	证候	治法	方药
气滞血瘀证	皮肤红斑，舌边有瘀斑	理气活血	血府逐瘀汤
蕴毒腐溃证	恶臭，发热或低热，精神萎靡，不思饮食	益气养阴，理气托毒	生脉散/透脓散
气血两虚证	面色无华，神疲乏力，纳差食少	补气养血，托毒生肌	托里消毒散

第五章 乳房疾病

考点 乳痈、乳癖、乳疬、乳核、乳衄、乳岩★

乳痈、乳癖、乳疬、乳核、乳衄、乳岩的病因、特点、外治法

	病因	特点	外治法
乳痈	风热毒邪，肝郁胃热	乳房部结块肿胀疼痛，溃后脓出稠厚	①初起：金黄散/玉露散或双柏散。②成脓：切开排脓。③溃后：八二丹/九一丹＋金黄膏。④袋脓或乳汁从疮口溢出：垫棉法。⑤传囊：切口引流/用拖线法
乳癖	情志内伤，冲任失调，痰瘀凝结	单乳痛和肿块与月经周期及情志变化密切相关	阳和解凝膏掺黑退消/桂麝散
乳疬	肝肾不足，痰瘀凝结	乳房中央有扁圆形肿块，质地中等，有轻压痛	阳和解凝膏掺黑退消/桂麝散
乳核	冲任失调，情志所伤，血瘀痰凝	形如丸卵，边界清楚，表面光华	阳和解凝膏掺黑退消
乳衄	肝脾两伤，肝经火郁，脾失统血	乳头单个或多个乳孔溢出血性液体	—
乳岩	情志内伤，冲任失调，气滞痰瘀	乳房肿块质地坚硬，凹凸不平，边界不清	①初起：阿魏消痞膏。②溃后：海浮散/红油膏外敷。③坏死组织脱落后：生肌玉红膏/生肌散

乳痈、乳癖、乳疬、乳核、乳衄、乳岩的内治法

	证型	治法	方药
乳痈	肝胃郁热证	疏肝清胃，通乳消肿	瓜蒌牛蒡汤
	热毒炽盛证	清热解毒，托里透脓	五味消毒饮＋透脓散
	正虚邪滞证	益气和营，托毒生肌	托里消毒散
乳癖	气血凝滞证	疏肝活血，温阳散结	四逆散加鹿角片、桃仁、丹参
	肝郁痰凝证	疏肝解郁，化痰散结	逍遥蒌贝散
	冲任失调证	调摄冲任，和营散结	二仙汤＋四物汤
乳疬	肝气郁结证	疏肝散结	逍遥蒌贝散
	肾气亏虚证	补益肾气	肾阳虚右归丸＋小金丹，肾阴虚左归丸＋小金丹
乳核	肝气郁结证	疏肝解郁，化痰散结	逍遥散
	血瘀痰凝证	疏肝活血，化痰散结	逍遥散＋桃红四物汤＋山慈菇、海藻
乳衄	肝郁火旺证	疏肝解郁，凉血止血	丹栀逍遥散
	脾虚血亏证	健脾养血止血	归脾汤
乳岩	肝郁痰凝证	疏肝解郁，化痰散结	神效瓜蒌散＋开郁散
	冲任失调证	调摄冲任，理气散结	二仙汤＋开郁散
	正虚毒炽证	调补气血，清热解毒	八珍汤
	气血两亏证	补养气血，宁心安神	人参养荣汤
	脾虚胃弱证	健脾和胃	参苓白术散/理中汤

第六章　瘿

考点　气瘿、肉瘿、瘿痈、桥本甲状腺炎、石瘿★

气瘿、肉瘿、瘿痈、桥本甲状腺炎、石瘿的病因、特点、外治法

病名	气瘿	肉瘿	瘿痈	桥本甲状腺炎	石瘿
病因	碘缺乏	情志内伤，痰浊凝结	外感风热火毒，风温疫毒之邪	七情失调，劳倦内伤和体质遗传	气郁，痰浊，瘀血
特点	颈前结喉两侧弥漫性肿大，伴有结节，质地不硬，皮色如常，生长缓慢	结块柔韧，如肉之团，随吞咽而上下移动	发病突然，结块红肿热痛	病隐匿，发展缓慢，病程较长，主要表现为甲状腺肿大	结喉处结块，坚硬如石高低不平，推之不移
外治法	—	阳和解凝膏掺黑退消/桂麝散	金黄散/四黄散	冲和膏/阳和解凝膏	早期施行根治性切除术

气瘿、肉瘿、瘿痈、桥本甲状腺炎、石瘿的内治法

	证型	治法	方药
气瘿	肝郁痰凝证	疏肝解郁，化痰软坚	四海舒郁丸
	肝郁肾虚证	疏肝补肾，调摄冲任	四海舒郁丸＋右归饮

续表

	证型	治法	方药
肉瘿	气滞痰凝证	理气解郁，化痰软坚	海藻玉壶汤 + 逍遥散
	气阴两虚证	益气养阴，软坚散结	生脉散 + 消瘰丸
瘿痈	风热痰凝证	疏风清热，化痰散结	牛蒡解肌汤
	肝郁内热证	疏肝清热，佐以养阴	柴胡清肝汤
	阳气虚证	益气温阳，健脾化痰	阳和汤
桥本甲状腺炎	肝气郁滞证	疏肝理气，软坚散结	柴胡疏肝散
	血瘀痰结证	活血祛瘀，化痰散结	桃红四物汤
	气阴两虚证	益气养阴，化痰散结	生脉散 + 消瘰丸
	脾肾阳虚证	温补脾肾，散寒化瘀	金匮肾气丸 + 阳和汤
石瘿	痰瘀内结证	解郁化痰，活血消坚	海藻玉壶汤 + 桃红四物汤
	瘀热伤阴证	化痰散结，和营养阴	通窍活血汤 + 养阴清肺汤
	气阴两虚证	益气养阴，扶正固本	生脉散

第七章　瘤、岩

考点　脂瘤、血瘤、肉瘤、气瘤、筋瘤、失荣★

脂瘤、血瘤、肉瘤、气瘤、筋瘤、失荣的临床表现、外治法

	临床表现	外治法
脂瘤	小如豆粒，界限清楚，圆形，质地柔软	①瘤体：痤疮洗剂。②红肿：颠倒散。③成脓：切开引流
血瘤	色泽鲜红或紫，可呈局限性柔软肿块状，边界清或尚清，触之或如海绵	五妙水仙膏/清凉膏 + 藤黄膏/云南白药
肉瘤	质地柔软似棉，肿形似馒	消瘤二反膏/阳和解凝膏掺黑退消/二白散
气瘤	小如豆粒，或大如鸡卵，表面光滑，质地柔软，用手压之凹陷，放手后即弹起	敷贴法：用回阳玉龙散，结扎法
筋瘤	浅静脉逐渐怒张，小腿静脉盘曲如条索状，色带青紫，甚则状如蚯蚓，瘤体质地柔软	①条索较硬：紫草消肿膏。②红肿：玉露膏/如意金黄散。③出血：桃花散。④湿疮：青黛膏
失荣	坚硬如石，溃后疮口凹凸不平，流血水而无脓，疼痛彻心，消瘦	—

脂瘤、血瘤、肉瘤、气瘤、筋瘤、失荣的内治法

	证型	治法	方药
脂瘤	痰湿凝结证	化痰祛湿，软坚散结	苍附导痰汤
血瘤	心火妄动证	清心泻火，凉血散瘀	芩连二母丸 + 泻心汤
	肾伏郁火证	滋阴降火，凉血化瘀	凉血地黄汤 + 六味地黄丸
	肝经火旺证	清肝凉血祛瘀	凉血地黄汤 + 丹栀逍遥散
肉瘤	肝郁痰凝证	疏肝解郁，理气化痰	十全流气饮
	脾虚痰湿证	健脾理气，燥湿化痰	参苓白术散 + 二陈汤

	证型	治法	方药
气瘤	痰气凝结证	宣肺理气，化痰散结	通气散坚丸
	正虚邪郁证	扶正理气，化痰散结	补中益气汤 + 通气散坚丸
筋瘤	劳倦伤气证	补中益气，活血舒筋	补中益气汤
	寒湿凝筋证	暖肝散寒，益气通脉	暖肝煎 + 当归四逆汤
	外伤瘀滞证	活血化瘀，和营消肿	活血散瘀汤
	火旺血燥证	清肝泻火，养血生津	清肝芦荟丸
失荣	肝郁痰结证	舒肝解郁，化痰散结	开郁散
	痰毒凝结证	祛寒温阳，化痰散结	阳和汤
	正虚邪实证	益气养荣，化痰散结	和荣散坚丸
	气血亏损证	调补气血	香贝养荣汤

第八章　皮肤与性传播疾病

考点　热疮

证型	治法	方药
肺胃热盛证	疏风清热	辛夷清肺饮
湿热下注证	清热利湿	龙胆泻肝汤
阴虚内热证	养阴清热	增液汤

考点　蛇串疮★

特点	皮肤上出现红斑、水疱或丘疱疹，累累如串珠，排列成带状，沿一侧周围神经分布区出现，局部刺痛或伴核肿大	
证型	**治法**	**方药**
肝经郁热证	清泄肝火，解毒止痛	龙胆泻肝汤
脾虚湿蕴证	健脾利湿，解毒止痛	除湿胃苓汤
气滞血瘀证	理气活血，通络止痛	桃红四物汤
外治法	①初起：二味拔毒散调浓茶水外涂，或外玉露膏，或双柏散、三黄洗剂、清凉乳剂每天3次，或鲜马齿苋、野菊花叶、玉簪花叶捣烂外敷。②水疱破后：黄连膏、四黄膏或青黛膏外涂；有坏死者用九一丹或海浮散。③若水疱不破或水疱较大者：三棱针或消毒空针刺破，吸尽疱液或使疱液流出	

考点　疣

	证型	治法	方药
疣目	风热血燥证	养血活血，清热解毒	治瘊方
	湿热血瘀证	清化湿热，活血化瘀	马齿苋合剂
扁瘊	风热蕴结证	疏风清热，解毒散结	马齿苋合剂 + 木贼草、郁金、浙贝母、板蓝根
	热瘀互结证	活血化瘀，清热散结	桃红四物汤

考点 黄水疮、疥疮、湿疮★

	证型	治法	方药
黄水疮	暑湿热蕴证	清暑利湿解毒	清暑汤
	脾虚湿滞证	健脾渗湿	参苓白术散
疥疮	湿热蕴结证	清热化湿，解毒杀虫	黄连解毒汤 + 四妙丸
湿疮	湿热蕴肤证	清热利湿止痒	龙胆泻肝汤 + 萆薢渗湿汤
	脾虚湿蕴证	健脾利湿止痒	除湿胃苓汤/参苓白术散
	血虚风燥证	养血润肤，祛风止痒	当归饮子/四物消风饮

考点 癣★

癣的分类、好发年龄、部位、特征、外治法

病名	头癣		手足癣		体癣	花斑癣
分类	白秃疮	肥疮	鹅掌风	脚湿气	圆癣	紫白癜风
好发年龄	男性儿童	农村儿童	成年人		青壮年	多汗体质青壮年
部位	头皮		掌心、指缝	趾缝	面颈、躯干、四肢	颈、躯干
特征	灰白色鳞斑	蜡黄色	水疱，皮肤角化，脱屑瘙痒		钱币形红斑	灰褐至深褐色
	毛发干枯无泽	中心微凹，质脆易碎，鼠尿臭			中心消退、外围扩张	轻度瘙痒，夏发冬愈
外治法	拔发疗法		—		1号癣药水/2号癣药水/复方土槿皮酊	密陀僧散

癣的内治法

证型	治法	方药
风湿毒聚证	祛风除湿，杀虫止痒	消风散/苦参汤
湿热下注证	清热化湿，解毒消肿	湿重于热萆薢渗湿汤；湿热兼瘀五神汤；湿热并重龙胆泻肝汤

考点 接触性皮炎★

病因	发病前有明确接触史
特点	发于接触部位甚至接触部位以外，边界较清楚的红斑、丘疹、水疱、糜烂、渗出、结痂

证型	治法	方药
风热蕴肤证	疏风清热止痒	消风散
湿热毒蕴证	清热祛湿，凉血解毒	龙胆泻肝汤 + 化斑解毒汤
血虚风燥证	养血润燥，祛风止痒	当归饮子 + 消风散

考点 药毒

病因	禀赋不耐，药毒内侵

证型	治法	方药
湿毒蕴肤证	清热利湿，解毒止痒	萆薢渗湿汤/龙胆泻肝汤
热毒入营证	清热凉血，解毒护阴	清营汤
气阴两虚证	益气养阴，清解余热	增液汤 + 益胃汤

考点 瘾疹

病因	禀赋不足，复感外邪	
特点	身体瘙痒，搔之出现红斑隆起，形如豆瓣，堆累成片，发无定处，忽隐忽现，退后不留痕迹	
证型	治法	方药
风寒束表证	疏风散寒，解表止痒	桂枝麻黄各半汤
风热犯表证	疏风清热，解表止痒	消风散
胃肠湿热证	疏风解表，通腑泄热	防风通圣散
血虚风燥证	养血祛风，润燥止痒	当归饮子

考点 猫眼疮

概念	以靶形或虹膜样红斑为主，兼有丘疹或丘疱疹等多形性损害的急性炎症性皮肤病	
好发部位	好发于手足，可累及口腔及阴部	
证型	治法	方药
风寒阻络证	温经散寒，活血通络	当归四逆汤
风热蕴肤证	疏风清热，凉血解毒	消风散
湿热蕴结证	清热利湿，解毒止痒	龙胆泻肝汤
火毒炽盛证	清热凉血，解毒利湿	清瘟败毒饮 + 导赤散

考点 葡萄疫

特点	皮肤或黏膜出现紫红色瘀点、瘀斑，压之不褪色，可伴有腹痛、关节痛或肾脏病变	
证型	治法	方药
热毒发斑证	清热凉血，化瘀消斑	犀角地黄汤 + 银翘散
湿热伤络证	清热利湿，通络消斑	犀角地黄汤
脾气亏虚证	健脾益气，养血止血	归脾汤
脾肾两虚证	滋阴降火，温脾肾阳	大补阴丸/金匮肾气丸

考点 瓜藤缠

特点	散在性皮下结节，鲜红至紫红色，大小不等，压痛，好发于小腿伸侧	
外治法	金黄膏/四黄膏/玉露膏	
证型	治法	方药
湿热瘀阻证	清热利湿，祛瘀通络	萆薢渗湿汤 + 桃红四物汤
寒湿入络证	散寒祛湿，化瘀通络	阳和汤

考点 风瘙痒

特点	阵发性瘙痒，搔抓后出现抓痕、血痂、色素沉着和苔藓样变等继发性损害	
外治法	黄连膏	
证型	治法	方药
风热血热证	疏风清热，凉血止痒	消风散 + 四物汤
湿热内蕴证	清热利湿，解毒止痒	龙胆泻肝汤
血虚肝旺证	养血平肝，祛风止痒	当归饮子

考点 牛皮癣

特点	圆形或多角形的扁平丘疹融合成片，苔藓样变，呈阵发性瘙痒，瘙痒剧烈	
外治法	黄连膏/青黛膏	
证型	治法	方药
肝郁化火证	疏肝理气，泻火止	龙胆泻肝汤 + 丹栀逍遥散
风湿蕴肤证	祛风除湿，清热止痒	消风散
血虚风燥证	养血润燥，息风止痒	当归饮子

考点 白疕★

特点	针尖至扁豆大的炎性红色丘疹，常呈点滴状分布，迅速增大，表面覆盖银白色多层性鳞屑，状如云母	
证型	治法	方药
血热内蕴证	清热凉血，解毒消斑	犀角地黄汤
气血瘀滞证	活血化瘀，解毒通络	桃红四物汤
血虚风燥证	养血滋阴，润肤息风	当归饮子
湿毒蕴积证	清热利湿，解毒通络	萆薢渗湿汤
风寒湿痹证	祛风除湿，散寒通络	独活寄生汤 + 枝芍药知母汤
火毒炽盛证	清热泻火，凉血解毒	清瘟败毒饮

考点 风热疮

证型	治法	方药
风热蕴肤证	疏风清热止痒	消风散
风热血燥证	清热凉血，养血润燥	凉血消风散

考点 白驳风

特点	单侧/对称，大小不等，形态各异，与周围正常皮肤的交界处有色素沉淀圈，边界清楚	
证型	治法	方药
肝郁气滞证	疏肝理气，活血祛风	逍遥散
肝肾不足证	滋补肝肾，养血祛风	六味地黄丸
气血瘀滞证	活血化瘀，通经活络	通窍活血汤

考点 黧黑斑

证型	治法	方药
肝郁气滞证	疏肝理气，活血消斑	逍遥散
肝肾不足证	补益肝肾，滋阴降火	六味地黄丸
脾虚湿蕴证	健脾益气，祛湿消斑	参苓白术散
气滞血瘀证	理气活血，化瘀消斑	桃红四物汤

考点　粉刺

病因	素体阳热偏盛，复受风邪，过食辛辣肥甘，脾气不足，冲任不调	
特点	颜面、胸背等处皮肤出现丘疹、脓疱、结节、囊肿及瘢痕，常伴有皮脂溢出	
外治法	颠倒散/金黄散（膏）/姜黄消痤搽剂/积雪苷霜软膏	
证型	治法	方药
肺经风热证	疏风清肺	枇杷清肺饮
湿热蕴结证	清热除湿解毒	茵陈蒿汤/泻黄散
痰湿瘀滞证	除湿化痰，活血散结	二陈汤 + 桃红四物汤
阴虚内热证	滋阴泻火，清肺凉血	消痤汤
冲任不调证	调理冲任	丹栀逍遥散

考点　白屑风

病因	素体湿热内蕴，感受风邪	
特点	毛囊口棘状隆起，糠状鳞屑，或部分患者头发、皮肤多脂发亮，头皮油腻	
证型	治法	方药
湿热蕴结证	清热利湿，健脾和胃	龙胆泻肝汤
风热血燥证	祛风清热，养血润燥	消风散 + 当归饮子

考点　酒渣鼻

病因	肺胃积热上蒸，嗜酒，气滞血瘀	
特点	鼻及颜面中央部持续性红斑和毛细血管扩张，伴丘疹、脓疱、鼻赘	
证型	治法	方药
肺胃热盛证	清泄肺胃积热	枇杷清肺饮
热毒蕴肤证	清热解毒凉血	黄连解毒汤 + 凉血四物汤
气滞血瘀证	活血化瘀散结	通窍活血汤

考点　油风

病因	过食辛辣厚味，情志不遂，跌仆损伤，久病，肝肾亏损	
特点	突然发生斑片状脱发，脱发区皮肤变薄	
证型	治法	方药
血热风燥证	凉血息风，养阴护发	四物汤 + 六味地黄丸
气滞血瘀证	通窍活血，祛瘀生发	通窍活血汤
气血两虚证	益气补血，养血生发	八珍汤
肝肾不足证	滋补肝肾，养阴生发	七宝美髯丹

中医外科学

考点 红蝴蝶疮

病因	先天真阴不足，肝肾亏虚	
特点	黏着性鳞屑的红斑，扁平/边缘微隆起，扩大的毛囊口，有色素沉着	
外治法	白玉膏/黄柏霜/黄连膏/清凉膏/化毒散膏	
证型	治法	方药
热毒炽盛证	清热凉血，化斑解毒	犀角地黄汤+黄连解毒汤
阴虚火旺证	滋阴降火	六味地黄丸+大补阴丸/清骨散
脾肾阳虚证	温肾助阳，健脾利水	附桂八味丸+真武汤
脾虚肝旺证	健脾清肝	四君子汤+丹栀逍遥散
气滞血瘀证	疏肝理气，活血化瘀	逍遥散+血府逐瘀汤

考点 肌痹

病因	先天禀赋不耐，气血亏虚于内，风寒湿邪侵袭	
特点	眶周水肿性紫红色斑，皮肤异色样改变，进行性对称性四肢近端肌无力	
证型	治法	方药
热毒炽盛证	清热解毒，凉血活血	清营汤/清瘟败毒饮
寒瘀痹阻证	温阳散寒，活血通络	独活寄生汤+当归四逆汤
阳气虚衰证	补中益气，调和阴阳	补中益气汤+阳和汤

考点 皮痹

病因	外因风寒湿邪侵袭，内因脾肾阳虚，气血失和	
外治法	黑色拔膏棍/阳和解凝膏	
证型	治法	方药
寒湿阻滞证	温经散寒，除湿通络	独活寄生汤+阳和汤
经脉血瘀证	活血化瘀，温经通脉	桃红四物汤+阳和汤
肾阳不足证	温肾助阳，和营通络	阳和汤+右归丸+鸡血藤、当归

考点 天疱疮

病因	心火脾湿，风热暑湿之邪	
特点	皮肤或黏膜上出现松弛性大疱，疱易破呈糜烂面	
证型	治法	方药
热毒炽盛证	清热解毒，凉血清营	解毒活血汤
心火脾湿证	泻心凉血，清脾除湿	清脾除湿饮
脾虚湿蕴证	清热解毒，健脾除湿	除湿胃苓汤+参苓白术散
气阴两伤证	益气养阴，清解余毒	解毒养阴汤

考点 大疱性类天疱疮

病因	心火脾湿，风邪
特点	皮肤初生如疥，瘙痒无时蔓延不止，抓津黄水，浸淫成片
外治法	①红斑皮损：化毒散膏。②糜烂皮损：祛毒油膏等

证型	治法	方药
热毒炽盛证	清热解毒，凉血清营	解毒活血汤
心火脾湿证	泻心凉血，清脾除湿	清脾除湿饮
脾虚湿蕴证	清热解毒，健脾除湿	除湿胃苓汤 + 参苓白术散
气阴两伤证	益气养阴，清解余毒	解毒养阴汤

考点 淋病★

病因	性交传染，极少数也可通过间接传染
特点	尿频，尿急，尿道刺痛/尿道溢脓，甚至排尿困难，尿道口排出脓性分泌物
外治法	可选用土茯苓、地肤子、苦参、芒硝各30g，煎水外洗局部，每天3次

证型	治法	方药
湿热毒蕴证	清热利湿，解毒化浊	龙胆泻肝汤
阴虚毒恋证	滋阴降火，利湿祛浊	知柏地黄丸
毒邪流窜证	清热解毒，利湿消肿	五味消毒饮 + 黄连解毒汤
热毒入络证	清热解毒，凉血化浊	清营汤

考点 梅毒

特点	早期	皮肤黏膜损害
	晚期	骨骼及眼部、心血管、中枢神经系统病变
外治法	鹅黄散/珍珠散	

证型	治法	方药
肝经湿热证	清热利湿，解毒驱梅	龙胆泻肝汤
血热蕴毒证	凉血解毒，泄热散瘀	清营汤 + 桃红四物汤
毒结筋骨证	活血解毒，通络止痛	五虎汤
肝肾亏损证	滋补肝肾，填髓息风	地黄饮子
心肾亏虚证	养心补肾，祛瘀通阳	苓桂术甘汤

第九章　肛肠疾病

考点　痔★

痔的分类、部位、诊断要点

分类	内痔	外痔	混合痔
部位	齿线上，膀胱截石位3、7、11点	齿线下	齿线上下
诊断要点	①Ⅰ期，便血，色鲜红。②Ⅱ期，有肿物脱出肛外，便后可自行复位。③Ⅲ期，肛内肿物脱出，不能自行复位，嵌顿，疼痛，便血少。④Ⅳ期：痔核脱出，肿痛，糜烂和坏死	①肛缘皮肤损伤/感染，呈红肿/破溃成脓，疼痛。②肛缘皮下突发青紫色肿块，皮肤水肿，疼痛剧烈，渐变硬，可活动，触痛明显。③排便时/久蹲，肛缘皮有柔软青紫色团块隆起，坠胀感，团块按压后可消失	①便血及肛门部肿物，可有肛门坠胀，异物感或疼痛。②可伴有局部分泌物或瘙痒。③肛管内齿线上下同一方位出现肿物

内、外痔的内治法

	证型	治法	方药
内痔	风伤肠络证	清热凉血祛风	凉血地黄汤
	湿热下注证	清热利湿止血	脏连丸
	脾虚气陷证	补中益气	补中益气汤
	气滞血瘀证	清热利湿，祛风活血	止痛如神汤
外痔	湿热蕴结证	清热祛风利湿	止痛如神汤
	血热瘀阻证	清热凉血，消肿止痛	凉血地黄汤
	湿热下注证	清热利湿，活血散瘀	萆薢化毒汤 + 活血散瘀汤

内痔的外治法

熏洗法	药物加水煮沸，先熏后洗，或用毛巾蘸药液趁热湿敷患处
外敷法	将药物敷于患处，油膏或散剂，如九华膏、黄连膏、消痔膏（散）、五倍子散
塞药法	将药物制成栓剂，塞入肛内，如痔疮栓
挑治法	常用穴位有肾俞、大肠俞、长强、上髎、中髎、次髎、下髎等
枯痔法	枯痔散、灰皂散敷于Ⅱ、Ⅲ期脱出肛外的内痔痔核表面

考点　肛痈、肛漏★

病名	肛痈（肛门直肠周围脓肿）	肛漏（肛瘘）
特点	发病急骤，疼痛剧烈，寒战高热，破溃后形成肛漏	局部反复流脓，疼痛，瘙痒
外治法	①初起：实证金黄膏/黄连膏，虚证冲和膏/阳和解凝膏。②成脓：早期切开引流。③溃后：九一丹纱条引流。④脓尽：生肌散纱条	—
内治法	热毒蕴结证—清热解毒—仙方活命饮/黄连解毒汤 火毒炽盛证—清热解毒透脓—透脓散 阴虚毒恋证—养阴清热，祛湿解毒—青蒿鳖甲汤 + 三妙丸	湿热下注证—清热利湿—二妙丸 + 萆薢渗湿汤 正虚邪恋证—托里透毒—托里消毒散 阴液亏损证—养阴清热—青蒿鳖甲汤
手术	一次切开术：浅部脓肿	挂线疗法：高位肛漏
	一次切开挂线法：高位脓肿	切开疗法：低位肛漏
	分次手术：体质虚弱/不愿住院治疗的深部脓肿患者	拖线疗法：需引流的各类型肛漏

考点　肛裂★

部位	肛门前后正中位（截石位6、12点处）	
症状	肛门周期性疼痛，出血，便秘	
证型	治法	方药
血热肠燥证	清热润肠通便	凉血地黄汤 + 脾约麻仁丸
阴虚津亏证	养阴清热润肠	润肠丸
气滞血瘀证	理气活血，润肠通便	六磨汤

考点　脱肛★

特点		肠黏膜/肠管全层脱出，不出血/有少量淡红色血性黏液，常伴肛门失禁/便秘	
分度	Ⅰ度	直肠黏膜脱出，长3~5cm，柔软无弹性，不易出血，便后自行回纳	
	Ⅱ度	直肠全层脱出，长5~10cm，圆锥状，厚而有弹性，肛门松弛，有时需用手托回	
	Ⅲ度	直肠及部分乙状结肠脱出，长10cm以上，圆柱形，厚，肛门松弛无力	
证型		治法	方药
脾虚气陷证		补气升提，收敛固摄	补中益气汤
湿热下注证		清热利湿	萆薢渗湿汤/葛根芩连汤

考点　息肉痔、锁肛痔

病名	息肉痔	锁肛痔
临床表现	肿物蒂小质嫩，其色鲜红，便后出血	便血，大便习惯改变
证型	治法	方药
风伤肠络证	清热凉血，祛风止血	槐角丸
气滞血瘀证	活血化瘀，软坚散结	少腹逐瘀汤
脾气亏虚证	补益脾胃	参苓白术散

第十章　泌尿男性生殖系疾病

考点　水疝★

特点	阴囊无痛无热，皮色正常，内有囊性感的卵圆形肿物	
外治法	①湿热型：金黄散。②寒湿型：回阳玉龙膏	
证型	治法	方药
肾气亏虚证	温肾通阳，化气行水	济生肾气丸/真武汤
寒湿凝聚证	疏肝理气，祛寒化湿	天台乌药散/导气汤/水疝汤
湿热下注证	清热化湿	大分清饮/龙胆泻肝汤
瘀血阻络证	活血化瘀，行气利水	活血散瘀汤/桃红四物汤

考点　男性不育症

证型	治法	方药
肾阳虚衰证	温补肾阳，益肾填精	金匮肾气丸＋五子衍宗丸
肾阴不足证	滋补肾阴，益精养血	左归丸＋五子衍宗丸
肝郁气滞证	疏肝解郁	柴胡疏肝散
湿热下注证	清热利湿	程氏萆薢分清饮
气血两虚证	补益气血	十全大补汤

考点　精浊★

特点	尿频，尿急，尿痛，偶见尿道溢出少量乳白色液体，隐痛不适	
证型	治法	方药
湿热蕴结证	清热利湿	八正散/龙胆泻肝汤
气滞血瘀证	活血祛瘀，行气止痛	复元活血汤/少腹逐瘀汤
阴虚火旺证	滋阴降火	知柏地黄汤
肾阳虚损证	补肾助阳	右归丸/济生肾气丸

考点　精癃★

病因	肾元亏虚	
特点	尿频，夜尿次数增多，排尿困难	
证型	治法	方药
湿热下注证	清热利湿，消癃通闭	八正散
脾肾气虚证	补脾益气，温肾利尿	补中益气汤
气滞血瘀证	行气活血，通窍利尿	沉香散
肾阴亏虚证	滋补肾阴，通窍利尿	知柏地黄丸
肾阳不足证	温补肾阳，通窍利尿	济生肾气丸
外治法	①脐疗法：独头蒜＋生栀子＋盐，或葱白＋麝香，捣烂如泥，敷脐部，外用胶布固定；或以食盐250g炒热，布包熨脐腹部，冷后再炒再熨。 ②灌肠法：大黄、泽兰、白芷、肉桂煎汤，每日保留灌肠1次	

考点　石淋★

特点	腰腹部绞痛和血尿	
临床症状	上尿路结石（肾和输尿管结石）：突然发作的腰部或腰腹部绞痛和血尿	
	下尿路结石（膀胱结石和尿道结石）：膀胱结石的典型症状为排尿中断并引起疼痛，放射至阴茎头和远端尿道。尿道结石主要表现为排尿困难，排尿费力，呈点滴状，或出现尿流中断及急性尿潴留	
证型	治法	方药
湿热蕴结证	清热利湿，通淋排石	三金排石汤
气血瘀滞证	理气活血，通淋排石	金铃子散＋石韦散
肾气不足证	补肾益气，通淋排石	济生肾气丸

考点　前列腺癌

证型	治法	方药
湿热蕴结证	清热利湿，解毒通淋	八正散
脾肾亏虚证	补益脾肾，解毒化瘀	补中益气汤
痰瘀闭阻证	软坚散结，祛瘀化痰	膈下逐瘀汤
气血两虚证	补益气血，培补肾元	十全大补汤

第十一章　周围血管疾病

考点　臁疮

证型	治法	方药
脾虚湿盛证	健脾利湿	参苓白术散 + 三妙散
湿热下注证	清热利湿，和营消肿	三妙散 + 萆薢渗湿汤
气虚血瘀证	益气活血祛瘀	补阳还五汤 + 桃红四物汤

考点　青蛇毒

特点	肢体浅静脉呈条索状突起，色赤，形如蚯蚓，硬而疼痛	
外治法	消炎软膏/金黄散软膏外敷	

证型	治法	方药
湿热瘀阻证	清热利湿，解毒通络	二妙散 + 茵陈赤豆汤
血瘀湿阻证	活血化瘀，行气散结	活血通脉汤 + 鸡血藤、桃仁、忍冬藤
肝郁蕴结证	疏肝解郁，活血解毒	柴胡清肝汤/复元活血汤

考点　股肿★

证型	治法	方药
湿热瘀滞证	清热利湿，活血通络	萆薢渗湿汤
血脉瘀阻证	活血化瘀，通络止痛	活血通脉汤
气虚湿阻证	益气健脾，祛湿通络	参苓白术散

考点　脱疽★

脱疽的特点、临床表现、外治法

特点		初起发凉、苍白、麻木，伴间歇性跛行，剧痛，日久坏死变黑，趾节脱落
临床表现	一期（局部缺血）	患足轻度肌肉萎缩，皮肤干燥，皮温稍低，足背动脉减弱
	二期（营养障碍）	跛行加重，静息痛，肌肉明显萎缩，足背动脉消失
	三期（组织坏疽）	二期加重，抱足呼叫，夜不能寐，食欲下降，形体消瘦，精神恍惚
外治法		①未溃：切开减压。②已溃：清创；通畅引流；收敛解毒；生肌收口。③截肢术

脱疽的内治法

证型	治法	方药
寒湿阻络证	温阳散寒，活血通络	阳和汤
血脉瘀阻证	活血化瘀，通络止痛	桃红四物汤
湿热毒盛证	清热利湿，解毒活血	四妙勇安汤
热毒伤阴证	清热解毒，养阴活血	顾步汤
气阴两虚证	益气养阴	黄芪鳖甲汤

第十二章　其他外科疾病

考点　冻疮★

冻疮的分度、外治法

分度	I 度（红斑性冻疮）	损伤在表皮层，局部皮肤红斑，水肿，发热，瘙痒，愈后不留瘢痕
	II 度（水疱性冻疮）	损伤达真皮层，皮肤红肿更加显著，有水疱/大疱形成，疱内液体色黄
	III 度（腐蚀性冻疮）	损伤达全皮层或深及皮下组织，创面由苍白变黑褐色，皮肤触之冰冷
外治法	IV 度（坏死性冻疮）	损伤深达肌肉、骨骼。局部组织坏死
	I 度、II 度冻疮	云香精液/红灵酒/生姜辣椒酊外擦
	III 度、IV 度冻疮	有水疱或血疱用注射器抽液后用红油膏纱布包扎保暖，溃烂用湿润烧伤膏外涂/制成油纱条/红油膏掺八二丹，腐脱新生用生肌药

冻疮的内治法

证型	治法	方药
寒凝血瘀证	温经散寒，养血通脉	当归四逆汤/桂枝加当归汤
寒盛阳衰证	回阳救脱，散寒通脉	四逆加人参汤/参附汤加味
寒凝化热证	清热解毒，活血止痛	四妙勇安汤加味
气虚血瘀证	益气养血，祛瘀通脉	人参养荣汤/八珍汤合桂枝汤

考点　破伤风★

分度	轻度	紧张性收缩，如"苦笑"面容。中度：紧张性收缩，阵发性痉挛
	重度	痉挛延及呼吸肌

证型	治法	方药
风毒在表	祛风镇痉	玉真散 + 五虎追风散
风毒入里证	祛风止痉，清热解毒	木萸散
阴虚邪留证	益胃养津，疏通经络	沙参麦冬汤

考点　烧伤★

烧伤的分型、面积、程度、外治法

烧伤分型	轻度	局部皮肤潮红，肿胀	
	重度	早期（休克期）	体液大量渗出和剧烈疼痛
		中期（感染期）	壮热烦渴，神昏谵语，吐血衄血，四肢抽搐，小便短赤
		后期（修复期）	形体消瘦，神疲乏力，面白无华，纳谷不香，腹胀便溏，舌光无苔

烧伤面积	中国新九分法	全身体表面积划分为 11 个 9% 的等份，另加 1%，构成 100% 的体表面积。人头、面、颈部为 9%，双上肢为 2×9%，躯干前后包括会阴为 3×9%，双下肢包括臀部为 5×9%+1%=46%
	手掌法	不论性别、年龄，患者并指的掌面约占体表面积的 1%
	儿童计算法	头面颈部面积百分比：[9+（12-年龄）]%，双下肢及臀部面积百分比：[46-（12-年龄）]%
烧伤程度	Ⅰ度烧伤（红斑性烧伤）	仅伤及表皮，再生能力强，表面红斑状，烧灼感，3~7 天痊愈，色素沉着
	浅Ⅱ度烧伤（水疱性烧伤）	局部红肿明显，有薄壁大水疱形成，1~2 周内愈合
	深Ⅱ度烧伤（水疱性烧伤）	伤及皮肤的真皮深层，去疱皮后创面微湿，红白相间，痛觉较迟钝，3~4 周可愈合，常有瘢痕形成
	Ⅲ度烧伤（焦痂性烧伤）	为全层皮肤烧伤
外治法	①浅度烧伤：防止感染，小面积创面用紫草油膏等。②较大面积的Ⅱ度烧伤：抽出疱内液体，皮肤破损或水疱已破者剪去破损外皮，外用湿润烧伤膏。③深度烧伤：小面积创面用紫草油膏等，大面积深度创面应早期切痂、削痂植皮，或培植肉芽后植皮	

烧伤的内治法

证型	治法	方药
火毒伤津证	清热解毒，益气养阴	白虎加人参汤
阴伤阳脱证	回阳救逆，益气护阴	四逆汤/参附汤+生脉散加味
火毒内陷证	清营凉血，清热解毒	清营汤/犀角地黄汤
气血两虚证	补气养血，兼清余毒	托里消毒散
脾虚阴伤证	补气健脾，益胃养阴	益胃汤+参苓白术散

考点　胆石症

病因	饮食不节，蛔虫上扰，情志刺激	
特点	腹痛，发热，寒战，黄疸和消化道反应	
证型	治法	方药
肝郁气滞证	疏肝利胆，理气开郁	金铃子散+大柴胡汤
肝胆湿热证	疏肝利胆，清热利湿	茵陈蒿汤+大柴胡汤
肝胆脓毒证	泻火解毒，养阴利胆	茵陈蒿汤+黄连解毒汤
肝阴不足证	滋阴柔肝，养血通络	一贯煎

考点　肠痈

特点	转移性右下腹痛	
外治法	脓已成或未成均可选用金黄散/玉露散/双柏散	
证型	治法	方药
瘀滞证	行气活血，通腑泄热	大黄牡丹汤+红藤煎剂
湿热证	通腑泄热，利湿解毒	复方大柴胡汤
热毒证	通腑排脓，养阴清热	大黄牡丹汤+透脓散

考点 痛风

外治法	消肿止痛膏/风火软膏	
证型	治法	方药
湿热阻痹证	清热除湿，活血通络	四妙散＋宣痹汤
风寒湿痹证	温经散寒，祛风化湿	乌头汤
痰瘀阻滞证	活血化瘀，化痰通络	身痛逐瘀汤
肝肾阴虚证	补益肝肾，通络止痛	独活寄生汤

考点 毒蛇咬伤

外治法	①初起：被毒蛇咬伤后应就地取材，尽快结扎。②溃后：引流＋八二丹/九一丹＋金黄膏，待脓净后改用生肌玉红膏掺生肌散	
证型	治法	方药
风毒证	活血通络，驱风解毒	活血驱风解毒汤
火毒证	泻火解毒，凉血活血	龙胆泻肝汤＋五味消毒饮
风火毒证	清热解毒，凉血息风	黄连解毒汤＋五虎追风散
蛇毒内陷证	清营凉血解毒	清营汤

第十三章 西医疾病

考点 颜面部疔

临床表现	发于颜面部，病变迅速，疮形如粟，坚硬根深，状如钉丁，全身热毒症状明显，易成走黄之变
鉴别诊断	疖，有头疽
西医治疗	必要时可应用抗生素并配合营养支持疗法

考点 急性淋巴管炎

临床表现	发于四肢，皮肤呈红丝显露，迅速向上走窜，伴恶寒发热等全身症状
鉴别诊断	青蛇毒、股肿
西医治疗	全身症状较重时，配合使用抗生素并予支持疗法

考点 急性乳腺炎、乳腺增生病、乳腺纤维腺瘤、乳腺癌

	急性乳腺炎	乳腺增生病	乳腺纤维腺瘤	乳腺癌
临床表现	乳房部结块肿胀疼痛，溃后脓出稠厚	单侧或双侧乳房疼痛并出现肿块	肿块表面光滑，质地坚硬，边界清楚，推之活动，不痛，与月经周期无关	乳房肿块质地坚硬，凹凸不平，边界不清，推之不移，按之不痛，或乳头溢血，晚期可见溃烂凸如泛莲或菜花，是女性最常见的恶性肿瘤之一
鉴别诊断	粉刺性乳痛、炎性乳腺癌	乳腺癌	乳腺癌、乳腺增生病	乳腺增生病、乳腺纤维腺瘤、乳痨
西医治疗	①出现热毒内攻脏腑危象时须加用抗生素。②回乳酌情使用溴隐亭	手术切除	①局麻下行开放手术。②微创手术	手术治疗

考点　急性化脓性淋巴结炎

临床表现	局部光软无头，红肿疼痛，结块范围多在 6～9cm，发病迅速，易肿、易脓、易溃、易敛，或伴有恶寒、发热、口渴等全身症状
鉴别诊断	脂瘤染毒，有头疽，发
西医治疗	局部治疗：鱼石脂软膏外敷。切开时行"十"字或双"十"字切口。 全身治疗：注意休息，加强营养支持，镇静止痛，应用抗生素治疗

考点　脂肪瘤、血管瘤、甲状腺腺瘤、下肢静脉曲张

	脂肪瘤	血管瘤	甲状腺腺瘤	下肢静脉曲张
临床表现	皮肤间圆形质软的肿块，溃破后有粉渣样物溢出	发生于血管组织，瘤体或红或紫，按之可暂时褪色或缩小，触破后出血难止	瘤体质地柔软似棉，外观肿瘤形似馒，生长缓慢，用力可压扁，推之可移动，与皮肤无粘连，瘤体表面皮肤如常，无疼痛	筋脉色紫，盘曲突起，状如蚯蚓，形成团块
鉴别诊断	腱鞘囊肿、甲状腺腺瘤、气瘤	丹毒，疬疡风，紫癜风	气瘤，脂肪瘤，腱鞘囊肿	血管瘤
西医治疗	急性期：以抗感染为主，若已成脓，则需要切开引流，定期换药。慢性期：可选择手术完整切除肿物，包括囊壁	颜面部的血管瘤，注意术后瘢痕的形成。孤立病变行手术切除。发于头面部者要注意美容，以防术后瘢痕过大。浅表较小者冷冻治疗。范围较大者放射治疗	体积较小者：随诊观察。体积较大者，或伴有疼痛，影响肢体活动的脂肪瘤：手术治疗	诊断明确无手术禁忌证：手术治疗。程度较轻的单纯性下肢静脉曲张：硬化剂注射疗法

考点　下肢慢性溃疡、下肢深静脉血栓形成、下肢动脉硬化闭塞症

	下肢慢性溃疡	下肢深静脉血栓形成	下肢动脉硬化闭塞症
临床表现	发于双小腿内、外侧的下 1/3 处。经久难以收口，或虽经收口，每易因损伤而复发	肢体肿胀、疼痛、局部皮温升高和浅静脉怒张四大症状	好发于四肢末端，以下肢多见，初起患肢末端发凉、怕冷、苍白、麻木，可伴间歇性跛行，继则疼痛剧烈，日久患肢趾（指）坏死变黑，甚至趾（指）节脱落
鉴别诊断	结核性臁疮、臁疮恶变、放射性臁疮	原发性下肢深静脉瓣膜功能不全本病、淋巴水肿	脱疽相关疾病、神经源性跛行、动脉栓塞、雷诺综合征
西医治疗	植皮术、静脉手术、动脉手术	早期手术切开取栓或插管直接溶栓。DVT 患者需长期应用抗凝治疗。若发生肺动脉栓塞，则高浓度吸氧、抗凝、溶栓。预防肺动脉栓塞致死的主要手段是置入腔静脉滤器	①戒烟，严格控制血糖、血压、血脂。②缺血性病变的处理。③抗感染治疗。④血运重建术。⑤急性肢体缺血

考点　带状疱疹★

临床表现	皮肤出现红斑、水疱或丘疱疹，累累如串珠，排列成带状，沿一侧周围神经分布区出现，局部刺痛或伴臀核肿大
鉴别诊断	热疮、接触性皮炎
西医治疗	系统治疗：早期、足量抗病毒治疗；急性疼痛选用三环类抗抑郁药物如阿米替林；亚急性或慢性疼痛选用普瑞巴林＋神经营养剂。局部治疗：抗病毒（阿昔洛韦软膏）

考点　湿疹、瘾疹

	湿疹	瘾疹
临床表现	皮疹对称分布、多形损害、剧烈瘙痒、渗出倾向、反复发作	身体瘙痒，搔之出现红斑隆起，形如豆瓣，堆累成片，发无定处，忽隐忽现，退后不留痕迹
鉴别诊断	接触性皮炎、神经性皮炎、手足癣	丘疹性荨麻疹、荨麻疹型药物疹、荨麻疹性血管炎
西医治疗	①局部治疗。急性期：溶液冷湿敷＋3%硼酸溶液/0.1%依沙吖啶溶液；亚急性期：糜烂渗出较少用氧化锌油糊剂、糖皮质激素乳膏；无糜烂、渗出时用炉甘石洗剂、糖皮质激素药膏。②系统治疗：抗过敏、抗炎、止痒。③物理疗法	①急性荨麻疹：可选用1~2种抗组胺药物。②特殊类型荨麻疹：常选用兼有抗5–羟色胺、抗乙酰胆碱的抗组胺药物，或与肥大细胞膜稳定剂联合应用

考点　疣

	疣目	扁瘊	跖疣	传染性软疣	丝状疣
临床表现	皮损初为粟粒至绿豆大小半球状角化性丘疹，逐渐增大至豌豆或更大，灰褐色或黄褐色，或正常皮色，表面呈乳头瘤状增生，质硬，表面粗糙	皮损为针头至粟粒大或稍大的扁平丘疹，呈圆形或椭圆形，表面光滑，淡褐色或正常肤色，数目不定。散在或密集，可互相融合，亦可因搔抓呈线状排列	初起为小的发亮丘疹，逐渐增大，表面粗糙角化，灰黄或污灰色，圆形，周围绕以增厚的角质环。除去角质后可见疏松的角质软芯，里面可见散在的黑色出血点，此为跖疣的特征性损害	皮损为半球形丘疹，米粒至黄豆大小；中央有脐凹，表面有蜡样光泽，挑破顶端可挤出白色乳酪样物质；数目不等，散在或簇集性分布，但不相互融合	皮损为单个细软的丝状突起，褐色或正常肤色，可自行脱落，不久又有新的皮损生长
西医治疗	系统治疗：①抗病毒疗法（聚肌胞）。②免疫疗法（左旋咪唑、转移因子等）。 局部治疗：①刮匙刮除。②冷冻法（液氮冷冻）。③烧灼法（CO₂激光/高频电烧灼）。④外涂法				

考点　癣

	白癣	黄癣	手癣	脚癣	甲癣	体癣	花斑癣
临床表现	头皮有圆形或不规则的覆盖灰白鳞屑的斑片	黄癣痂堆积，癣痂呈蜡黄色，肥厚，富黏性，边缘翘起，中心微凹，上有毛发贯穿，质脆易粉碎，有特殊的鼠尿臭	初起为掌心或指缝水疱或掌部皮肤角化脱屑、水疱，水疱多透明如晶，散在或簇集，瘙痒难忍	皮下水疱，趾间浸渍糜烂，渗流滋水，角化过度，脱屑，瘙痒等。分为水疱型、糜烂型、脱屑型，常以1~2种皮肤损害为主	开始为白色、黄色，从甲游离缘出现，缓慢发展，扩展到整个甲板，甲粗糙、浑浊、变厚、失去光泽，最后可致甲板与甲床分离、萎缩、脱落	环形或多环形、边界清楚、中心消退、外围扩张的斑块	大小不一、边界清楚的圆形或不规则的无炎症性斑块，色淡褐、灰褐至深褐色
西医治疗	①甲癣及顽固的手癣、足癣、体癣和股癣可内服抗真菌药。②皮损较广泛者，用水杨酸苯甲酸酊、复方雷锁辛搽剂＋10%冰醋酸溶液。③花斑癣皮损面积广泛者，内服伊曲康唑，外用5%~10%硫黄软膏/50%丙二醇、咪唑类及丙烯胺类霜剂或溶液						

考点 白癜风

临床表现	皮肤白斑可发生于任何部位、任何年龄，单侧或对称，大小不等，形态各异，与周围正常皮肤的交界处有色素沉淀圈，边界清楚；可泛发全身
鉴别诊断	桃花癣、紫白癜风、贫血痣
西医治疗	①皮肤移植。②其他移植：自体非培养表皮细胞悬液移植、自体培养黑素细胞移植、单株毛囊移植等

考点 银屑病

临床表现	好发于头皮、四肢伸侧，以肘关节面多见。部分病人可见指甲病变，轻者呈点状凹陷，重者甲板增厚，光泽消失，或可见于口腔、阴部黏膜
鉴别诊断	风热疮、湿疮、白屑风、牛皮癣
西医治疗	①局部治疗：对症治疗为主，常选用维 A 酸类（他扎罗汀），维生素 D 衍生物（卡泊三醇），或外用糖皮质激素类。②系统治疗：寻常型选用维 A 酸类、免疫调节剂及窄谱紫外线光疗等

考点 痔★

	内痔	外痔	混合痔
临床表现	便血、坠胀、肿块脱出。好发于肛门右前、右后和左侧正中部位（即膀胱截石位 3、7、11 点处）	自觉坠胀、疼痛和有异物感。外痔表面为肛管皮肤所覆盖，不能送入肛门，不易出血	位于齿线上下，表面同时为直肠黏膜和肛管皮肤所覆盖
鉴别诊断	直肠息肉、肛乳头肥大、肛裂痔、直肠脱垂、直肠癌		
西医治疗	①冷冻疗法。②吻合器痔上黏膜环切术（PPH）。③多普勒痔动脉结扎术（DG－HAL）		

考点 肛门直肠周围脓肿

临床表现	发病急骤，疼痛剧烈，伴寒战高热，破溃后大多形成肛瘘
鉴别诊断	肛周毛囊炎、疖肿、骶骨前畸胎瘤、骶髂关节结核性脓肿
西医治疗	①抗感染治疗。②温水坐浴或局部理疗。③口服泻剂或石蜡油减轻排便疼痛

考点 肛瘘

临床表现	以局部反复流脓、疼痛、瘙痒为主要症状，并可触及或探及瘘管通向肛门或直肠
鉴别诊断	肛门部化脓性汗腺炎、骶前畸胎瘤溃破
西医治疗	①LIFT 手术（括约肌间瘘管结扎术）。②经直肠推移瓣手术

考点 直肠癌

临床表现	便血、大便习惯改变
鉴别诊断	直肠息肉、溃疡性结肠炎、痢疾
西医治疗	①手术治疗：对能切除的肛管直肠癌应尽早行根治性切除术。②新辅助治疗：对于 T_3 期或淋巴结转移的直肠癌病人都应行术前的新辅助治疗。③辅助治疗：直肠癌术后局部复发多见于会阴部，放疗可以抑制其生长，但不能根治

考点　前列腺炎、前列腺增生症、前列腺癌

	前列腺炎	前列腺增生症	前列腺癌
临床表现	尿频、尿急、尿痛，偶见尿道溢出少量乳白色液体，并伴会阴腰骶、小腹、腹股沟等部位隐痛不适	排尿困难和尿潴留	早期症状常不明显，当癌肿侵犯膀胱颈或阻塞尿道时，可见尿频、尿急、尿流缓慢、排尿不尽等下尿路症状，严重者可能出现急性尿潴留、血尿、尿失禁
鉴别诊断	慢性子痈、精癃、精囊炎	前列腺癌、神经源性膀胱	前列腺增生症
西医治疗	①西药治疗：针对病原体，根据药敏试验合理选用抗生素；可用 α 受体阻滞剂或植物药。②前列腺按摩。③物理疗法：可采用超短波	①西药治疗：α 受体阻滞剂、5α-还原酶抑制剂、植物制剂。②物理疗法。③出现反复尿潴留、反复血尿、反复泌尿系感染、膀胱结石、继发性上尿路积水，行手术疗法	①手术治疗（根治性前列腺切除术）。②内分泌治疗。③外放射治疗和手术治疗一样，是前列腺癌的根治性治疗手段。④化疗

考点　冻伤

临床表现	局部性冻疮：局部肿胀发凉、瘙痒、疼痛、皮肤紫斑，或起水疱、溃烂，气候转暖后自愈，易复发。全身性冻伤：体温下降，四肢僵硬，甚则阳气厥脱
鉴别诊断	雷诺综合征、类丹毒
西医治疗	①急救和复温。②局部冻结伤的治疗。③一般的全身治疗：Ⅲ度以上局部冻伤常需全身治疗，注射破伤风抗毒素/选用改善血循环的药物/使用抗生素/高热量、高蛋白和多种维生素等。④全身性冻伤的治疗：复温后首先要防治休克和维护呼吸功能

考点　烧伤

临床表现	创面局部以红斑、肿胀、疼痛、水疱、渗出、焦痂为主要表现，严重者伴有高热、烦躁不安、口渴喜饮、少尿或无尿，甚则面色苍白、呼吸浅快、神昏谵语
鉴别诊断	吸入性损伤
西医治疗	①现场急救：迅速脱离现场和消除热源、危及生命损伤的救治和保护受伤部位。②转送。③休克的防治：口服补液、抗休克补液疗法。④全身性感染的防治：纠正休克，正确处理创面，合理选择抗生素，营养的支持、水与电解质紊乱的纠正、脏器功能的维护

考点　急性阑尾炎

临床表现	腹痛起始于胃脘或脐周，数小时后转移至右下腹，伴发热、恶心、呕吐，右下腹持续性疼痛并拒按
鉴别诊断	胃、十二指肠溃疡穿孔，右侧输尿管结石，妇产科疾病（异位妊娠、卵巢滤泡或黄体囊肿破裂、卵巢囊肿扭转、急性输卵管炎）
西医治疗	阑尾切除术。对腹腔渗液严重，或腹腔已有脓液的急性化脓性或坏疽性阑尾炎，行阑尾切除术＋腹腔引流；对阑尾周围脓肿＋扩散趋势，可行脓肿切开引流。脓液多的阑尾周围脓肿，药物治疗＋脓肿穿刺抽脓＋引流管

考点　黧黑斑

临床表现	色斑对称分布，大小不定，形状不规则，边界清楚，无自觉症状，日晒后加重
鉴别诊断	雀斑、阿狄森病、瑞尔黑变病
西医治疗	①局部治疗：外用酪氨酸酶抑制剂软膏。②系统治疗：口服大剂量维生素 C/静脉注射维生素 C＋口服氨甲环酸。③物理疗法：美肤激光

考点　蜂窝织炎

	锁喉痈（口底部蜂窝织炎）	臀痈（臀部蜂窝织炎）	手发背（手背部蜂窝织炎）	足发背（足背部蜂窝织炎）
临床表现	结喉部红肿绕喉，根脚散漫，坚硬、灼热、疼痛，来势凶猛	急性：臀部一侧初起疼痛，肿胀焮红，患肢步行困难，皮肤红肿以中心最为明显。慢性：初起多漫肿，皮色不变，红热不显而结块坚硬，有疼痛或压痛	初起手背漫肿，边界不清，胀痛不舒，或有怕冷、发热等全身症状	初起足背红肿、灼热、疼痛，肿势弥漫，边界不清，影响活动
鉴别诊断	颈痈、瘰痈	有头疽、流注	托盘疔、毒虫咬伤	丹毒

考点　化脓性腮腺炎

临床表现	多数是单侧发病。初起颐颌之间发生疼痛及紧张感，轻微肿胀，张口稍感困难，有轻度发热。发病7～10天腮腺部疼痛加剧，呈跳痛，皮色发红，肿胀更甚，肿势可波及同侧眼睑、颊部、颈部等
鉴别诊断	痄腮、颈痈、骨槽风

考点　颈部淋巴结转移癌和原发性恶性肿瘤

临床表现	颈部肿物，坚硬如石，推之不移，皮色不变，溃后疮口凹凸不平，但流血水而无脓，疼痛彻心，身体逐渐消瘦
鉴别诊断	瘰疬、肉瘿
西医治疗	确定原发灶，评估全身状态，尽早手术治疗；有手术禁忌证应保守治疗，营养支持，进行抗肿瘤等对症处理

考点　全身性外科感染

临床表现	走黄：在疔疮原发病灶处忽然疮顶凹陷，色黑无脓，肿势软漫，迅速向周围扩散，边界不清，失去护场，皮色转为暗红
	内陷：疮顶不高或陷下，肿势平塌，散漫不聚，疮色紫滞或晦暗，疮面脓少或干枯无脓，脓水灰薄或偶带绿色，腐肉虽脱而创面忽变光白板亮，新肉难生，局部灼热剧痛或闷胀疼痛或不痛
西医治疗	及时、彻底处理原发病灶；早期足量应用敏感、广谱抗生素；支持疗法，补充血容量，纠正低蛋白血症等；对症处理，控制高热，维持水、电解质平衡；治疗全身性疾病，保护重要脏器功能

考点　单纯性甲状腺肿、甲状腺癌★

	单纯性甲状腺肿	甲状腺癌
临床表现	女性多见，好发于高原、山区等缺碘地区；颈前结喉两侧弥漫性肿大，伴有结节，质地不硬，皮色如常，生长缓慢	结喉处结块，坚硬如石，高低不平，推之不移
鉴别诊断	甲状腺腺瘤、亚急性甲状腺炎、甲状腺恶性肿瘤	肉瘿
西医治疗	①生理性甲状腺肿，食含碘丰富的海带、紫菜。②弥漫性单纯甲状腺肿病人可给予小量甲状腺素或优甲乐。③施行甲状腺大部切除术。④手术多采用甲状腺次全切除术	①手术治疗。分化型甲状腺癌，宜早期手术切除，术后终身服优甲乐进行 TSH 抑制治疗，配合 ^{131}I 治疗。②未分化癌以放射疗法为主，不宜手术切除

考点　药物性皮炎

临床表现	皮损形态多样，颜色鲜艳，可泛发或仅限于局部，病情轻重不一，严重者可累及多个系统，甚至危及生命。分为固定型（圆形或椭圆形水肿性紫红斑）、荨麻疹型（大小不等的风团）、麻疹样或猩红热样皮疹（密集、红色、针头至米粒大的斑疹或斑丘疹）、湿疹型、多形红斑型（水肿性红斑、丘疹中心呈紫红色或有水疱）、紫癜型、大疱性表皮松解型（紫红/暗红色略带铁灰色斑）、剥脱性皮炎或红皮病型
鉴别诊断	发疹性皮肤病（麻疹、猩红热），常见皮肤病（荨麻疹、多形红斑）
西医治疗	①一般治疗：停用可疑致敏药物，注意交叉过敏或多源过敏。多饮水或静脉输液。②轻型药毒：一般经停药治疗后皮损多能迅速消退，可给予抗组胺药、维生素C及钙剂等治疗。③重型药毒：使用足量皮质类固醇激素＋抗过敏治疗。④对药物引起的过敏性休克或药物过敏伴急性咽喉水肿时，应积极抢救

考点　单纯疱疹

临床表现	皮损初起为红斑，灼热而痒，继而形成针头大小簇集成群的水疱，内含透明浆液，破裂后露出糜烂面，逐渐干燥，结痂脱落而愈，留有轻微色素沉着
鉴别诊断	蛇串疮、黄水疮
西医治疗	治疗原则：缩短病程，防止继发细菌感染和全身播散，减少复发和传播机会。初发型：口服阿昔洛韦或伐昔洛韦7~10天。复发型：抗病毒治疗5天。频繁复发型：给予6~12个月治疗

考点　结节性红斑

临床表现	散在性皮下结节，鲜红至紫红色，大小不等，压痛，好发于小腿伸侧。多见于青年女性，以春秋季发病者为多，常反复发作
鉴别诊断	腓肠发（硬结性红斑）、梅核丹（皮肤变应性血管炎）
西医治疗	①急性期治疗：根据病情控制上呼吸道感染。②一般治疗：抬高下肢、卧床休息。③药物治疗：病情重者用糖皮质激素（泼尼松）；伴炎症性肠病、结节性多动脉炎，用糖皮质激素＋免疫抑制剂（羟氯喹、环孢素A等）；合并感染用敏感抗生素；缓解疼痛（布洛芬/吲哚美辛）

考点　痤疮

临床表现	颜面、胸背等处皮肤出现丘疹、脓疱、结节、囊肿及瘢痕等损害，常伴皮脂溢出，多见于青春期男女
鉴别诊断	酒渣鼻、职业性痤疮、颜面播散性粟粒狼疮、药源性痤疮、面部汗管瘤、皮脂腺腺瘤、结节性硬化症
西医治疗	①一般治疗：清洁面部，排出粉刺。②外用药疗：维A酸类。③系统治疗：抗生素类、维生素B族、维A酸类、锌制剂等。④物理疗法

考点　脂溢性皮炎

临床表现	毛囊口棘状隆起、糠状鳞屑，或部分患者头发、皮肤多脂发亮，头皮油腻，一般无自觉症状，或有轻度瘙痒，病程长，常见于婴儿及青壮年
鉴别诊断	头部白疕、白秃疮
西医治疗	全身治疗可口服维生素B_2、B_6等；瘙痒剧烈用镇静剂、止痒剂；局部治疗以去脂、消炎、杀菌、止痒为主，常用药物有雷锁辛、咪唑类、水杨酸等

考点　鞘膜积液

临床表现	阴囊无痛无热、皮色正常、内有囊性感的卵圆形肿物
鉴别诊断	狐疝（腹股沟斜疝）、精液囊肿、睾丸肿瘤
西医治疗	①药物注射法：对于壁薄而小的积液，在局麻下先穿刺抽尽囊液，注入25%醋酸。②手术疗法：取合适体位，常规麻醉消毒后，在腹腔镜下手术，内环处将疝颈做高位结扎

考点　破伤风

临床表现	有皮肉破伤史，有一定潜伏期，发作时呈现全身或局部肌肉的强直性痉挛和阵发性抽搐
鉴别诊断	化脓性脑膜炎、狂犬病、癫痫
西医治疗	①消除毒素来源。②中和游离毒素。③控制和解除痉挛：保持环境安静、镇静、解痉。④应用抗生素。⑤支持治疗。⑥保持呼吸道通畅

考点　胆囊结石

临床表现	症状：胆绞痛，上腹隐痛，胆囊积液，特殊类型的胆囊结石（Mirizzi综合征）。体征：压痛，黄疸
辅助检查	首选超声检查
鉴别诊断	上消化道溃疡、传染性肝炎
西医治疗	①非手术治疗：溶石治疗（鹅去氧胆酸/熊去氧胆酸/中成药）；抗感染；对症治疗，使用解痉止痛药物；中医治疗。②手术治疗：首选胆囊切除术治疗

考点　头皮穿凿性脓肿

	暑疖	疖病
临床表现	色红、灼热、疼痛、突起根浅，肿势局限，范围多小于3cm，易脓、易溃、易敛	此愈彼起，经久不愈，好发于项后发际、背部、臀部
鉴别诊断	蝼蛄疖、疖病	痈（皮肤浅表脓肿）、颜面疔疮（颜面部疖）、囊肿型痤疮（痤疮）
西医治疗	病情较重者，可使用敏感抗生素治疗	可根据药敏试验选用敏感抗生素治疗。糖尿病者口服降血糖药物或注射胰岛素

考点　气性坏疽

临床表现	来势急骤凶险，焮热肿胀，疼痛彻骨，肿胀迅速蔓延，极易化腐，患处皮肉很快大片腐烂脱落，范围甚大，疮形凹如匙面，流出脓液稀薄如水、臭秽
鉴别诊断	流火（急性淋巴管炎）、发（蜂窝织炎）
西医治疗	①首选青霉素静脉滴注。②支持疗法：提供高能量、高蛋白饮食，维持水、电解质平衡

考点　骨与关节结核

临床表现	脓液可流窜于病变附近或较远的组织部位形成脓肿，脓液稀薄如痰
鉴别诊断	历节风、骨肉瘤
西医治疗	①抗结核药联合使用。②局部制动：石膏、支架固定、皮牵引等。③病灶清除术

考点　多发性肌肉深部脓肿

临床表现	好发于四肢躯干肌肉丰厚处的深部或髂窝部，发病急骤，局部漫肿疼痛，皮色如常，容易走窜，常见此处未愈，他处又起
鉴别诊断	环跳疽、髋关节流痰

考点 多形性红斑

临床表现	发病急骤，皮损为红斑、丘疹、丘疱疹等多形性损害，典型皮损有虹膜样特征性红斑；重症可有严重的黏膜、内脏损害
鉴别诊断	冻疮、药毒（多形性红斑型）、疱疹样皮炎
西医治疗	轻症：抗组胺药、钙剂、维生素 C；重症：足量糖皮质激素 + 水、电解质平衡 + 摄入热量、蛋白质和维生素；合并感染者给予抗感染治疗。物理疗法：CO_2 激光照射/紫外线照射等

考点 酒渣鼻

临床表现	红斑型：颜面中部特别是鼻尖部出现红斑，有毛细血管扩张，呈细丝状，分布如树枝
	丘疹脓疱型：痤疮样丘疹或小脓疱，毛细血管扩张如红丝缠绕，纵横交错，皮色由鲜红变为紫褐，自觉轻度瘙痒
	鼻赘型：鼻部结缔组织增生，皮脂腺异常增大，致鼻尖部肥大，形成大小不等的结节状隆起，称为鼻赘，且皮肤增厚，表面凹凸不平，毛细血管扩张更加明显
鉴别诊断	粉刺、面游风
西医治疗	内服维生素 B 族、甲硝唑、四环素等；外用 1% 甲硝唑霜等；冷疗法、多功能电离子手术治疗

第三部分

中医妇科学

第一章　女性生殖系统解剖与生理

考点　女性生殖脏器解剖

生殖器官	功能
胞宫	排泄月经，孕育胎儿
阴道	保护子宫免受外邪的侵犯，排出月经、带下和恶露的通道，阴阳交媾和娩出胎儿的通道
阴户、玉门、子门	阴户：抵御外邪的第一道关口，保护女性生殖脏器。玉门：排出月经，分泌带下，娩出胎儿，排出恶露。子门：预防外邪入侵的第二道关口，排月经，泌带液，娩出胎儿
毛际	阴毛的异常反映部分疾病的特征

考点　月经生理、带下生理、妊娠生理、产褥生理★

月经生理	产生的机制：肾－天癸－冲任－胞宫轴。肾藏精，主生殖。"天癸至，则月事以时下""天癸竭，则地道不通""任脉通，太冲脉盛"
带下生理	润泽胞宫、阴道及外阴
妊娠生理	预产期：末次月经第一天算起，月份数 +9（或 -3），日数 +7（如按农历，日数 +14）
产褥生理	多虚多瘀

各 论

第二章　月经病

考点　月经不调★
　　　　月经先期

证型		证候	治法	方药
气虚证	脾气虚证	神疲肢倦，气短懒言，小腹空坠	补脾益气，摄血调经	补中益气汤
	肾气虚证	腰酸腿软，头晕耳鸣，面色晦暗	补益肾气，固冲调经	固阴煎
血热证	阴虚血热证	两颧潮红，手足心热，咽干口燥	养阴清热调经	两地汤
	阳盛血热证	心烦，面红口干，大便燥结	清热凉血调经	清经散
	肝郁血热证	乳房胀痛，烦躁易怒，口苦咽干	疏肝清热，凉血调经	丹栀逍遥散

月经后期

证型		证候	治法	方药
肾虚证		腰酸腿软，头晕耳鸣，面部暗斑	补肾助阳，养血调经	当归地黄饮
血虚证		小腹绵痛，头晕眼花，心悸少寐	补血填精，益气调经	大补元煎
血寒证	虚寒证	小腹隐痛，喜热喜按，腰酸无力	温阳散寒，养血调经	温经汤（《金匮要略》）
	实寒证	小腹冷痛拒按，得热痛减，畏寒	温经散寒，活血调经	温经汤（《妇人大全良方》）
气滞证		小腹胀痛，精神抑郁，乳房胀痛	理气行滞，和血调经	乌药汤
痰湿证		形体肥胖，脘闷呕恶，腹满便溏	燥湿化痰，理气调经	苍附导痰丸

月经先后无定期

证型	证候	治法	方药
肾虚证	头晕耳鸣，腰膝酸软，小便频数	补肾益气，养血调经	固阴煎
肝郁证	乳房胀痛，精神郁闷，时欲太息，嗳气食少	疏肝解郁，和血调经	逍遥散

月经过多

证型	证候	治法	方药
气虚证	色淡红质稀，气短懒言	补气摄血固冲	举元煎
血热证	色鲜红质黏稠，口渴心烦	清热凉血，固冲止血	保阴煎＋炒地榆、茜草、马齿苋
血瘀证	色紫暗，腹痛，舌紫暗	活血化瘀止血	失笑散＋益母草、三七、茜草

月经过少

证型	证候	治法	方药
肾虚证	色淡暗质稀，腰酸腿软，头晕耳鸣	补肾益精，养血调经	归肾丸
血虚证	色淡质稀，头晕眼花，心悸怔忡	养血益气调经	滋血汤
血瘀证	色紫黑有块，小腹胀痛，舌紫暗	活血化瘀调经	桃红四物汤
痰湿证	色淡红，形体肥胖，带多黏腻	化痰燥湿调经	苍附导痰丸

经期延长

证型	证候	治法	方药
气虚证	倦怠乏力，气短懒言，小腹空坠	补气摄血，固冲调经	举元煎＋阿胶、炒艾叶、乌贼骨
阴虚血热证	咽干口燥，潮热颧红，手足心热	养阴清热，凉血调经	二地汤＋二至丸
湿热蕴结证	色暗黏稠，带下量多，色赤白/黄	清热祛湿，止血调经	固经丸＋败酱草、鱼腥草
血瘀证	色紫暗有块，经行小腹疼痛拒按	活血祛瘀，理冲止血	桃红四物汤＋失笑散

考点 经间期出血

证型	证候	治法	方药
肾阴虚证	头晕腰酸，五心烦热，便坚尿黄	滋肾养阴，固冲止血	两地汤＋二至丸
湿热证	赤白带下，腰骶酸楚，下腹时痛	清利湿热，固经止血	清肝止淋汤去阿胶、红枣，加小蓟、茯苓
血瘀证	少腹刺痛，胸闷烦躁	化瘀止血	逐瘀止血汤

考点　崩漏 ★

证型		证候	治法	方药
血热证	虚热证	心烦潮热，小便黄少	养阴清热，止血调经	上下相资汤
	实热证	唇红目赤，烦热口渴	清热凉血，止血调经	清热固经汤
肾虚证	肾阴虚证	头晕耳鸣，腰膝酸软	滋肾益阴，止血调经	左归丸去牛膝 + 二至丸
	肾阳虚证	色淡质清，腰腿酸软，小便清长	温肾固冲，止血调经	右归丸去肉桂，加补骨脂、淫羊藿
脾虚证		气短神疲，面浮肢肿	补气升阳，止血调经	举元煎 + 安冲汤加炮姜炭
血瘀型		淋漓不净，色紫黑有块，舌紫暗	活血化瘀，止血调经	四草汤加三七、蒲黄

考点　闭经

证型	证候	治法	方药
肾气虚证	头晕耳鸣，腰膝酸软，小便频数	补肾益气，养血调经	大补元煎加丹参、牛膝
肾阴虚证	腰膝酸软，手足心热，潮热盗汗	滋肾益阴，养血调经	左归丸
肾阳虚证	腰痛如折，畏寒肢冷，小便清长	温肾助阳，养血调经	十补丸加当归、川芎
脾虚证	神疲肢倦，食少纳呆，大便溏薄	健脾益气，养血调经	参苓白术散加泽兰、怀牛膝
精血亏虚证	心悸少寐，面色萎黄，皮肤干枯	填精益气，养血调经	归肾丸加北沙参、鸡血藤
气滞血瘀证	精神抑郁，烦躁易怒，胸胁胀满	行气活血，祛瘀通经	膈下逐瘀汤
寒凝血瘀证	形寒肢冷，面色青白	温经散寒，活血通经	温经汤
痰湿阻滞证	形体肥胖，胸脘满闷，神疲肢倦	豁痰除湿，活血通经	丹溪治湿痰方

考点　痛经 ★

证型	证候	治法	方药
气滞血瘀证	胀痛拒按，乳房胀痛，经行不畅	行气活血，化瘀止痛	膈下逐瘀汤
寒凝血瘀证	小腹冷痛，畏寒肢冷，面色青白	温经散寒，化瘀止痛	少腹逐瘀汤
湿热蕴结证	小腹灼痛，痛连腰骶，便黄舌红	清热除湿，化瘀止痛	清热调血汤 + 车前子、薏苡仁、败酱草
气血虚弱证	小腹隐痛，神疲乏力，面色苍白	益气养血，调经止痛	圣愈汤
肝肾亏损证	小腹绵痛，头晕耳鸣，面色晦暗	补养肝肾，调经止痛	益肾调经汤

考点　月经前后诸证
　　经行乳房胀痛 ★

证型	证候	治法	方药
肝气郁结证	乳房胀满疼痛，经行不畅	疏肝理气，通络止痛	柴胡疏肝散 + 王不留行、川楝子
肝肾亏虚证	两目干涩，咽干口燥，五心烦热	滋肾养肝，和胃通络	一贯煎 + 麦芽、鸡内金

经行头痛 ★

证型	证候	治法	方药
肝火证	烦躁易怒，口苦咽干	清热平肝，息风止痛	羚角钩藤汤
血瘀证	经色紫暗有块，小腹疼痛拒按	活血化瘀，通窍止痛	通窍活血汤
血虚证	色淡质稀，心悸少寐，神疲乏力	养血益气，活络止痛	八珍汤 + 蔓荆子、鸡血藤、首乌

经行眩晕 ★

证型	证候	治法	方药
气血虚弱证	少腹绵痛，神疲肢倦，怔忡心悸	益气养血，调经止晕	归脾汤 + 熟地、制首乌、枸杞子
阴虚阳亢证	头晕目眩，色鲜红，腰酸腿软	滋阴潜阳，息风止晕	天麻钩藤饮
痰浊上扰证	头重眩晕，胸闷泛恶，纳呆腹胀	燥湿化痰，息风止晕	半夏白术天麻汤 + 胆南星、白蒺藜

经行浮肿

证型	证候	治法	方药
脾肾阳虚证	面浮肢肿，腹胀纳减，腰膝酸软	温肾化气，健脾利水	肾气丸 + 苓桂术甘汤
气滞血瘀证	经血色暗有块，脘闷胁胀，善叹息	理气行滞，养血调经	八物汤 + 泽泻、益母草

经行泄泻 ★

证型	证候	治法	方药
脾虚证	脘腹胀满，神疲肢倦，面肢浮肿	健脾渗湿，理气调经	参苓白术散
肾虚证	五更泄泻，腰膝酸软，头晕耳鸣，畏寒肢冷	温肾扶阳，暖土固肠	健固汤 + 四神丸

经行风疹块

证型	证候	治法	方药
血虚证	面色不华，肌肤枯燥	养血祛风	当归饮子
风热证	感风遇热尤甚，口干喜饮，尿黄便结	疏风清热	消风散

经行情志异常

证型	证候	治法	方药
肝气郁结证	烦躁易怒，胸闷胁胀，不思饮食	舒肝解郁，养血调经	逍遥散
痰火上扰证	头痛失眠，面红目赤，心胸烦闷	清热化痰，宁心安神	生铁落饮 + 郁金、黄连

考点 绝经前后诸证 ★

证型	证候	治法	方药
肾阴虚证	头晕耳鸣，腰酸腿软，烘热出汗，五心烦热，失眠多梦	滋肾益阴，育阴潜阳	六味地黄丸 + 生龟甲、生牡蛎、石决明
肾阳虚证	头晕耳鸣，腰痛如折，腹冷阴坠，形寒肢冷	温肾扶阳，填精养血	右归丸
肾阴阳俱虚证	月经紊乱，乍寒乍热，烘热汗出，头晕耳鸣，腰背冷痛	阴阳双补	二仙汤 + 二至丸 + 制首乌、龙骨、牡蛎

第三章　带下病

考点　带下过多

证型	证候	治法	方药
脾虚证	神疲倦怠，纳少便溏，面色㿠白	健脾益气，升阳除湿	完带汤
肾阳虚证	面色晦暗，畏寒肢冷，腰背冷痛，小腹冷感，夜尿频	温肾助阳，涩精止带	内补丸
阴虚夹湿证	带下有臭味，阴部瘙痒，腰膝腿软，头晕耳鸣，五心烦热，失眠多梦	滋阴益肾，清热祛湿	知柏地黄汤＋芡实、金樱子
湿热下注证	胸闷纳呆，口苦口腻，大便黏滞难解	清热利湿止带	止带方
湿毒蕴结证	小腹胀痛，口苦咽干，小便短赤	清热解毒	五味消毒饮＋土茯苓、薏苡仁、黄柏、茵陈

考点　带下过少

证型	证候		治法	方药
肝肾亏损证	带下过少，阴道干涩阴痒	头晕耳鸣，腰膝酸软，烘热汗出	滋补肝肾，益精养血	左归丸
血瘀津亏证		少腹疼痛拒按，胸胁乳房胀痛，经量少/闭经，舌质紫暗	补血益精，活血化瘀	小营煎＋丹参、桃仁、川牛膝

第四章　妊娠病

考点　妊娠恶阻★

证型	证候	治法	方药
胃虚证	食入即吐，脘腹胀闷，不思饮食，怠惰思睡	健胃和中，降逆止呕	香砂六君子汤
肝热证	胸胁满闷，嗳气叹息，头晕目眩，口苦咽干，便秘溲赤	清肝和胃，降逆止呕	加味温胆汤
痰滞证	胸膈满闷，不思饮食，口中淡腻，头晕目眩	化痰除湿，降逆止呕	青竹茹汤

考点　异位妊娠

	证型	证候	治法	方药
未破损期	胎元阻络证	下腹隐痛，B超检查一侧附件区或有包块，HCG阳性	化瘀消癥杀胚	宫外孕Ⅰ号方
	胎瘀阻滞证	小腹坠胀不适，B超检查或有一侧附件区局限性包块，HCG曾经阳性现转为阴性	化瘀消癥	宫外孕Ⅱ号方
已破损期	气血亏脱证	突发下腹剧痛，面色苍白，四肢厥逆，血压下降	益气止血固脱	四物汤加黄芪
	正虚血瘀证	腹痛拒按，阴道流血，头晕神疲	益气养血，化瘀杀胚	宫外孕Ⅰ号方＋党参、黄芪、何首乌、熟地黄、蜈蚣、紫草、天花粉
	瘀结成癥证	小腹坠胀不适，舌质暗	活血祛瘀消癥	宫外孕Ⅱ号方＋乳香、没药

考点　胎漏、胎动不安★

证型		证候	治法	方药
肾虚证	孕期阴道少量出血	头晕耳鸣，腰膝酸软，小便频数	固肾安胎，佐以益气	寿胎丸＋党参、白术
气血虚弱证		小腹空坠而痛，神疲肢倦，面色㿠白	益气养血，固冲安胎	胎元饮
血热证 实热证		色鲜红，质稠；腰酸，小腹灼痛	清热凉血，固冲止血	阿胶汤去当归、川芎
血热证 虚热证		五心烦热，咽干少津，便结溺黄	滋阴清热，养血安胎	保阴煎
血瘀证		色暗红，腰酸腹痛，舌暗红	活血化瘀，补肾安胎	桂枝茯苓丸＋寿胎丸去桃仁
湿热证	低热起伏，小便黄赤，大便黏		清热利湿，补肾安胎	当归散＋寿胎丸去川芎、阿胶加茵陈

考点　堕胎、小产

证型	证候	治法	方药
血瘀证	小腹胀痛，阴道流血逐渐增多，心悸气短，面色苍白，头晕目眩	祛瘀下胎	脱花煎＋益母草
气虚血瘀证	阴道流血不止，出血如崩，心悸气短，面色苍白	益气祛瘀	脱花煎＋人参、益母草、炒蒲黄

考点　胎死不下

证型	证候	治法	方药
气血虚弱证	小腹隐痛，阴道流淡红色血水，面色苍白	益气养血，活血下胎	救母丹
瘀血阻滞证	阴道流血，紫暗有块	活血祛瘀，行滞下胎	脱花煎

考点　滑胎

证型		证候	治法	方药
肾气不足证	屡孕屡堕	精神萎靡，目眶暗黑，头晕耳鸣，腰酸膝软，小便频数	补肾益气固冲	补肾固冲丸
气血虚弱证		经行小腹绵绵作痛，头晕眼花，神倦乏力，心悸气短	益气养血固冲	泰山磐石散
血瘀证		经行腹痛，肌肤甲错，舌质紫暗	祛瘀消癥固冲	桂枝茯苓丸

考点　胎萎不长

证型	证候	治法	方药
气血虚弱证	头晕心悸，少气懒言，面色萎黄	补益气血养胎	胎元饮
脾肾不足证	头晕耳鸣，腰膝酸软，纳少，形寒肢冷	补益脾肾养胎	寿胎丸＋四君子汤
血热证	口干喜饮，颧赤唇红，手足心热，便结	滋阴清热，养血育胎	保阴煎
血瘀证	下腹胀痛/坠痛，肌肤无华，舌质暗红	祛瘀消癥，固冲育胎	桂枝茯苓丸＋寿胎丸

考点　子肿、子晕、子痫★

	证型	证候		治法	方药
子肿	脾虚证	妊娠数月面浮肢肿	皮薄光亮，脘腹胀满，气短懒言，食欲不振	健脾益气，利湿消肿	白术散
	肾虚证		下肢尤甚，头晕耳鸣，腰酸无力，下肢逆冷，心悸气短	补肾温阳，化气行水	济生肾气丸
	气滞证		肢体肿胀，始肿两足，头晕胀痛，胸胁胀满，饮食减少	理气行滞，化湿消肿	正气天香散
子晕	阴虚肝旺证	视物模糊，耳鸣，心中烦闷，颧赤唇红，手足心热		滋阴补肾，平肝潜阳	杞菊地黄丸 + 龟甲、牡蛎、石决明
	脾虚肝旺证	头胀而重，面浮肢肿，胸闷欲呕，胸胁胀满，纳差便溏		健脾利湿，平肝潜阳	半夏白术天麻汤 + 白蒺藜、钩藤、石决明
	血虚肝旺证	眼前发黑，心悸健忘，少寐多梦，神疲乏力，气短懒言		调补气血	八珍汤 + 首乌、钩藤、石决明
子痫	肝风内动证	头痛眩晕，腰背反张，颧赤息粗		滋阴潜阳，平肝息风	羚角钩藤汤
	痰火上扰证	头痛胸闷，口流涎沫，面浮肢肿，息粗痰鸣		清热开窍，豁痰息风	半夏白术天麻汤 + 安宫牛黄丸

考点　胎水肿满

证型	证候	治法	方药
脾气虚弱证	全身浮肿，食少腹胀，神疲肢软，面色淡黄	健脾渗湿，养血安胎	当归芍药散去川芎，或鲤鱼汤
气滞湿阻证	胸膈胀满，甚则喘不得卧，肢体肿胀	理气行滞，利水除湿	茯苓导水汤去槟榔

考点　妊娠小便不通

证型	证候	治法	方药
肾虚证	小腹胀满而痛，坐卧不安，腰膝酸软	温肾助阳，化气行水	肾气丸去丹皮、附子，加巴戟天、菟丝子
气虚证	小腹胀急疼痛，坐卧不安，舌淡	补中益气，导溺举胎	益气导溺汤

考点　妊娠小便淋痛

证型	证候	治法	方药
阴虚津亏证	午后潮热，手足心热，大便干结，颧赤唇红	滋阴清热，润燥通淋	知柏地黄丸
心火偏亢证	面赤心烦，渴喜冷饮	清心泻火，润燥通淋	导赤散 + 麦冬、玄参
湿热下注证	口苦咽干，渴喜冷饮，带下黄稠量多	清热利湿，润燥通淋	加味五淋散

考点　妊娠咳嗽

证型	证候	治法	方药
阴虚肺燥证	干咳无痰/少痰，口燥咽干，手足热	养阴润肺，止咳安胎	百合固金汤
脾虚痰饮证	胸闷气促，神疲纳呆，舌质淡胖	健脾除湿，化痰止咳	六君子汤
痰火犯肺证	痰液黄稠，面红口干，胸闷烦热	清热降火，化痰止咳	清金化痰汤

第五章　产后病

考点　概述 ★

产后病病因病机	亡血伤津，元气受损，瘀血内阻，外感六淫，饮食房劳所伤
产后三审	先审小腹痛与不痛；次审大便通与不通；再审乳汁行与不行和饮食多少
产后病治疗原则	勿拘于产后，亦勿忘于产后
产后用药三禁	禁大汗以防亡阳，禁峻下以防亡阴，禁通利小便以防亡津液

考点　产后血晕

证型	证候	治法	方药
血虚气脱证	突然晕眩，面色苍白，心悸愦闷，手撒肢冷	益气固脱	参附汤
瘀阻气闭证	少腹疼痛拒按，气粗喘促，痰涌气急，神昏口噤	行血逐瘀	夺命散 + 当归、川芎

考点　产后痉病 ★

证型	证候	治法	方药
阴血亏虚证	四肢抽搐，牙关紧闭，面色苍白/黄	滋阴养血，柔肝息风	三甲复脉汤 + 天麻、钩藤、石菖蒲
邪毒感染证	发热恶寒，牙关紧闭，口角抽动，面呈苦笑，项背强直，角弓反张	解毒镇痉，理血祛风	玉真散 + 僵蚕、蜈蚣

考点　产后发热 ★

证型		证候	治法	方药
感染邪毒证		小腹疼痛拒按，心烦不宁，口渴喜饮，小便短赤，大便燥结	清热解毒，凉血化瘀	解毒活血汤 + 金银花、黄芩
外感证	外感风寒证	恶寒发热；头痛身痛，鼻塞流涕，咳嗽	养血祛风，散寒解表	荆穗四物汤 + 苏叶
	外感风热证	汗出恶风，头痛，咳嗽或有黄痰，咽痛口干	辛凉解表，疏风清热	银翘散
血瘀证		小腹疼痛拒按，舌紫暗	活血祛瘀，和营除热	生化汤 + 牡丹皮、丹参、益母草
血虚证		头晕眼花，心悸少寐，色淡质稀，小腹绵绵作痛、喜按	养血益气，和营退热	八珍汤 + 枸杞子、黄芪

考点　产后腹痛

证型	证候	治法	方药
气血两虚证	隐隐作痛，喜揉喜按，头晕眼花，心悸怔忡	补血益气，缓急止痛	肠宁汤
瘀滞子宫证	小腹疼痛，拒按，得热痛缓，面色青白	活血化瘀，温经止痛	生化汤 + 加乌药、延胡索、川楝子
寒凝血瘀证	小腹冷痛，得热痛减，四肢不温	温经散寒，化瘀止痛	少腹逐瘀汤

考点　产后恶露不绝

证型	证候	治法	方药
气虚证	四肢无力，气短懒言，小腹空坠	益气摄血固冲	补中益气汤
血热证	色鲜红，质黏稠，口燥咽干，面色潮红	养阴清热，凉血止血	保阴煎
血瘀证	小腹疼痛拒按，块下痛减	活血化瘀，理血归经	生化汤

考点　产后身痛

证型	证候	治法	方药
血虚证	肢体麻木，关节酸痛，头晕心悸	补血益气，通络止痛	黄芪桂枝五物汤
血瘀证	关节刺痛，按之痛甚，腹痛拒按	养血活络，行瘀止痛	身痛逐瘀汤
外感证	项背不舒，关节不利，恶风畏寒，关节肿胀，肢体麻木	养血祛风，散寒除湿	独活寄生汤
肾虚证	头晕耳鸣，夜尿多，足跟痛	补肾填精，强腰壮骨	养荣壮肾汤

考点　产后自汗、盗汗

证型	证候	治法	方药
气虚证	气短懒言，面色㿠白，倦怠乏力	益气固表，和营止汗	黄芪汤
阴虚证	面色潮红，头晕耳鸣，口燥咽干，渴不思饮	益气养阴，生津敛汗	生脉散

考点　产后大便难

证型	证候	治法	方药
血虚津亏证	解时艰涩难下，心悸少寐，肌肤不润	滋阴养血，润肠通便	四物汤 + 肉苁蓉、柏子仁、火麻仁
脾肺气虚证	神倦乏力，气短汗多	补脾益肺，润肠通便	润燥汤
阳明腑实证	脘腹胀痛，时有矢气臭秽，口臭/口舌生疮	通腑泄热，养血通便	玉烛散

考点　产后小便异常

	证型	证候	治法	方药
小便不通	气虚证	气短懒言，倦怠乏力，面色少华	益气生津，宣肺行水	补气通脬饮
	肾虚证	腹胀急痛，面色晦暗，腰膝酸软	补肾温阳，化气利水	济生肾气丸
	气滞证	胸胁乳房胀痛，烦闷不安	疏肝理气，行水利尿	木通散
	血瘀证	尿带血丝，腹胀刺痛，舌暗脉涩	养血活血，祛瘀利尿	加味四物汤
小便淋痛	湿热蕴结证	口渴不欲饮，心烦	清热利湿通淋	加味五淋散 + 益母草
	肾阴亏虚证	腰酸膝软，头晕耳鸣，五心烦热	滋肾养阴通淋	知柏地黄丸 + 猪苓、川牛膝
	肝经郁热证	情志抑郁/心烦易怒，小腹胀满，两胁胀痛，口苦而干，大便干结	疏肝清热通淋	沉香散

考点　产后乳汁异常★

	证型	证候	治法	方药
缺乳	气血虚弱证	乳汁清稀，无胀感，神倦食少，面色无华	补气养血，佐以通乳	通乳丹
	肝气郁滞证	乳房硬痛，情志抑郁，胸胁胀满，食欲不振	疏肝解郁，通络下乳	下乳涌泉散
乳汁自出	气虚失摄证	面色少华，神疲乏力，舌淡	补气养血，佐以固摄	补中益气汤 + 芡实、五味子
	肝经郁热证	胸胁胀满，情志抑郁/烦躁易怒，口苦咽干	疏肝解郁，清热敛乳	丹栀逍遥散去生姜，加生地黄、夏枯草、生牡蛎

考点　产后情志异常

证型	证候	治法	方药
心血不足证	悲伤欲哭，神疲乏力，面色苍白	养血滋阴，补心安神	天王补心丹
肝气郁结证	心烦易怒，惊恐易醒，胸胁乳房胀痛	疏肝解郁，镇静安神	逍遥丸 + 夜交藤、合欢皮、磁石、柏子仁
血瘀证	下而不畅，色紫暗，有血块，小腹疼痛，拒按，面色晦暗	活血化瘀，镇静安神	癫狂梦醒汤 + 龙骨、牡蛎、酸枣仁

第六章　妇科杂病

考点　不孕症★

证型	证候	治法	方药
肾气虚证	月经不调，头晕耳鸣，腰酸腿软，小便清长	补益肾气，调补冲任	毓麟珠
肾阳虚证	月经后期，腰膝酸冷，性欲淡漠，小便频清长	温肾助阳，调补冲任	温胞饮
肾阴虚证	头晕耳鸣，形体消瘦，五心烦热	滋肾养血，调补冲任	养精种玉汤
肝气郁结证	月经周期先后不定，乳房胀痛，烦躁易怒，情志抑郁	疏肝解郁，理血调经	开郁种玉汤
痰湿内阻证	形体肥胖，胸闷呕恶，心悸头晕	燥湿化痰，理气调经	苍附导痰丸
瘀滞胞宫证	月经后期，少腹疼痛，肛门坠胀不适	活血化瘀，止痛调经	少腹逐瘀汤

考点　癥瘕★

证型		证候	治法	方药
气滞血瘀证	下腹结块	小腹胀痛，精神抑郁，胸胁胀闷，面色晦暗，舌质暗	行气活血，化瘀消癥	香棱丸
寒凝血瘀证		经行腹痛，色暗淡，有血块，形寒肢冷，舌质淡暗	温经散寒，祛瘀消癥	少腹逐瘀汤
痰湿瘀结证		小腹胀满，体形肥胖，胸脘痞闷，带下量多，色白质黏稠	化痰除湿，活血消癥	苍附导痰丸 + 桂枝茯苓丸
气虚血瘀证		面色无华，气短懒言，舌边有瘀点	补气活血，化瘀消癥	四君子汤 + 桂枝茯苓丸
肾虚血瘀证		小便清长，腰膝酸软，舌质淡暗	补肾活血，消癥散结	金匮肾气丸 + 桂枝茯苓丸
湿热瘀阻证		带下量多色黄，身热口渴	清利湿热，化瘀消癥	大黄牡丹汤

考点　阴挺★

证型	证候	治法	方药
气虚证	劳则加剧，少气懒言，四肢乏力	补中益气，升阳举陷	补中益气汤＋金樱子、杜仲、续断
肾虚证	夜尿频多，腰酸腿软，头晕耳鸣	补肾固脱，益气提升	大补元煎＋黄芪

考点　阴痒

证型	证候	治法	方药
肝肾阴虚证	阴部皮肤变白，皲裂破溃，五心烦热，头晕目眩，腰酸腿软，烘热汗出	调补肝肾，滋阴降火	知柏地黄丸＋何首乌、白鲜皮
湿热下注证	带下量多，色黄如脓，稠黏臭秽，口苦咽干，便秘溲赤	泻肝清热，除湿止痒	龙胆泻肝汤酌加虎杖、苦参
湿虫滋生证	带下量多，色白如豆渣状，臭秽，胸闷呃逆，口苦咽干，小便短赤	清热利湿，解毒杀虫	萆薢渗湿汤＋白头翁、苦参、防风

考点　阴疮

证型	证候	治法	方药
热毒证	阴部生疮，灼热结块	清热利湿，解毒消疮	龙胆泻肝汤＋土茯苓、蒲公英
寒湿证	阴疮坚硬，皮色不变，脓水淋漓	散寒除湿，活血散结	阳和汤

考点　子宫内膜异位症与子宫腺肌病

证型	证候	治法	方药
气滞血瘀证	胸胁乳房胀痛，口干便结，舌紫暗	理气活血，化瘀止痛	膈下逐瘀汤
寒凝血瘀证	形寒肢冷，大便不实，得热痛减	温经散寒，化瘀止痛	少腹逐瘀汤
湿热瘀阻证	身热口渴，头身肢体沉重刺痛，苔黄而腻	清热除湿，化瘀止痛	清热调血汤＋败酱草、红藤
气虚血瘀证	面色晦暗，神疲乏力，少气懒言	益气活血，化瘀止痛	血府逐瘀汤＋党参、黄芪
肾虚血瘀证	腰脊刺痛，头晕耳鸣，面色晦暗	补肾益气，活血化瘀	归肾丸＋桃仁、生蒲黄
痰瘀互结证	形体肥胖，呕恶痰多，舌紫暗	化痰散结，活血化瘀	苍附导痰丸＋三棱、莪术

考点　多囊卵巢综合征★

证型		证候	治法	方药
肾虚证	肾阴虚	头晕耳鸣，腰膝酸软，手足心热，便秘溲黄	滋肾填精，调经助孕	左归丸去川牛膝
	肾阳虚	腰痛时作，头晕耳鸣，面额痤疮，小便清长，大便时溏	温肾助阳，调经助孕	右归丸去肉桂，加补骨脂、淫羊藿
脾虚痰湿证		头晕胸闷，喉间多痰，肢倦神疲，脘腹胀闷	化痰除湿，通络调经	苍附导痰丸
气滞血瘀证		胸胁胀满，乳房胀痛，舌质暗红	理气活血，祛瘀通络	膈下逐瘀汤
肝郁化火证		肢体肿胀，大便秘结，小便黄，舌红	疏肝理气，泻火调经	丹栀逍遥散

考点 盆腔炎性疾病 ★

	证型	证候	治法	方药
急性盆腔炎	热毒炽盛证	高热寒战，下腹部疼痛拒按，带下色黄，或赤白兼杂如脓血，质黏稠，臭秽	清热解毒，利湿排脓	五味消毒饮 + 大黄牡丹汤
	湿毒壅盛证	腰骶部胀痛难忍，带下色黄绿如脓	解毒利湿，活血止痛	银翘红酱解毒汤
	湿热蕴结证	热势起伏，或寒热往来，口干不欲饮，大便溏或燥结，小便短赤	清热利湿，化瘀止痛	仙方活命饮 + 薏苡仁、冬瓜仁
盆腔炎性疾病后遗症	湿热瘀结证	脘闷纳呆，口腻不欲饮，便溏/秘结	清热利湿，化瘀止痛	银甲丸
	气滞血瘀证	胸胁乳房胀痛，带下量多，色黄质稠，舌紫暗	疏肝行气，化瘀止痛	膈下逐瘀汤
	寒湿瘀滞证	形寒肢冷，大便溏泄，舌质淡暗	祛寒除湿，化瘀止痛	少腹逐瘀汤 + 桂枝茯苓丸
	气虚血瘀证	精神萎靡，体倦乏力，舌淡暗	益气健脾，化瘀止痛	理冲汤去天花粉、知母 + 失笑散

第七章　妇科检查与妇产科常用特殊检查

考点 妇科检查

外阴检查	观察外阴发育及阴毛生长情况，有无皮炎、溃疡、肿物、分泌物、阴毛分布等
阴道检查	观察阴道壁黏膜色泽、皱襞，有无溃疡、赘生物，注意阴道分泌物情况
宫颈检查	观察宫颈大小、颜色、外口，注意有无异常组织、赘生物，有无宫颈举痛等
宫体检查	双合诊检查、三合诊检查和肛腹诊检查
附件检查	附件包括输卵管和卵巢

考点 女性内分泌激素测定

		临床意义
下丘脑促性腺激素释放激素（GnRH）	GnRH 兴奋试验	①正常反应，提示青春期延迟。②无反应或低弱反应，提示垂体功能减退。③呈活跃反应，提示多囊卵巢综合征；活跃反应，提示卵巢功能不全
	氯米芬试验	GnRH 兴奋试验正常反应，氯米芬试验无反应，提示下丘脑病变
垂体促性腺激素		协助判断闭经原因；了解排卵情况；协助诊断多囊卵巢综合征；诊断性早熟
垂体催乳素		鉴别诊断；垂体肿瘤；PRL 水平升高的临床意义；PRL 水平降低的临床意义
卵巢性激素	雌激素	①监测卵巢功能测定：判断闭经原因；诊断有无排卵；监测卵泡发育；诊断女性性早熟；协助诊断其他疾病。②监测胎儿 - 胎盘单位功能
	孕激素	监测排卵；了解黄体功能；观察胎盘功能；判断异常妊娠
	雄激素	协助诊断卵巢男性化肿瘤；多囊卵巢综合征；两性畸形的鉴别；女性多毛症；检测药物影响；高催乳素血症；绒毛膜癌
	人绒毛膜促性腺激素	诊断早期妊娠；诊断异位妊娠；滋养细胞肿瘤的诊断和监测

考点　女性肿瘤标记物检查

	正常范围	临床意义
抗癌原125（CA125）	0~35U/mL	诊断卵巢恶性肿瘤、监测疗效及预测预后；诊断其他肿瘤
NB70/K	50AU/mL	提高肿瘤检出率，卵巢癌的早期诊断
糖链抗原19-9（CA19-9）	0~37U/mL	子宫内膜癌及宫颈管腺癌可呈阳性
甲胎蛋白（AFP）	10~20μg/L	诊断卵巢恶性生殖细胞肿瘤，尤其是内胚窦瘤
癌胚抗原（CEA）	<2.5ng/mL	动态监测跟踪各种妇科肿瘤的变化和观察治疗效果
鳞状细胞癌抗原（SCCA）	0~1.5μg/L	助肿瘤患者判断预后，监测病情发展
人睾丸分泌蛋白4（HE4）	0~150pmol/L	上皮性卵巢癌的早期诊断、病情监测和术后复发监测及良恶性鉴别诊断，子宫内膜癌分期和分化程度诊断

考点　生殖器官活组织检查

		适应证
外阴、阴道活检		确定外阴色素减退疾病的类型及排除恶变者；外阴部及阴道赘生物或久治不愈的溃疡，需明确诊断及排除恶变者
宫颈活检	钳取法	宫颈溃疡、接触性出血/有赘生物者；宫颈脱落细胞检查巴氏Ⅲ级及以上；TBS分类鳞状上皮内病变LSL及以上；疑有子宫颈癌/慢性特异性炎症
	宫颈管搔刮术	确定宫颈管内有无病变，病变是否已侵犯宫颈管；宫颈钳取与宫颈管搔刮术同时进行，可早期发现宫颈上皮内瘤样病变及内生型子宫颈癌
	宫颈锥形切除术	宫颈脱落细胞学检查多次发现恶性细胞，而宫颈多处活检及分段诊刮均未发现癌灶；宫颈活检为CINⅢ需要确诊，或可疑早期浸润癌，为明确病变累及程度及决定手术范围；作为宫颈上皮内瘤样变CINⅡ的积极治疗手段
子宫内膜活检		月经失调；不孕症；异常子宫出血
诊断性刮宫		异常子宫出血或阴道排液；月经失调；不孕症；疑有子宫内膜结核；因宫腔内有组织残留或异常子宫出血之长期多量出血

考点　穿刺检查

	适应证	禁忌证
阴道后穹隆穿刺	疑有腹腔内出血时；明确直肠子宫陷凹积液性质，或贴近后穹隆的肿块性质；在B型超声引导下经阴道后穹隆穿刺取卵可用于辅助生殖技术	直肠子宫陷凹被较大肿块完全占据，并已凸向直肠；疑有肠管与子宫后壁粘连；恶性肿瘤倾向；异位妊娠
腹部穿刺	明确腹腔积液的性质；鉴别贴近腹壁的肿物性质；腹水过多时，可通过腹腔穿刺放出腹腔积液，并可向腹腔内注射药物行腹腔内化疗	疑有盆腔恶性肿瘤腹腔转移；疑有巨大卵巢囊肿；中、晚期妊娠

考点　输卵管通畅检查

	适应证	禁忌证
子宫输卵管造影	不孕症；原因不明的复发性流产；了解宫颈内口是否松弛，子宫及宫颈是否畸形；检查宫腔疾病；内生殖器结核非活动期	内、外生殖器官急性/亚急性炎症期；有严重的全身性疾病，不能耐受手术；产后、流产后或刮宫术后6周内；停经不能排除妊娠；碘过敏
妇产科内镜输卵管通畅检查	输卵管近端/远端可疑病变引起的不孕的检查和治疗；不明原因不孕的输卵管探查；输卵管异位妊娠的诊断及指导处理；体外受精-胚胎移植；碘油/碘水过敏不适宜进行子宫输卵管碘油造影	盆腔活动性感染，子宫活动性出血；严重宫腔粘连或较大的黏膜下肌瘤；对麻醉药物过敏或不能耐受局部或全身麻醉

第八章　妇产科小手术

考点　宫腔镜检查及手术

适应证	诊断性宫腔镜检查	异常子宫出血；疑宫腔粘连、子宫畸形；超声检查有异常宫腔回声及占位性病变；子宫输卵管造影发现宫腔异常；节育器定位；原因不明不孕；复发性流产
	治疗性宫腔镜手术	宫腔内异物取出；子宫内膜息肉；子宫黏膜下肌瘤及部分凸向宫腔的肌壁间肌瘤；子宫纵隔/内膜切除；输卵管插管通液、注药及绝育术；宫腔粘连分离
禁忌证	绝对禁忌证	急性/亚急性生殖道感染；心、肝、肾衰竭急性期及其他不能耐受手术的情况；近期有子宫穿孔史/子宫手术史
	相对禁忌证	宫颈瘢痕难以充分扩张，宫颈裂伤或松弛，灌流液外漏
并发症	子宫穿孔；出血；低钠水中毒等	

考点　腹腔镜检查及手术

适应证	子宫内膜异位症；明确盆、腹腔肿块性质；确定不明原因急、慢性腹痛和盆腔痛的原因；明确或排除引起不孕的盆腔疾病；计划生育并发症的诊断	
禁忌证	绝对禁忌证	严重心肺功能不全；凝血功能障碍；绞窄性肠梗阻；大的腹壁疝或膈疝；腹腔内广泛粘连；弥漫性腹膜炎；腹腔内大出血
	相对禁忌证	盆腔肿块过大，超过脐水平
并发症	腹膜后大血管损伤；腹壁血管损伤；术中出血；与气腹相关的并发症	

第九章　计划生育

考点　避孕★

	宫内节育器	药物避孕法
禁忌证	妊娠/可疑妊娠；生殖道急性炎症；妊娠组织物残留/感染可能；宫颈过松、重度裂伤、重度狭窄；生殖器官肿瘤、畸形、宫腔过大/过小、重度子宫脱垂；严重的全身疾患；近3个月内有月经不调、阴道不规则流血，有铜过敏史者	严重的心血管疾病、血液病或血栓性疾病；急、慢性肝炎或肾炎；内分泌疾病；恶性肿瘤、癌前病变；哺乳期；年龄＞35岁吸烟者，不宜长期服用；或年龄＞45岁；精神病；偏头痛
并发症	出血；疼痛；感染；节育器嵌顿/断裂；异位妊娠；带器妊娠；节育器下移/脱落	类早孕反应；突破性出血；闭经；体重增加；色素沉着

第十章　西医疾病

考点　子宫肌瘤

症状	阴道流血，腹部包块，白带增多，压迫症状，腰酸、下腹坠胀、腹痛
体征	肌壁间肌瘤，黏膜下肌瘤
辅助检查	①超声检查：B超是最常用的辅助检查。 ②宫腔镜检查：直接窥视宫腔形态，辅助诊断黏膜下肌瘤
治疗	①手术治疗：肌瘤切除术，子宫切除术。 ②药物治疗：促性腺激素释放激素类似物或米非司酮

考点　阴道炎

　　滴虫阴道炎

症状	阴道分泌物增多，阴道口及外阴瘙痒，可伴有灼热、疼痛、性交痛
体征	分泌物特点为稀薄脓性、泡沫状、有腐臭味，呈灰黄色、黄白色或黄绿色
并发症	尿频、尿痛、尿血
治疗	全身用药：甲硝唑；局部用药：甲硝唑阴道泡腾片；性伴侣治疗：避免无保护性行为

　　外阴阴道假丝酵母菌病

症状	外阴阴道瘙痒、灼热、阴道分泌物增多
体征	阴道分泌物特征为白色稠厚呈凝乳状或豆渣样
治疗	消除诱因；局部用药：咪康唑栓剂、克霉唑栓剂、制霉菌素栓剂；全身用药：氟康唑、伊曲康唑

　　细菌性阴道病

症状	阴道分泌物增多，伴阴道灼热感、瘙痒，性交后症状加重
体征	分泌物为灰白色、质稀薄、有鱼腥臭味，黏附于阴道壁，易拭去
治疗	抗厌氧菌药物，主要有甲硝唑、替硝唑、克林霉素

考点　宫颈炎

　　急性子宫颈炎

症状	阴道分泌物增多，可呈黏液脓性或血性分泌物
体征	子宫颈充血、水肿、黏膜外翻，有脓性分泌物
辅助检查	①子宫颈管棉拭子标本或子宫颈管处，肉眼可见脓性或黏液脓性分泌物。②子宫颈管分泌物涂片行革兰染色，可见白细胞增多
并发症	尿频、尿急、尿痛
治疗	抗生素药物治疗：经验性抗生素治疗，可选用阿奇霉素/多西环素；淋病奈瑟菌用第三代头孢菌素、喹诺酮类及氨基糖苷类治疗，衣原体感染常用四环素类、红霉素类及喹诺酮类

　　慢性子宫颈炎

临床表现	内膜外移、充血水肿，宫颈肥大，有时可见息肉、宫颈腺囊肿、接触性出血
鉴别诊断	①子宫颈柱状上皮异位和子宫颈鳞状上皮内病变：子宫颈局部呈糜烂改变。②子宫颈腺囊肿：子宫颈表面突出单个或多个小囊疱，青白色
并发症	尿频、尿急、尿痛

考点　卵巢囊肿

临床表现	月经紊乱，腹胀腹痛，下腹部扪及肿块
并发症	蒂扭转，破裂，感染，恶变
鉴别诊断	①子宫肌瘤：肌瘤常为多发性，与子宫相连，并伴月经异常，如月经过多。②妊娠子宫：行 HCG 测定或 B 超检查。③腹水：大量腹水应与巨大卵巢囊肿鉴别，腹部两侧突出如蛙腹，叩诊腹部中间鼓音，两侧实音，移动性浊音阳性。④附件炎性包块：包块位置较低，有触痛，与子宫有粘连。⑤尿潴留：多有排尿困难或尿不净病史，增大的膀胱如包块位于下腹正中，边界不清
治疗	手术治疗

考点 先兆流产、复发性流产

	先兆流产	复发性流产
临床表现	停经 28 周前出现少量阴道流血和（或）下腹疼痛，和（或）腰背疼痛。宫口未开，子宫增大与停经月份相符	与同一性伴侣自然流产连续发生 3 次或 3 次以上
治疗	①适当卧床休息，禁止性生活。②避免对子宫的刺激，必要时行阴道检查。③肌注黄体酮或口服孕激素制剂。④治疗后复查血 HCG 及 B 超。⑤临床症状加重，辅助检查提示胚胎发育异常者，应停止治疗，及时终止妊娠	①积极寻找病因，若能纠正者，孕前给予相对应治疗。②有染色体异常的夫妇应于妊娠前行遗传咨询，再次妊娠须行产前诊断。③黄体功能不全者，及早应用黄体酮，给药至妊娠 12 周或超过以往发生流产的月份。④子宫颈机能不全者，可于妊娠 12～14 周行宫颈环扎术，妊娠 37 周或以后拆线。⑤卧床休息，禁性生活，补充维生素及微量元素，孕期定期监测胚胎发育

第四部分

中医儿科学

第一章　中医儿科相关基础知识

考点　小儿生长发育 ★

年龄	新生儿	<6个月	6~12或7~12个月	12~24个月	>2岁
体重（kg）	3	3+0.7×月龄	6~12时7+0.5×（月龄−6）	8+年龄×2	
身长(cm)	男50.4 女49.7	50+2.5×月龄	7~12个月时65+1.5×（月龄−6）	2岁约85	80+年龄×5

考点　小儿常用诊法
　　　　望诊
　　　　1. 察口

部位	临床表现	临床意义
齿、龈	牙龈红肿	胃火上炎
	牙龈淡白	血虚
	牙龈淡红不肿而出血	脾虚不能统血，虚火伤络
	牙齿萌出延迟	肾气不足
咽喉、口腔	咽红、乳蛾肿痛	外感风热/肺胃之火上炎
	乳蛾红肿溢脓	热壅肉腐之烂乳蛾
	乳蛾大而不红	痰瘀互结
	口腔破溃糜烂	心脾积热之口疮
	口内白屑成片	心脾积热/虚火上炎之鹅口疮

　　　　2. 辨斑疹

	概念	临床表现	临床意义
斑	点状或点大成片，不高出皮肤，摸之不碍手，压之不褪色	阳斑色泽鲜红/紫红	温热毒邪入营血
		阴斑色淡/紫暗	多内伤或者伴有外感而发
		色淡红	气不摄血
		色淡紫	阴虚内热
		色紫红	血热夹瘀
		色青紫	瘀血停滞
疹	点小量多，高出皮肤，摸之碍手，压之褪色	红色、淡红色或猩红色之丘疹	小儿外感时行疫邪
		水痘、手足口病、脓疱疮	湿热毒邪外发
		斑丘疹状如云团，时出时没，瘙痒难忍	风邪外袭之荨麻疹

3. 察二便

	临床表现	临床意义
察大便	大便燥结	阳明热盛/阴虚内热
	大便稀，夹有白色凝块	内伤乳食
	大便稀薄，色黄秽臭	肠腑湿热
	大便稀薄，多泡沫	外感风寒
	下利清谷，洞泄不止	脾肾阳虚
	大便赤白黏冻	湿热蕴结大肠之痢疾
	大便呈果酱色	阿米巴痢疾
	大便呈赤豆汤样	出血性小肠炎
	大便呈豆腐渣样	霉菌性肠炎
	大便带血伴阵发性哭闹	肠套叠
	大便色黑	胃肠道上部出血/服用铁剂
	便时出血，无明显肛裂	痔疮/肠蕈
	大便色泽灰白不黄	胆道梗阻
察小便	小便黄赤短少，或有刺痛	湿热下注之热淋
	小便黄褐，伴身黄、目黄	湿热黄疸
	小便色红如洗肉水或浓茶样	血热妄行
	色淡红	气不摄血
	色红褐	瘀热内结
	小便清长，伴口渴多饮	消渴/夏季热
	小便量少/无尿，伴大便稀如水样	泄泻之津伤液脱

4. 察指纹

临床表现	临床意义
浮沉分表里，红紫辨寒热，淡滞定虚实，三关测轻重	
纹色鲜红浮露	外感风寒
纹色紫红	邪热郁滞
纹色淡红	内有虚寒
纹色青紫	瘀热内结

闻诊
1. 听声音

	临床表现	临床意义
啼哭声	哭声洪亮有力	实证
	细弱无力	虚证
	哭声尖锐惊恐	暴受惊恐，或剧烈头痛、腹痛
	哭声低弱，目干无泪	气阴衰竭之危证
	哭声尖锐，阵作阵缓，弯腰曲背	腹痛
	啼哭声嘶，呼吸不利	急喉风
	夜卧啼哭，睡卧不宁	夜啼/积滞
	哭声绵长，抽泣呻吟	疳证体弱
	哭声极低，或喑然无声	阴竭阳亡
呼吸声	呼吸气粗有力，伴咳嗽流涕	外感实证，肺蕴痰热
	呼吸急促，喉间哮鸣	邪壅气道之哮喘
	呼吸急迫，甚则鼻扇，咳嗽频作	肺气闭郁
	呼吸窘迫，面青呛咳	异物堵塞气道
	呼吸微弱或呈抽泣样	肺气将绝之象
咳嗽声	咳声高亢	实证
	咳声低微	虚证
	干咳无痰/痰少黏稠	燥邪犯肺，或肺阴受损
	干咳无痰，吭吭有声	喉痹咽炎
	咳嗽频频，痰稠难咳，喉中痰鸣	痰热蕴肺，或肺气闭塞
	咳声嘶哑如犬吠	白喉、急喉风
	咳时呕吐，伴鸡鸣样回声	顿咳（百日咳）
语言声	妄言乱语，语无伦次，声音粗壮称为谵语	心气大伤
	语声过响，多言躁动	阳热有余
	语声低弱，多语无力	气虚心怯
	语声重浊，伴有鼻塞、流清涕	风寒束肺
	语声嘶哑，呼吸不利	毒结咽喉
	小儿惊呼尖叫	剧痛、惊风
	喃喃独语	心虚、痰阻
	语声謇涩	热病高热伤津，或痰湿蒙闭心包
呕逆声	声响亮有力，来势急骤	实证、热证
	声低弱无力，来势徐缓	虚证、寒证

2. 嗅气味

	临床表现	临床意义
口气	口气臭秽	胃热
	嗳气酸腐	乳食内积
	口出血腥气	血证齿衄
	口气如烂苹果味	酮症酸中毒
	口气腥臭，频频作咳	肺热郁蒸，郁结成脓的肺痈
	口中有尿气	阴浊上泛之关格
二便	大便臭秽	湿热积滞
	大便稀，酸臭如败卵	多为伤食
	下利清谷，无明显臭味	脾肾两虚
	小便短赤，气味臊臭	湿热下注
	小便清长而臭	脾肾虚寒
	小便及周身有鼠尿臭味	苯丙酮尿症
呕吐物	吐物酸臭	食滞化热
	吐物臭秽如粪	肠腑气阻，秽粪上逆之肠结

问诊

	临床表现	临床意义
寒热	恶寒发热无汗	外感风寒
	发热有汗	外感风热
	寒热往来	邪郁少阳
	但热不寒	里热
	但寒不热	里寒
	大热、大汗、口渴	阳明热盛
	发热持续，热势鸱张，身热不扬，午后热盛，面黄苔腻	湿热内蕴
	夏季高热，持续不退，伴无汗，口渴，多尿，秋凉后自平	夏季热
	午后或傍晚潮热，伴盗汗	阴虚发热、夜间发热
	腹壁手足心热，胸满不食	内伤乳食
	小儿怕冷，神疲纳呆	里寒/阳虚之证
汗	白天不活动，稍动即汗出	气虚卫外不固之自汗
	入睡后汗出，醒后汗止	阴虚/气阴两虚之盗汗
	外感初起无汗	风寒束表
	外感初起有汗	多为风邪/风热外袭
	热病中汗出热不解	表邪入里
	若大汗，口渴，烦躁，脉洪大	里热实证
	若大汗淋漓，伴呼吸喘促，肢冷脉伏	阳气将绝，元气欲脱之危象

切诊（按诊）

	临床表现	临床意义
头囟	囟门逾期不闭/颅骨按之不坚而有弹性感	肾气不足，发育欠佳（佝偻病）
	囟门凹陷为囟陷	严重吐泻、亡津液
	囟门隆凸，按之紧张，为囟填	风火痰热
	颅骨开解，头大额缩，囟门宽大者为解颅	先天肾气不足，或后天髓热膨胀
四肢	四肢厥冷，面白唇淡	虚寒
	四肢厥冷，唇舌红赤	真热假寒
	手足心热	阴虚内热/内伤乳食
	四肢全身俱热，伴有表证	外感发热
	高热时四肢厥冷为热深厥深；四肢挛急抽动	惊风/痫证
	反复发热后一侧或两侧肢体细弱畸形，肌肉萎缩	瘟热疫毒所致软脚瘟（小儿麻痹症）
	热病后，手足颤动/拘挛，肢体强直	虚风内动之后遗症
皮肤	肤冷汗多	阳气不足
	肤热无汗	热盛
	肌肤肿胀，按之随手而起	阳水
	肌肤肿胀，按之凹陷难起	阴水
	皮肤干燥而松弛	液脱

考点 中医特色治疗技术

推拿	拔罐	敷贴法
以中医的脏腑、经络学说为理论基础，结合西医的解剖和病理诊断，用手法作用于人体体表特定部位，以调节机体生理、病理状况达到理疗目的的方法	火罐法：闪火法、投火法、滴酒法	用药物制成软膏、药饼，或研粉撒于普通膏药上，敷贴于局部的一种外治法
	抽气法	
	水罐法	

下篇　临床篇

第二章　肺系病证

考点 感冒★

	证型	证候	治法	方药
主证	风寒感冒	恶寒重，发热轻，无汗，流清涕	辛温解表	荆防败毒散
	风热感冒	发热重，有汗/少汗，咽红肿痛，口干渴	辛凉解表	银翘散
	暑邪感冒	发热，鼻塞，身重困倦，胸闷，泛恶，口渴心烦	清暑解表	新加香薷饮
	时邪感冒	起病急骤，高热恶寒，心烦，目赤咽红	清热解毒	银翘散 + 普济消毒饮

续表

证型		证候	治法	方药
兼证	夹痰	咳嗽较剧，痰多，喉间痰鸣	风寒夹痰：辛温解表，宣肺化痰；风热夹痰：辛凉解表，清肺化痰	风寒夹痰证＋三拗汤、二陈汤；风热夹痰证＋桑菊饮
	夹滞	脘腹胀满，不思饮食，呕吐酸腐，口气秽浊	解表兼以消食导滞	加用保和丸
	夹惊	惊惕哭闹，睡卧不宁，甚至骤然抽搐、神昏	解表兼以清热镇惊	加用镇惊丸，可另服小儿回春丹、琥珀抱龙丸/小儿金丹片

考点　咳嗽 ★

证型	证候	治法	方药
风寒咳嗽	痰白清稀，恶寒无汗	疏风散寒，宣肺止咳	杏苏散
风热咳嗽	痰黄黏稠，发热恶风，头痛	疏风解热，宣肺止咳	桑菊饮
痰热咳嗽	痰多色黄，喉间痰鸣	清热泻肺，宣肃肺气	清金化痰汤
痰湿咳嗽	咳嗽重浊，痰多壅盛，色白而稀，胸闷纳呆	燥湿化痰止咳	三拗汤＋二陈汤
气虚咳嗽	咳而无力，面色㿠白，少气懒言，语声低微	健脾补肺，益气化痰	六君子汤加味
阴虚咳嗽	痰少而黏，午后潮热或手足心热	养阴润肺，化痰止咳	沙参麦冬汤

考点　肺炎喘嗽 ★

证型		证候	治法	方药
常证	风热闭肺证	咳嗽气急，痰多→高热烦躁，咳嗽微喘，气急鼻扇	辛凉宣肺，降逆化痰	表热为主银翘散；里热为主麻杏石甘汤
	风寒郁肺证	恶寒发热，无汗，呛咳气急，痰白稀	辛温宣肺，化痰降逆	华盖散
	毒热闭肺证	喘憋，涕泪俱无，鼻孔干燥，面赤	清热解毒，泻肺开闭	黄连解毒汤＋麻杏石甘汤
	痰热闭肺证	咳嗽喘促，气急鼻扇，喉间痰鸣	清热涤痰，开肺定喘	五虎汤＋葶苈大枣泻肺汤
	阴虚肺热证	干咳少痰，面色潮红，五心烦热	养阴清肺，润肺止咳	沙参麦冬汤
	肺脾气虚证	咳嗽无力，喉中痰鸣，低热起伏不定	补肺健脾，益气化痰	人参五味子汤
变证	心阳虚衰证	突然面色苍白，口唇紫绀，四肢厥冷，烦躁不安	温补心阳，救逆固脱	参附龙牡救逆汤
	邪陷厥阴证	壮热神昏，烦躁谵语，四肢抽搐，口噤项强，双目上视，指纹青紫可达命关	平肝息风，清心开窍	羚角钩藤汤＋牛黄清心丸

考点　哮喘 ★

证型		证候	治法	方药
发作期	寒性哮喘	痰稀色白，多泡沫，形寒肢冷，流清涕	温肺散寒，涤痰定喘	小青龙汤＋三子养亲汤
	热性哮喘	喉间哮吼痰鸣，痰稠黄难咳	清肺涤痰，止咳平喘	麻杏石甘汤＋苏葶丸
	外寒内热	咳痰黏稠色黄，流清涕，恶寒发热	散寒清热，降气平喘	大青龙汤

	证型	证候	治法	方药
迁延期	风痰内蕴，肺脾气虚	咳喘动则气喘，面色少华，易于出汗，神疲纳呆	祛风化痰，补益肺脾	二陈汤＋人参五味子汤
	风痰内蕴，肾气亏虚	喘促胸满，咳嗽，喉中痰鸣，神疲纳呆，小便清长	泻肺祛痰，补肾纳气	偏于上盛苏子降气汤；偏于下虚都气丸＋射干麻黄汤
缓解期	肺脾气虚证	面色少华，形瘦纳差，便溏	健脾益气，补肺固表	人参五味子汤＋玉屏风散
	脾肾阳虚证	面色苍白，形寒肢冷，气短心悸	健脾温肾，固摄纳气	金匮肾气丸
	肺肾阴虚证	喘促乏力，形体消瘦，面色潮红，手足心热	补肾敛肺，养阴纳气	麦味地黄丸

考点　反复呼吸道感染

证型		证候	治法	方药
肺脾气虚证	反复外感	少气懒言，多汗，食少纳呆，大便不调	健脾补肺	玉屏风散
气阴两虚证		手足心热，神疲乏力，纳呆食少	益气养阴	生脉散
肺胃实热证		口臭，口舌易生疮，汗多而黏，夜寐欠安	清泻肺胃	凉膈散

第三章　脾系病证

考点　口疮★

证型		证候	治法	方药
风热乘脾证	口腔溃烂	周围焮红，灼热疼痛，流涎拒食，口臭涎多，面赤口渴	疏风清热	银翘散
心火上炎证		叫扰啼哭，面赤唇红，口干	清心泻火	泻心导赤汤
脾胃积热证		融合成片，满口糜烂，边缘鲜红，疼痛拒食，口臭涎多黏稠	通腑泻火	凉膈散
虚火上浮证		神疲颧红，手足心热，口干不渴，虚烦不寐	滋阴降火，引火归原	六味地黄丸＋肉桂

考点　厌食★

证型	证候	治法	方药
脾失健运证	脘腹饱胀，嗳气泛恶，大便不调	调和脾胃，运脾开胃	不换金正气散
脾胃气虚证	大便偏稀夹不消化食物，面色少华	健脾益气，佐以助运	异功散加味
脾胃阴虚证	食少饮多，皮肤失润，大便偏干，小便短黄，烦躁少寐，手足心热	滋脾养胃，佐以助运	养胃增液汤
肝脾不和证	胸胁痞满，性情急躁，面色少华，神疲肢倦	疏肝健脾，理气助运	逍遥散

考点 疳证★

病机		脾胃虚损，津液消亡		
证型		证候	治法	方药
常证	疳气	面色萎黄少华，毛发稀疏，精神欠佳，性急易怒	调和脾胃，益气助运	资生健脾丸
	干疳	皮肤干瘪起皱，皮包骨头，毛发干枯，表情冷漠呆滞，夜寐不安，腹凹如舟，杳不思食	补脾益气，养血活血	八珍汤
	疳积	面色萎黄少华，青筋暴露，毛发稀疏结穗	消积理脾，和中清热	肥儿丸
兼证	疳肿胀	足踝浮肿，眼睑浮肿，颜面及全身浮肿，面色无华，神疲乏力	健脾温阳，利水消肿	防己黄芪汤＋五苓散
	眼疳	两目干涩，畏光羞明，眼角赤烂，黑睛浑浊，白翳遮睛/夜盲眼痒	养血柔肝，滋阴明目	石斛夜光丸；夜盲用羊肝丸
	口疳	口舌生疮，满口糜烂，秽臭难闻，面赤心烦	清心泻火，滋阴生津	泻心导赤散

考点 呕吐★

证型	证候	治法	方药
寒邪犯胃证	呕吐物清冷，胃脘不适或疼痛，鼻塞流涕	疏风散寒，化湿和中	藿香正气散
乳食积滞证	以吐为快，不思乳食，口气臭秽，脘腹胀满	消乳化食，和胃降逆	伤乳用消乳丸；伤食用保和丸
胃热气逆证	呕吐频繁，呕哕声宏，吐物酸臭，口渴多饮	清热泻火，和胃降逆	黄连温胆汤
脾胃虚寒证	朝食暮吐，暮食朝吐，吐出多为清稀痰水	温中散寒，和胃降逆	丁萸理中汤
肝气犯胃证	每因情志刺激加重，易怒易哭	疏肝理气，和胃降逆	解肝煎

考点 腹痛★

证型	证候	治法	方药
腹部中寒证	遇寒痛甚，痛处喜暖，面色苍白	温中散寒，理气止痛	养脏汤
乳食积滞证	呕吐，吐物酸馊，矢气频作，大便秽臭	消食导滞，行气止痛	香砂平胃散
胃肠结热证	疼痛拒按，大便秘结，手足心热	通腑泄热，行气止痛	大承气汤
脾胃虚寒证	腹痛绵绵，痛处喜按，得温则舒	温中健脾，缓急止痛	小建中汤＋理中丸
气滞血瘀证	腹部癥块拒按，肚腹硬胀，青筋显露	活血化瘀，行气止痛	少腹逐瘀汤

考点 泄泻★

证型		证候	治法	方药
常证	风寒泻	大便清稀，夹有泡沫，臭气不甚，恶寒发热	疏风散寒	藿香正气散
	湿热泻	大便水样，或如蛋花样，泻下急迫，味秽臭	清热利湿	葛根芩连汤
	伤食泻	气味酸臭，或如败卵，脘腹胀满或有呕吐	消食化滞	保和丸
	脾虚泻	食后作泻，时轻时重，面色萎黄，神疲倦怠	健脾益气	七味白术散
	脾肾阳虚	食入即泻，澄澈清冷，形寒肢冷，睡时露睛	温补脾肾	附子理中汤＋四神丸
变证	气阴两伤	心烦不安，眼窝及囟门凹陷，皮肤干燥	益气敛阴	人参乌梅汤
	阴竭阳脱	表情淡漠，面色青灰，冷汗自出，哭声微弱	温阳固脱	生脉散＋参附龙牡救逆汤

考点　营养性缺铁性贫血

证型	证候	治法	方药
脾胃虚弱证	面色萎黄，唇淡甲白，食欲不振	健运脾胃，益气养血	六君子汤＋当归补血汤
心脾两虚证	发黄稀疏，心悸怔忡，头晕目眩	补脾养心，益气生血	归脾汤
肝肾阴虚证	盗汗，颧红，腰膝酸软，发育迟缓	滋养肝肾，调补精血	左归丸
脾肾阳虚证	面色㿠白，畏寒肢冷，纳呆便溏	温补脾肾，填精养血	右归丸

第四章　心肝系病证

考点　病毒性心肌炎★

证型	证候	治法	方药
风热犯心证	低热延绵，鼻塞流涕，咽红肿痛	疏风清热，解毒护心	银翘散
湿热侵心证	寒热起伏，恶心呕吐，腹痛腹泻	清热化湿，宁心通脉	中焦宣痹汤
气阴两虚证	少气懒言，烦热口渴，烦热口渴，自汗盗汗	益气养阴，宁心安神	生脉散
痰瘀互结证	心痛如针刺，脘腹满闷，恶心泛呕，面色晦暗	活血化瘀，祛痰化浊	瓜蒌薤白半夏汤＋失笑散
心阳虚衰证	心悸怔忡，四肢厥冷，口唇发紫，呼吸浅促，舌质淡暗	益气回阳，救逆固脱	参附龙牡救逆汤

考点　注意力缺陷多动障碍

证型	证候	治法	方药
心肝火旺证	面赤烦躁，大便秘结，小便色黄	清心平肝，安神定志	安神定志丸
痰火内扰证	胸中烦热，懊恼不眠，纳少口苦	清热泻火，化痰宁心	黄连温胆汤
肝肾阴虚证	腰酸乏力，五心烦热，盗汗，大便秘结	滋养肝肾，平肝潜阳	杞菊地黄丸
心脾两虚证	自汗盗汗，偏食纳少，面色无华，舌质淡	养心安神，健脾益气	归脾汤＋甘麦大枣汤

考点　抽动障碍★

证型	证候	治法	方药
外风引动证	喉中异声/秽语，每于感冒后症状加重，鼻塞流涕，咽红咽痛	疏风解表，息风止动	银翘散
肝亢风动证	头晕头痛，面红目赤，腹动胁痛，便干尿黄	平肝潜阳，息风止动	天麻钩藤饮
痰火扰神证	眩晕，睡眠多梦，喜食肥甘，烦躁易怒，口苦口干	清热化痰，息风止动	黄连温胆汤
脾虚肝旺证	精神倦怠，面色萎黄，食欲不振，形瘦性急	扶土抑木，调和肝脾	缓肝理脾汤
阴虚风动证	咽干清嗓，形体偏瘦，性情急躁，两颧潮红	滋水涵木，柔肝息风	大定风珠

考点　癫痫★

证型	证候	治法	方药
惊痫	惊惕不安，如人将捕之状，四肢抽搐，夜卧不宁	镇惊安神	镇惊丸
痰痫	喉间痰鸣，瞪目直视，局部肢体抽搐，舌苔白腻	豁痰开窍	涤痰汤
风痫	强直，四肢抽搐，两目上视/斜视，牙关紧闭，口吐白沫	息风止痉	定痫丸
瘀痫	四肢抽搐，抽搐部位及动态较为固定，头痛，大便干结	化瘀通窍	通窍活血汤
虚痫	眩晕，神疲乏力，少气懒言，腰膝酸软，四肢不温	补益脾肾	河车八味丸

第五章　肾系病证

考点　水肿★

证型		证候	治法	方药
常证	风水相搏证	浮肿，皮肤光亮，按之凹陷即起，小便少	疏风利水	麻黄连翘赤小豆汤
	湿热内侵证	口苦口黏，小便黄赤短少	清热利湿	三妙丸 + 导赤散
	肺脾气虚证	浮肿明显，面色少华，体倦乏力，纳差，易出汗	健脾益气	参苓白术散 + 玉屏风散
	脾肾两虚证	全身浮肿，以腰腹下肢为甚，按之深陷难起。偏于脾阳虚，大便多溏，脘腹闷胀；偏于肾阳虚，腰酸怕冷，尿淡而频	温肾健脾	偏肾阳虚真武汤；偏脾阳虚实脾饮
	肝肾阴虚证	面色潮红，目睛干涩/视物不清，痤疮，失眠多汗	滋阴降火，平肝补肾	知柏地黄丸
	气阴两虚证	面色无华，神疲乏力，汗出，头晕耳鸣，口干咽燥，咽部暗红，手足心热	益气养阴，化湿清热	玉屏风散 + 六味地黄丸
变证	水凌心肺证	肢体浮肿，咳嗽，气急，心悸，胸闷	泻肺逐水，温阳扶正	己椒苈黄丸 + 参附汤
	邪陷心肝证	头痛眩晕，视物模糊，烦躁，抽搐	平肝息风，泻火泄热	龙胆泻肝汤
	水毒内闭证	头晕头痛，恶心呕吐，昏迷	辛开苦降，辟秽解毒	温胆汤 + 附子泻心汤

考点　遗尿

证型	证候	治法	方药
下元虚寒证	天气寒冷时加重，小便清长，神疲乏力	温补肾阳，固涩止遗	桑螵蛸散 + 菟丝子散
肺脾气虚证	平素易感冒，面色少华，少气懒言	补肺健脾，益气升清	补中益气汤 + 缩泉丸
心肾失交证	寐不安宁，烦躁叫扰，五心烦热，形体较瘦	清心滋肾，安神固脬	导赤散 + 交泰丸
肝经湿热证	气味腥臊，性情急躁，夜卧不安或梦语龂齿	清利湿热，泻肝止遗	龙胆泻肝汤

考点　性早熟

证型	证候	治法	方药
阴虚火旺证	颧红潮热，盗汗，头晕，五心烦热，舌质红	滋阴降火	知柏地黄丸
肝郁化火证	胸闷不舒/乳房胀痛，心烦易怒，嗳气叹息，舌质红	疏肝解郁，清心泻火	丹栀逍遥散

第六章　传染病

考点　麻疹★

	证型	证候	治法	方药
顺证	邪犯肺卫证（初热期）	口腔两颊黏膜红赤，近臼齿处可见麻疹黏膜斑	辛凉透表，清宣肺卫	宣毒发表汤
	邪炽肺脾证（见形期）	从耳后发际、颈项、头面、胸腹、四肢顺序出现红色斑丘疹	清热解毒，透疹达邪	清解透表汤
	肺胃阴伤证（收没期）	疹开始顺序消退，皮肤可见糠麸样脱屑和色素沉着，发热渐退	养阴益气，清解余邪	沙参麦冬汤
逆证	邪毒闭肺证	鼻翼扇动，喉间痰鸣，口唇紫绀，面色青灰	清热解毒，宣肺开闭	麻杏石甘汤
	邪毒攻喉证	咳嗽气促，喘憋，呼吸困难，胸高胁陷，面唇紫绀	清热解毒，利咽消肿	清咽下痰汤
	邪陷心肝证	烦躁不安，神昏谵妄，四肢抽搐，喉间痰鸣，皮疹融合，稠密紫暗	平肝息风，清心开窍	羚角钩藤汤

考点　风疹

证型	证候	治法	方药
邪犯肺卫证	发热恶风，皮疹先见于头面、躯干，随即遍及四肢	疏风清热透邪	银翘散
邪炽气营证	高热口渴，烦躁不安，疹色鲜红或紫暗，疹点密集，甚至可融合成片	清气凉营解毒	透疹凉解汤

考点　丹痧

证型	证候	治法	方药
邪侵肺卫证	发热骤起，头痛畏寒，灼热无汗	辛凉宣透，清热利咽	银翘散
毒炽气营证	烦躁口渴，壮热不解，糜烂白腐	清气凉营，泻火解毒	凉营清气汤
肺胃阴伤证	低热，唇燥，干咳	养阴生津，清热润喉	沙参麦冬汤

考点　水痘

	证型	证候	治法	方药
常证	邪伤肺卫证	疱疹形小，疹色红润，疱浆清亮，低热，鼻塞流涕	疏风清热，利湿解毒	银翘散＋六一散
	邪炽气营证	疱疹形大，疹色红赤，疱浆浑浊，壮热，面赤唇红，目赤，口舌生疮	清气凉营，解毒化湿	清瘟败毒饮

续表

	证型	证候	治法	方药
变证	邪陷心肝证	喷射性呕吐，壮热，烦躁不安，谵语，嗜睡，根脚较硬	镇惊息风，清热解毒	羚角钩藤汤 + 清瘟败毒饮
	邪毒闭肺证	发热，喉间痰鸣，气急喘促，鼻扇，口唇紫绀	清热解毒，开肺定喘	麻杏石甘汤 + 黄连解毒汤

考点　痄腮★

	证型	证候	治法	方药
常证	温毒外袭证	漫肿疼痛，头痛，咽红，纳少	疏风清热，消肿散结	柴胡葛根汤
	热毒蕴结证	肿胀疼痛，坚硬拒按，烦躁不安	清热解毒，散结软坚	普济消毒饮
变证	邪陷心肝证	头痛项强，呕吐，嗜睡神昏	清热解毒，息风开窍	清瘟败毒饮
	毒窜睾腹证	一侧/两侧睾丸肿胀疼痛，恶心呕吐	清肝泻火，活血止痛	龙胆泻肝汤

考点　手足口病★

	证型	证候	治法	方药
常证	邪犯肺脾证	流涕咳嗽，纳差恶心	宣肺解表，清热化湿	甘露消毒丹
	心脾积热证	心烦躁扰，口舌干燥，疼痛拒食	清热泻脾，泻火解毒	清热泻脾散 + 导赤散
	湿热蒸盛证	身热，疱疹色泽紫暗，稠密，疱液浑浊，舌质红绛	清热凉营，解毒祛湿	清瘟败毒饮
	气阴两伤证	疱疹渐退，食欲不振，神疲乏力	益气健脾，养阴生津	生脉散
变证	邪陷厥阴证	嗜睡易惊，神昏谵语，舌质红绛	解毒清热，息风开窍	清瘟败毒饮 + 羚角钩藤汤
	邪伤心肺证	壮热不退，鼻翼扇动，口唇紫绀，咳吐白色	泻肺逐水，温阳扶正	己椒苈黄丸 + 参附汤
	湿热伤络证	肢体痿软，低热，胸脘痞闷，小便赤涩	清热利湿，疏通经络	四妙散

第七章　其他病证

考点　紫癜★

证型	证候	治法	方药
风热伤络证	下肢及臀部多，呈对称分布，颜色鲜红	祛风清热，凉血安络	银翘散
血热妄行证	斑色鲜红，鼻衄，齿衄，脉数有力	清热解毒，凉血止血	犀角地黄汤
气不摄血证	斑色淡紫，面色苍黄，食欲不振，头晕心慌	健脾养心，益气摄血	归脾汤
阴虚火旺证	鼻衄、齿衄，血色鲜红，低热盗汗，少寐	滋阴清热，凉血化瘀	大补阴丸

考点　汗证

证型	证候	治法	方药
表虚不固证	肩背部汗出明显，神疲乏力，面色少华	益气固表敛汗	玉屏风散 + 牡蛎散
营卫不和证	盗汗，汗出遍身，持续性汗出	调和营卫	黄芪桂枝五物汤

证型	证候	治法	方药
气阴亏虚证	盗汗，汗出，手足心热，苔少	益气养阴	生脉散
脾胃积热证	自汗/盗汗，汗出肤热，汗液黏稠，口舌生疮，口渴不欲饮	清心泻脾，清利湿热	导赤散 + 泻黄散

考点　皮肤黏膜淋巴结综合征

证型	证候	治法	方药
邪在卫气证	双目红赤，口唇泛红，口腔黏膜潮红，咽红	清热解毒，辛凉透表	银翘散
气营两燔证	壮热不退，昼轻夜重，斑疹遍布，斑疹多形色红，唇赤干裂，烦躁不宁	清气凉营，解毒化瘀	清瘟败毒饮
气阴两伤证	倦怠乏力，咽干口燥，口渴欲饮	益气养阴，清解余热	沙参麦冬汤

考点　佝偻病

证型	证候	治法	方药
肺脾气虚证	发稀疏而见枕秃，面色少华，肌肉松弛，纳呆，大便不调	健脾补肺，益气固表	人参五味子汤
脾虚肝旺证	夜惊啼哭，抽搐，神疲纳呆，坐立行走无力	扶土抑木，理脾平肝	益脾镇惊散
脾肾亏损证	面色苍白无华，头汗淋漓，肢软乏力，有明显骨骼改变症状	补肾填精	补天大造丸

第八章　西医疾病

考点　哮喘持续状态

诊断依据	发作前可有流涕、打喷嚏和胸闷，发作时呼吸困难。可见桶状胸、三凹征，肺部满布呼气相哮鸣音，哮喘急性发作经合理使用支气管舒张剂和糖皮质激素等哮喘缓解药物治疗后，仍有严重或进行性呼吸困难
鉴别诊断	毛细支气管炎、肺结核、气道异物、先天性呼吸系统畸形、支气管肺发育不良和先天性心血管疾病
治疗	①氧疗。②补液、纠正酸中毒。③糖皮质激素。④支气管扩张剂的使用：吸入型速效 β_2 受体激动剂，氨茶碱静脉滴注，抗胆碱能药物。⑤肾上腺素皮下注射。⑥镇静剂 + 水合氯醛灌肠，或地西泮镇静。⑦抗菌药物治疗

考点　脱水

脱水的程度	轻度脱水：表示有3% ~5%体重减少或相当于体液丢失30 ~50mL/kg。 中度脱水：表示有5% ~10%的体重减少或相当于体液丢失50 ~100mL/kg。 重度脱水：表示有10%以上的体重减少或相当于体液丢失100 ~120mL/kg
临床表现	低渗性脱水：氮质血症，尿比重降低，水中毒、脑水肿。初期可无口渴，多有四肢厥冷、皮肤花斑、血压下降、尿量减少等休克症状。 高渗性脱水：剧烈口渴、高热、烦躁不安、肌张力增高等，甚至发生惊厥、氮质血症

考点　心力衰竭

临床表现	呼吸快速、表浅，频率可达 50 次/分，喂养困难，体重增长缓慢，烦躁多汗，哭声低弱，肺部可闻及干啰音或哮鸣音。水肿首先见于颜面、眼睑等部位，严重时鼻唇三角区呈现青紫
诊断依据	婴儿＞180 次/分，幼儿＞160 次/分。呼吸困难，青紫突然加重，安静时呼吸达 60 次/分以上。肝大。心音明显低钝，或出现奔马律。突然烦躁不安，面色苍白或发灰，不能用原有疾病解释。尿少、下肢水肿
辅助检查	胸部 X 线：心影多呈普遍性扩大，搏动减弱，肺纹理增多，肺门或肺门附近阴影增加，肺部淤血
治疗	一般治疗：减轻心脏负担，吸氧，纠正水、电解质、酸碱平衡紊乱
	洋地黄类药物：洋地黄化（毛花苷 C 或地高辛静脉注射）
	利尿剂：呋塞米或依他尼酸
	血管扩张剂：血管紧张素转换酶抑制剂、硝普钠、酚妥拉明等
	病因治疗：手术治疗往往是解除先天性心脏病患者心力衰竭的根本措施

考点　呼吸衰竭

临床表现	原发疾病的临床表现，如肺炎、脑炎等症状和体征
	呼吸衰竭的早期常有呼吸窘迫表现，如呼吸急促、鼻翼扇动、胸壁吸气性凹陷、喘息呼吸困难等
	重要脏器的功能异常：低氧、高碳酸血症、酸中毒等足以导致重要脏器的功能异常
治疗	恢复正常的气体交换：治疗原发病，氧疗与呼吸支持，特殊的呼吸支持（液体通气等）；同时使并发症减少到最小程度

考点　休克

临床表现		微循环缺血期（脸色苍白）、微循环淤血期（神志淡漠）、微循环衰竭期（心音低弱）
诊断要点	分布性休克	血管收缩舒张调节功能异常，容量血管扩张，循环血容量相对不足导致的组织低灌注
	心源性休克	心脏泵功能减弱或衰竭引起的心排出量减少
	低血容量性休克	有效循环血量减少，组织灌溉不足、细胞代谢紊乱和功能受损
	梗阻性休克	心脏内外流出道梗阻
治疗		休克体位常用"中凹位"，消除病因（失血、感染、过敏、心肌梗死等），液体复苏是抗休克的基本手段，纠正酸中毒（首选 5% 碳酸氢钠），维护重要脏器功能

第五部分

中医骨伤科学

第一章　中医骨伤的辨证思路

考点　病因辨析

外因	外力伤害	急性损伤（直接暴力、间接暴力和肌肉强烈收缩）；慢性劳损（早期为筋伤局部表现，后可造成骨、脏腑的多种变化）
	外感六淫	外感六淫可引起筋骨、关节疾患，关节疼痛或活动不利，以风、寒、湿邪最为多见
	邪毒感染	外伤后再感受毒邪，或邪毒从伤口乘虚而入，郁而化热，热盛肉腐，附骨成脓，脓毒不泄，蚀筋破骨
	地域环境	地理环境、气候条件和饮食习惯等（大骨节病、氟骨病、佝偻病）
	毒物与放射线	经常接触有害物质，有机或无机毒物、放射线等
内因	年龄、体质、解剖结构、先天因素、病理因素、职业工种、七情内伤等	

考点　辨证方法

八纲	阴阳	阳证：阳气亢盛，脏腑功能亢进；阴证：阳气虚衰，阴寒内盛
	表里	躯体皮毛、肌肉、筋骨属于表，体内脏腑气血、骨髓为里
	寒热	寒证：感受寒邪或阳虚阴盛，以冷、凉为特点。热证：感受热邪或阴虚阳盛，以温、热为特点
	虚实	虚：正气虚，人体脏腑生理活动及维持活动的基础物质不足；实：邪气亢盛有余
气血	损伤在气可致气虚、气滞、气逆、气闭、气脱；损伤在血可致血虚、血瘀、血脱和血热	
脏腑	肝（肝气郁结、肝火上炎、肝阳上亢、肝风内动、肝血虚、肝胆湿热）、肾（肾气虚、肾阴虚、肾阳虚、肾精不足）、脾胃（脾气虚弱、脾阳虚、脾虚湿困、脾不统血）等	
筋骨	最早见于巢元方《诸病源候论》。筋伤（筋弛、筋纵、筋翻、筋转、筋卷、筋离、筋合），骨伤（骨软、骨硬、骨断、骨碎、骨歪、骨整）	
三期	初期（损伤后第1~2周），多血瘀气滞；中期（损伤后3~6周），多气虚血瘀；后期（损伤后第7周以后），多气血亏虚，肝肾亏虚	

第二章　骨伤科诊断程序

考点　问诊

内容	概述
一般情况	患者姓名、性别、年龄、职业、婚姻、民族等
主诉	主要症状、体征、部位及持续时间，提示病变的性质
现病史	起病情况、病变情况、诊治经过和现在症状
既往史	基础疾病，以及传染性疾病史、手术史、输血史、食物及药物过敏史、预防接种史等
个人史	职业及工种的年限，工作性质、条件和常处体位，以及个人嗜好，有无疫区旅居史或传染病患者接触史。对妇女要询问月经、妊娠、哺乳史等
家族史	家族内成员的健康状况

考点　望诊

内容	分类	辨证
望全身	望神色	正气未伤：精神爽朗，面色清润；正气已伤，病情较重：面容憔悴、神气委顿、色泽晦暗；危候：神志昏迷、目暗睛迷、瞳孔缩小或散大、形羸色败、呼吸异常
	望形态	改变见于骨折、关节脱位、严重筋伤，可因疼痛、无力等出现被迫体态或保护性姿势
	望步态	短肢性步态：一侧下肢短缩超过3cm以上；摇摆步态：臀中肌无力；跨阈步态：腓总神经损伤导致足尖下垂；间歇性跛行：腰椎椎管狭窄症
望局部	望畸形	骨折、脱位或退行性病变
	望肿胀、瘀斑	肿胀较重而肤色青紫者，为新伤；肿胀较轻而青紫带黄者多为陈伤
	望创口和手术切口	注意创口的大小、深浅，边缘是否整齐，是否被污染及有无异物，色泽鲜红还是紫暗，以及出血情况等
	望肢体功能	异常的功能代表结构的异常
望舌	察舌质	舌色红绛为热证，舌色青紫为伤后气血运行不畅，瘀血凝聚
	望舌苔	薄白而润滑为正常舌苔，黄苔一般主热证，厚薄与邪气的盛衰成正比

考点　触诊
触痛点和筋结、触畸形、触肿块和触异常活动

内容	应用
触痛点和筋结	牵涉痛、放射痛，需要进一步触诊。对于隐匿性损伤，触诊压痛点防止漏诊
触畸形	感受凸起、凹陷、尖锐、钝性等畸形，可用于判断骨折和脱位的位置、移位情况等
触肿块	注意部位、质地、大小及边界、活动度、有无粘连及波动感等
触异常活动	多见于骨折和韧带断裂

切诊

脉象	性质特点	临床意义
浮脉	轻按应指即得，重按之后反觉脉搏的搏动力量稍减而不空	新伤瘀肿、疼痛剧烈或兼有表证
沉脉	轻按不应，重按始得	主病在里，内伤气血、腰脊损伤疼痛时多见
迟脉	脉搏至数缓慢，每息脉来不足四至	主寒、主阳虚，常见于筋伤挛缩、瘀血凝滞。迟而无力见于损伤后期气血不足，复感寒邪
数脉	每息脉来超过五至，在损伤发热时多见	数而有力为实热，数而无力为虚热。浮数热在表，沉数热在里
滑脉	往来流利，如盘走珠	主痰饮、食滞。胸部挫伤血实气壅及妊娠期
涩脉	脉形不流利，细而迟，往来艰涩，如轻刀刮竹	主气滞、血瘀、精血不足。损伤血亏津少不能濡润经络的虚证、气滞血瘀的实证
弦脉	脉来端直以长，如按琴弦，主诸痛、肝胆疾病、阴虚阳亢	胸胁部损伤及各种损伤剧烈疼痛时，弦而有力者称为紧脉，外感寒盛之腰痛
濡脉	浮而细软，脉气无力以动	气血两虚
洪脉	脉形如波涛汹涌，来盛去衰，浮大有力，应指脉形宽，大起大落	主热证，见于伤后邪毒内蕴，热邪炽盛，或伤后血瘀化热
细脉	脉细如线	虚损，以阴血虚为主，或气虚或久病体弱
芤脉	浮大中空	多见于损伤出血过多时

脉象	性质特点	临床意义
结、代脉	间歇脉的统称。脉来缓慢而时一止，止无定数为结脉；脉来动而中止，不能自还，良久复动，止有定数为代脉	疼痛剧烈，脉气不衔

考点 动诊

概念		通过对关节和肌肉活动的检查，明确其功能状态，以便及时发现疾病的部位	
检查	关节活动功能	主动活动、被动活动	
	肌肉运动功能	肌张力	在静止状态下，肌肉完全松弛时，肌肉仍保持着一定的紧张度
			↓多见于下运动神经元损伤、低血钾、肌肉疾患；↑多见于上运动神经元损伤
			"－"表示肌张力消失，反射消失。"＋"表示肌张力降低，反射减弱。"＋＋"表示肌张力正常，反射正常引出。"＋＋＋"表示肌张力较高，反射亢进。"＋＋＋＋"表示肌肉阵发性痉挛，轻度阵挛。"＋＋＋＋＋"表示肌肉持续性痉挛，严重阵挛

考点 量诊

肢体长度测量法	上肢长度	从肩峰至桡骨茎突尖（或中指尖）
	上臂长度	肩峰至肱骨外上髁
	前臂长度	肱骨外上髁至桡骨茎突，或尺骨鹰嘴至尺骨茎突
	下肢长度下缘的距离	相对长度为髂前上棘到内踝下缘的距离，也可以为脐到内踝的距离
	大腿长度	髂前上棘至膝关节内缘
	小腿长度	膝关节内缘至内踝，或腓骨头至外踝下缘
肢体周径和肌容积测量	粗于健侧	较健侧显著增粗并有畸形者，多属骨折、关节脱位。如无畸形而较健侧粗者，多系筋伤肿胀
	细于健侧	多由于陈伤误治或有神经疾患而致筋肉萎缩
畸形的测量	肘内翻/肘外翻	上肢伸直前臂旋后位，测量上臂与前臂所形成的角度
	膝内翻	两内踝并拢，测两膝间的距离
	膝外翻	两侧股骨内髁并拢，测两侧内踝间的距离
肌力检查	肌力测定方法	嘱患者主动运动关节或施加以阻力来了解肌肉（或肌群）收缩和关节运动情况，从而判断肌力状态
	肌力测定标准	可分为6级：0级、Ⅰ级、Ⅱ级、Ⅲ级、Ⅳ级、Ⅴ级

考点 特殊检查

检查部位	实验方法
颈部	颈椎间孔挤压试验，颈椎间孔分离试验，臂丛神经牵拉试验，深呼吸试验（Adson试验），超外展试验，椎动脉扭曲试验（旋颈试验）
胸腰背部	胸廓挤压试验，直腿抬高试验及加强试验，拾物试验，仰卧挺腹试验，背伸试验
骨盆	骨盆挤压试验，骨盆分离试验，骨盆纵向挤压试验，屈膝屈髋试验，梨状肌紧张试验，床边试验，髋外展外旋试验（"4"字试验），斜扳试验
肩部	搭肩试验（肩关节内收试验），肱二头肌紧张试验，直尺试验，疼痛弧试验，冈上肌腱断裂试验，空罐试验（Jobe test），外旋衰减试验，Lift off试验，Neer试验

中医骨伤科学

续表

检查部位	实验方法
肘部	腕伸肌紧张试验，密耳征（Mill 征），屈肌紧张试验，叩诊试验
腕和手部	握拳试验，腕三角软骨挤压试验，腕管叩击试验，指浅屈肌试验，指深屈肌试验
髋部	髋关节屈曲挛缩试验，托马斯征（Thomas 征），髋关节过伸试验，"望远镜"试验，蛙式试验，下肢短缩试验
膝部	髌骨研磨试验，恐惧试验，关节间隙压痛，麦氏征，挤压研磨试验，抽屉试验，拉赫曼试验（Lachman 试验），侧方挤压试验，浮髌试验
踝部	踝关节背伸试验，足内、外翻试验，踝抽屉试验，提踵试验，跖骨头挤压试验，跟轴线测量

考点　实验室及影像学检查

实验室检查	①血常规：血红蛋白↑见于严重心肺疾患等所致机体缺氧；真性红细胞增多症；大量失水，血液浓缩所致的相对增多。血红蛋白↓见于贫血性疾病及外伤性失血，<70g/L 即达到应输血的标准；白细胞计数↑提示感染的存在，↓见于病毒感染、革兰阴性杆菌感染（伤寒、副伤寒）、血液病、某些抗生素和化学药物的副作用。 ②红细胞沉降率（血沉，ESR）：可观察风湿病、结核病、感染等炎症的动态变化。 ③D-二聚体：血栓和肺栓塞的诊断，恶性肿瘤、脓毒症、肝病也可以引起 D-二聚体增高。 ④血清钙↑甲状旁腺功能亢进、大量应用维生素 D、骨肿瘤、急性骨萎缩等；↓甲状旁腺功能减退、维生素 D 缺乏、骨软化症等。 ⑤血糖↑糖尿病、颅内高压病、颅脑外伤或出血、中枢神经系统感染等；↓胰岛素增多、肝糖原贮存缺乏、急性酒精中毒等。 ⑥尿酸↑痛风、肾脏疾病、白血病、肿瘤。 ⑦类风湿因子↑类风湿关节炎、结缔组织病、慢性肝炎、结核、亚急性感染性心内膜炎。 ⑧C 反应蛋白↑各种急性化脓性炎症、组织坏死、肿瘤、风湿疾病。 ⑨感染两项：PCT 用于检测感染的严重程度，可作为感染和脓毒症病情观察的重要指标。白细胞介素 6↑提示炎症性疾病，如类风湿关节炎、狼疮等自身免疫性疾病和感染等
影像学检查	①X 线：诊断骨折、脱位，骨关节、脊柱的病变及评估治疗效果，观察骨骼生长发育和某些营养及代谢性疾病对骨骼的影响情况。 ②CT：应用于骨折及脱位，四肢骨关节及脊柱肿瘤，脊柱疾患。 ③MRI：磁共振成像术，用于骨折、脊柱、关节

第三章　骨伤科治疗方法

考点　手法
　　　正骨手法

手法	内容
手摸心会	正骨手法的首要步骤，用手触摸骨折部位，按照先轻后重、由浅及深、由远至近、两端相对的方法，也是手法整复的最高境界
拔伸牵引	克服肌肉的拮抗力，矫正重叠移位，恢复肢体长度
旋转回绕	矫正骨折断端的旋转畸形及背向移位
屈伸收展	矫正骨折断端的成角畸形，尤其是关节附近的骨折
端挤提按	侧方及前后移位的畸形
成角折顶	横断或锯齿型骨折
夹挤分骨	两骨并列部位的骨折

手法	内容
摇摆触碰	横断、锯齿型骨折
对扣捏合	分离型或粉碎性骨折
按摩推拿	梳理骨折周围的软组织，使肌肉、肌腱等组织柔顺、舒展，软组织的顺平对骨折复位也具有辅助作用

理筋手法

基本手法	摩法	用手掌或手指在体表做有节律的环形抚摩
	按法	用手指或手掌着力于体表一部位或穴位上，逐渐用力下压
	推法	用手指或手掌着力于人体一定部位或穴位上，用力向一定方向推动
	揉法	用拇指或手掌在皮肤上做轻轻回旋揉动
	拨法	用拇指加大劲力与筋络循行方向横向拨动，或拇指不动，其他四指取与肌束、肌腱、韧带的垂直方向，单向或反复拨动
	擦法	用手掌、大小鱼际、掌根或手指在皮肤上摩擦
	㨰法	指手部在治疗部位以滚动的形式，形成滚压刺激
	拿法	拇指与其他四指相对成钳形，一紧一松地用力提揉捏，以挤捏肉、韧带等软组织
	点法	根据经络循行路线，选择适当穴位，用手指在经穴上点穴按压
	搓法	双手掌面相对放于患部两侧，用力做快速搓揉，同时做上下或前后往返移动
	抖法	双手握住患者上肢或下肢的远端，稍用力做连续、小幅度、快速的上下抖动，使关节松动
运动关节类手法	屈伸法	对关节做被动屈伸运动，适用于功能活动障碍的关节
	旋转扳法	对关节做被动旋转摇晃扳动，多用于颈椎、腰椎，颈部旋转扳法和腰部旋转扳法
	腰部背伸法	腰部背伸的动作达到松解腰部紧张，分为站立位法和卧位法
	拔伸牵引法	术者和助手分别握住患肢的远近端，用力对抗牵引

考点　功能锻炼

原则	以评定为手段，以安全为首要前提
	以恢复和增强肢体固有功能为目的
	强调主被动相结合的锻炼方式
	以患者为主体，医者为保障

考点　药物疗法

骨伤三期辨证用药	初期	攻下逐瘀法，行气活血法，凉血止血法，通窍宣闭法
	中期	和营止痛法，接骨续筋法，舒筋活络法
	后期	补益气血法，滋养肝肾法，调补脾胃法，温经通络法
骨病内治三大法则	消法	清热解毒法，温经通阳法，祛痰散结法
	托法	骨病疮疡中期正虚毒盛，不能托毒外达，疮形平塌，根脚散漫，难溃难腐
	补法	气血虚弱补养气血；脾胃虚弱健脾和胃；肝肾不足补养肝肾
骨伤骨病外治方药	敷贴方药	使用外用药膏及膏药
	掺撒方药	药物碾成细小粉末，直接掺在伤口上，或掺在软膏上敷贴患部
	涂擦方药	将药物制成液状药剂，涂于局部；或在施行理伤手法时，使用于患处
	熏洗方药	热敷熏洗法，湿敷洗涤法
	热熨方药	选用温经祛寒、行气活血止痛的药物，加热后用布袋装好，熨贴于损伤局部

中医骨伤科学

考点 固定

	方法	适应证	禁忌证
非手术固定	夹板固定	四肢闭合性骨折（骨干骨折、关节面完整的关节内骨折、接近关节的干骺端骨折等、创口小且处理良好的四肢开放性骨折）	较严重的开放性骨折，难以整复或固定的关节内骨折，软组织条件差的骨折
	石膏固定	骨折、脱位复位后；神经、血管、肌腱断裂缝合；关节矫形或融合术后；化脓性关节炎、骨髓炎局部制动等	开放性损伤尤其伴有厌氧菌感染者；全身情况不稳定、严重脏器疾患者；肿胀进行性加重者
	牵引疗法 — 皮肤牵引	小儿下肢骨折；骨折需要持续牵引，不需要强力牵引或不适于其他牵引者；不需要较大牵引力的短期牵引；为防止或矫正髋、膝关节屈曲、挛缩畸形者	皮肤有破损或感染、溃疡者；有血运循环障碍，如静脉曲张、血栓栓塞者；皮肤对胶布过敏者；小重量牵引不能达到矫正错位目的者
	牵引疗法 — 骨牵引	成人各种不稳定性骨折；开放性骨折；部分颈椎骨折或脱位；因软组织条件欠佳短期不能行手术者；陈旧性骨折脱位、关节挛缩等成人肌力较强部位的骨折的术前准备	牵引处为开放性损伤污染严重者；牵引局部骨质有损伤、病变及严重骨质疏松者；牵引处皮肤有过敏、感染或疾病等
	牵引疗法 — 牵引带	枕颌带牵引（无截瘫的颈椎骨折脱位、颈椎病、落枕等）、骨盆带牵引（腰椎间盘突出症、腰椎小关节紊乱症、急性腰扭伤等）	稳定性颈椎骨折脱位、脊髓型颈椎病患者一般不进行牵引。腰椎伴有明显松动不稳者，不宜用较大重量牵引
手术固定	外固定器	四肢开放性与感染性骨折、广泛软组织损伤和严重感染的小腿骨折	—
	内固定	手法复位失败或手法复位与外固定技术不能达到功能复位标准；移位的关节内骨折；非手术治疗不能达到良好复位；骨折伴有神经、血管、肌腱韧带等复合损伤；开放性骨折，污染较轻、清创及时彻底者行内固定；多发骨折，畸形愈合或部分骨折不愈合造成功能障碍；骨折伴有关节脱位	—

考点 其他疗法

方法	适应证	禁忌证
封闭疗法	身体各部位的肌肉、肌腱、韧带、筋膜、腱鞘、滑膜、滑囊和神经的急慢性损伤或退行性改变引起的局部疼痛性疾病	发热、局部感染或红肿热痛、血糖控制欠佳、出血倾向或凝血机制障碍、结核、肿瘤、麻醉药和注射药物过敏、严重脏器疾病发作期、体质虚弱难以耐受
针刀疗法	慢性软组织损伤性疾病	发热、感染、凝血功能障碍、糖尿病血糖控制不佳
关节穿刺与注射	关节疾病	—

第四章　创伤概论

考点 创伤的分类

分类	概念
骨折	骨的完整性或连续性遭到破坏者，称为骨折
脱位	凡构成关节的骨端关节面脱离正常位置，引起关节功能障碍者
筋伤	暴力或慢性劳损等原因所造成筋的损伤，也称软组织损伤
内伤	头部内伤、胸部内伤、腹部内伤

第五章　创伤急救

考点　现场急救技术

方法		意义
保持呼吸道通畅		保持呼吸道通畅是首要的
止血	加压包扎止血法	出血是导致休克甚至死亡的重要原因
	指压止血法	
	止血带止血法	
包扎	绷带包扎法	对于开放性伤口，现场救治应进行正确的包扎
	三角巾包扎法	
固定		有疼痛、肿胀、畸形、功能障碍、骨擦音骨折、脱位迹象
搬运与转送		正确的搬运与转送是伤者由现场到达医院的最后环节
预后评估		现场急救时应做到及时、正确。现场伤具有多样性，预后的情况与受伤的复杂程度、医院的救治能力、个人体质等均相关

考点　开放性损伤的处理

正确评估		严重程度由伤口的部位、大小、深浅、是否与骨端或内脏相通等多因素所决定，共分为Ⅰ、Ⅱ、Ⅲ三型，Ⅲ型中又细分为A、B、C三型
清创	时间	一般伤后6~8小时内的伤口经彻底清创后可一期缝合，战伤及火器伤除外
	步骤	清洗和消毒
		清创
		组织修复处理
		关闭伤口
	其他处理	如术中无法对骨折端固定，可选择石膏、骨牵引等固定
		药物治疗
		及时观察伤口变化、判断是否有感染发生
		观察血运、皮肤感觉、运动等，尤其对于神经、血管损伤者

考点　周围神经损伤

临床诊断要领	问诊	外伤的原因、时间和伤时的情况
	望诊	观察肢体畸形、肌肉萎缩及活动受限情况
	触诊和动诊	检查感觉减退或消失的范围，检查每块肌肉主动收缩的情况，检查肌力和运动障碍的程度
	特殊检查	检查反射情况，某些特殊的检查也有助于神经损伤的诊断
	辅助检查	行肌电图检查
治疗	非手术治疗	患肢正确固定；药物治疗；针刺治疗；康复治疗
	手术治疗	越早越好，可用神经松解术、神经吻合术、神经转移与移植术、神经植入术。部分患者无法恢复，改善肢体功能也可行肌腱转移术或关节融合术

中医骨伤科学

考点　周围血管损伤

	方法	操作
临床诊断要领	问诊	问清发病因素，疼痛部位是否为受伤的部位，考虑受伤的部位是否有重要的血管结构，如肢体疼痛部位无外伤则可能为缺血所致
	望诊	精神兴奋或淡漠，或由兴奋逐步转为淡漠，意识模糊或昏迷，面色苍白，口唇发绀，皮肤苍白或瘀紫，多为休克；肢体皮肤紫绀甚至苍白、皮温下降为血流减慢甚至断绝；局部肿胀可为出血形成的血肿
	触诊	皮温、压痛、肿胀程度、动脉搏动、肌力
	辅助检查	影像学检查、彩色多普勒血流图像、动脉造影术
治疗	急救止血	术前及时止血，开放性损伤出血凶猛的，也可使用血管钳止血法和血管结扎法
	休克和多发性损伤	常伴有低血容量型休克，在止血的同时，应积极输液、输血，预防和纠正并发症
	血管痉挛	温热盐水湿纱布覆盖创面，及时解除骨折断端与异物的压迫等
	术后注意事项	观察全身及肢体循环情况，固定与体位，预防感染，继发性大出血，术后正确抗凝
	中医治疗	辨证论治

考点　创伤性休克

	方法	操作
诊断要点要领	问诊	外伤的时间和种类，判断外伤的严重程度
	望诊	观察意识和表情，是否有呼吸异常和发绀，皮肤颜色和温度变化
	相关指标	测量血压和脉搏，记录观察尿量
	实验室检查	血常规和血型，尿常规，电解质检测，凝血功能，血气分析
治疗	一般治疗	患者平卧位，头略放低；注意安静，保暖防暑；保持呼吸道通畅，清除呼吸道分泌物，适当给氧
	控制出血	首要止血。严重出血者，应积极外科手术止血
	处理创伤	维持生命放在第一位
	补充与恢复血容量	在止血的情况下补充与恢复血容量

考点　血栓的预防

	方法	操作
深静脉血栓形成	问诊	如髋部外伤后肢体活动受限，经影像学检查明确为骨折的患者，应问清患者下肢是否肿胀和疼痛，肿胀的程度是否为渐进性加重。问清是否伴有心血管、肾脏等病史，用于排除其他系统因素导致的肢体肿胀
	望诊、触诊	观察患者的意识和表情，是否有呼吸异常和发绀，皮肤颜色和温度变化
	相关指标	皮肤颜色是否发红，局部肿胀情况，足背及胫骨内侧面皮肤肿胀的程度
	辅助检查	下肢血管彩超，下肢静脉彩超对浅、深静脉和肌间静脉血栓均具有较高敏感性，下肢血管彩超是复查的重点
鉴别		对于具有危险因素的患者，如出现不明原因的呼吸困难、呼吸频速、胸膜性胸痛应高度警惕是否为肺栓塞

考点 骨筋膜室综合征

临床诊断要领	问诊	病史（骨折脱位或严重软组织损伤史，伤后处理方式）
	望诊	皮肤及肿胀情况、外固定的方式
	触诊	两点分辨觉的消失和轻触觉的异常出现较早
	辅助检查	骨筋膜室测压，超声多普勒，实验室检查
治疗	保守治疗	仅限于早期患者，及时解除受压因素，将患肢处于与心脏平齐的位置，不可抬高患肢
	手术切开减压	将所有的筋膜室完全切开，释放筋膜腔内压力，恢复血运，让组织重新获得血供，消除缺血状态
	防止感染及其他并发症	感染是要面对的重要并发症，根据对分泌物的细菌培养和药敏试验结果，选用最适合的抗生素
	中医治疗	中医对筋膜室综合征采取分期辨证的方法
预后评估		早期预防、早发现、尽早手术切开减压。如能早期及时手术治疗，一般均可获得较好的临床效果

考点 挤压综合征

临床诊断要领	问诊		受伤的原因及方式、受压部位、范围及肿胀时间，伤后症状及诊治经过
	望诊	望全身	根据不同症状分辨是否有休克、酸中毒及尿毒症
		望局部	是否有疼痛和肿胀、皮肤破损情况、皮温、皮下瘀血、皮肤张力
	辅助检查		尿常规、血常规、血型、电解质、血气分析等检查
治疗	院内外急救处理		尽早解除重物压迫；伤肢制动，适当降温，不抬高；有开放性伤口及活动性出血者，按现场急救措施止血包扎；出现肾衰竭的指征，及早行透析疗法
	伤肢处理		早期切开减压；截肢
	辨证分型		瘀阻下焦证；水湿潴留证；气阴两虚证；气血不足证
预后			有较高的死亡率，应多学科、多措施联合救治，随时观察患者病情变化

考点 脂肪栓塞综合征

临床诊断要领	问诊	有无严重创伤史、发热、颅脑外伤和胸部外伤、骨折的手术方式
	望诊	神志不清、昏迷、谵妄、手足抽搐、呼吸困难、口唇发绀、皮下多发瘀斑和点状出血等，表明病情危重紧急
	辅助检查	肺部 X 片；心电监护；实验室检查
	诊断标准	①主要指标：皮下出血点，非胸部外伤引起的呼吸困难等肺部症状和胸片。 ②次要指标：动脉血氧分压低于 60mmHg，血红蛋白低于 100g/L。 ③参考指标：心动过速，高热，血小板减少，血沉快，尿中脂肪滴及少尿，血清脂肪酶上升，血中出现游离脂肪滴
治疗	呼吸支持疗法	最基本的治疗措施。轻者予以鼻管或面罩给氧，使氧分压维持在 70～80mmHg；重症患者迅速建立通畅气道，行气管内插管甚至气管切开，用机械通气辅助呼吸
	保护脑功能	用冰帽头部降温或冬眠疗法，减少脑组织的耗氧量，也可纠正低氧血症
	药物疗法	激素；抑肽酶；高渗葡萄糖；白蛋白；抗生素
	中医治疗	中药辨证：瘀阻肺络证，瘀贯胸膈证，瘀攻心肺证；针灸：常选用涌泉、足三里、丰隆、血海、人中为主穴，内关、太冲、百会为配穴
预后		轻症自愈，重症患者多发病突然、病情危重，采取积极措施仍出现死亡的风险也较大

第六章　骨折

考点　中西医结合治疗骨折原则

原则	动静结合（固定与活动统一）
	筋骨并重（骨与软组织并重）
	内外兼治（局部与整体兼顾）
	医患合作（医疗措施与患者的主观能动性密切配合）

考点　锁骨骨折★

症状	外伤后锁骨局部的疼痛、肿胀、活动障碍	
临床诊断要领	问诊	外伤的原因、时间、当时的情况及有无合并损伤等
	望诊	患者伤肢常紧贴胸壁侧面，以健侧手托住患肘，头部向患侧肩关节倾斜，颌偏向健侧，患肩向内、下、前倾斜。骨折局部皮肤明显肿胀伴有皮下瘀斑，锁骨上下窝变浅或消失。有移位的骨折，可见向上方和后方的突起，骨折若重叠移位，则患肩变短。肢端肤色、肿胀程度可初步提示是否合并血管损伤等。呼吸困难提示可能有气胸或肋骨骨折
	触诊	能摸到台阶样畸形，并有骨折断端的异常活动
	影像学检查	前后位 X 片检查，必要时可行锁骨45°头倾位检查
治疗	非手术治疗	幼儿无移位骨折或青枝骨折可用三角巾悬吊患侧上肢；轻度移位者用"∞"字绷带或双圈固定1~3周；有移位骨折可用复位（膝顶复位法），固定，练功活动
	手术治疗	①血管神经损伤。②开放性骨折。③移位明显，断端有刺破皮肤的危险。④锁骨远端骨折合并喙锁韧带损伤（Ⅱ型）。⑤多发性骨折患者活动受限。⑥浮动肩。⑦合并癫痫发作、帕金森病等。⑧患者不接受畸形愈合形成的包块。⑨患者无法接受长时间的"∞"字绷带或双圈固定

考点　肱骨外科颈骨折★

症状	外伤后的肩部疼痛、肿胀及活动障碍	
临床诊断要领	问诊	疼痛部位判断受伤的部位；受伤的姿势判断骨折为外展型或是内收型
	望诊	伤肢可紧贴胸壁也可呈外展，以健侧手托患侧肘部。皮肤瘀斑常出现在上臂的前内侧，肩关节局部肿胀
	触诊	上臂近端环形挤压痛和纵轴叩击痛是典型表现。检查皮肤的针刺觉和轻触觉，是否为腋神经损伤
	影像学检查	对肩关节进行正位、穿胸侧位 X 片检查，可以加拍腋位 X 片检查
治疗	非手术治疗	对无移位的裂缝骨折或嵌插骨折，以及对生活质量要求较低或伴有多种疾病、不能耐受手术治疗的患者。多应用复位，固定，练功活动
	手术治疗	手法复位失败或合并血管、神经损伤应手术治疗

考点 肱骨干骨折★

症状		上臂中段部位的疼痛、肿胀多考虑为肱骨干骨折的可能
临床诊断要领	问诊	外伤的原因、疼痛部位、活动情况、时间；腕关节及手指关节的活动、手背虎口部的感觉
	望诊	部分肘关节损伤后表现为严重肿胀，并伴有水疱；前臂及手部的皮肤如表现为苍白或青紫，应考虑血管损伤；伸直型肱骨髁上骨折可导致肘关节呈靴形畸形
	触诊	肘关节近端部位压痛及上臂的纵向叩击痛阳性
	影像学检查	肘关节正侧位 X 片检查，儿童患者拍摄健侧肘关节进行对比
治疗	非手术治疗	非承重骨，即使存在一定程度的短缩、旋转、成角畸形，也能有良好的代偿，多应用复位，固定，练功活动
	手术治疗	应用于闭合复位失败，多发伤，合并血管损伤，开放性骨折，病理性骨折，骨不连，畸形愈合。多采用闭合复位外固定器固定术、切开复位钢板螺钉内固定术、交锁髓内钉内固定术等

考点 肱骨髁上骨折★

症状		外伤后肘部的疼痛、肿胀及关节活动障碍
临床诊断要领	问诊	问清受伤的时间、姿势，有无合并伤，患肢的皮肤感觉有无麻木及活动情况，移位明显者多肿胀较重，受伤后正中神经支配区皮肤有无感觉麻木，关节活动情况
	望诊	上臂部位明显肿胀，呈短缩、成角畸形，皮肤可见明显瘀血，手腕呈下垂的姿势考虑桡神经损伤
	触诊	压痛明显，上臂环形挤压痛和纵轴叩击痛；可触及骨折断端的移位情况；重点检查虎口区感觉、腕关节和手指关节的背伸功能
	影像学检查	肘关节正侧位 X 片检查，儿童患者拍摄健侧肘关节进行对比
治疗	非手术治疗	无移位骨折可置患肢于屈肘90°位，用颈腕带悬吊2~3周。移位骨折行手法复位和夹板固定，以及做握拳、腕关节屈伸练功活动
	手术治疗	夹板固定不能维持，可行经皮穿针内固定；手法复位失败或伴有血管神经损伤者，可行切开复位，采用钢板螺钉内固定术

考点 尺骨鹰嘴骨折

症状		外伤后肘部的疼痛、肿胀及关节活动障碍
临床诊断要领	问诊	受伤的原因、姿势，暴力的来源、时间
	望诊	肘关节后侧肿胀，肘后三角关节改变，皮下可见明显瘀血及青紫。观察患肢远端的皮肤变化、末梢血运及手指屈伸活动情况
	触诊	肘关节后侧的压痛，部分肿胀尚轻者，尺骨近端可触及凹陷及空虚感
	影像学检查	肘关节正侧位 X 片检查，观察骨折是否移位、是否为粉碎及肱尺关节是否稳定。判断有无移位。少数患者表现为尺骨鹰嘴近端撕脱骨折片
治疗	非手术治疗	骨折无移位，或在肘关节屈曲情况下骨折移位<2mm，且肱三头肌结构完整，建议非手术治疗用石膏、夹板或支具将肘关节固定于屈曲20°~30°位3周，后逐渐改为屈肘位固定1~2周
	手术治疗	有移位骨折均建议手术治疗。手术的方式根据骨折的稳定性决定。对于简单横向或斜行骨折，可行克氏针钢丝张力带手术或联合螺钉固定，对于粉碎性骨折和累及冠状突远端的骨折，可行重建钢板或锁定加压钢板固定

考点　桡骨头骨折

临床诊断要领	问诊	常规病史，疼痛部位、活动受限的方式
	望诊	多数为肘关节桡侧的肿胀。观察肘关节的皮肤瘀血及软组织情况，检查有无内侧伴随损伤
	触诊、动诊	桡侧桡骨头部位可有压痛。在不引起疼痛及损伤的前提下，检查肘关节屈伸和前臂旋转活动是否受限，旋转活动时桡骨头部位疼痛会加重，同时应两侧对比
	影像学检查	肘关节的正侧位 X 片，必要时可加拍桡骨头侧位和斜位片。为了排除隐匿性骨折和显示粉碎性骨折情况，可以进行肘关节 CT 检查
治疗	非手术治疗	无移位或轻度移位而不影响旋转功能者，如关节面倾斜度在30°以下，关节面压缩面积<30%或移位<2mm可用
	手术治疗	手法复位不成功者，可选择克氏针撬拨复位；有明显移位的非粉碎性骨折，且影响前臂旋转功能者，可行切开复位内固定术；粉碎性骨折，无法内固定者，可选择桡骨头切除或桡骨头置换术

考点　尺骨上 1/3 骨折合并桡骨头脱位

症状		外伤后肘部及前臂的疼痛、肿胀及畸形
临床诊断要领	问诊	受伤姿势、时间、处理方式等，有无骨折后伸指无力的情况
	望诊	前臂的肿胀程度、皮肤情况。骨折移位明显者可见尺骨成角隆凸或凹陷畸形
	触诊、动诊	压痛部位于尺骨中上段和桡骨头部位。肘关节前外或后外方可以摸到脱出的桡骨头。检查手指是否有被动牵拉痛、桡动脉搏动减弱、手部的皮肤感觉异常，手指指伸肌的肌力等
	影像学检查	前臂正侧位 X 片检查，应包括肘、腕关节。必要时可行双侧对比，以评价上、下尺桡关节
治疗	非手术治疗	可采用手法复位、前臂超肘关节夹板固定治疗。合并桡神经损伤者，亦用此法，桡骨头脱位整复并妥善固定后，桡神经多在3个月内自行恢复；配合一些练功活动
	手术治疗	手法整复失败者，应早期及时切开复位内固定。上尺桡关节部分情况会嵌入软组织，阻碍桡骨头的复位，因此必须切开复位上尺桡关节

考点　尺桡骨干双骨折★

症状		外伤后前臂的疼痛、肿胀及前臂功能消失，主要是旋转功能丧失
临床诊断要领	问诊	损伤的时间、暴力因素，患肢手部的皮肤感觉及活动
	望诊	前臂肿胀，非开放性损伤者皮肤有擦伤、瘀血等。前臂畸形可呈现多种，重叠、成角、旋转、侧方移位等均有可能
	触诊	前臂局部有压痛、纵向挤压痛，可触及骨擦音及骨擦感。常规按骨筋膜室综合征的检查要点进行评估
	影像学检查	前臂正侧位 X 片检查，应包括肘、腕关节。必要时可行双侧对比，以评价上、下尺桡关节。粉碎性骨折，可行 CT 三维重建
治疗	非手术治疗	通过手法复位及夹板固定能获得基本的功能，进行练功活动
	手术治疗	手法整复失败者，应及时切开复位内固定，必须恢复骨干的长度、对线和旋转功能。切开复位内固定时，可使用有限接触动力加压钢板或锁定钢板，在尺骨部位髓内针也可使用

考点 桡骨下1/3骨折合并下尺桡关节脱位

临床诊断要领	问诊	损伤的时间、暴力因素，患肢手部的皮肤感觉及活动
	望诊	前臂及腕部明显肿胀，部分开放伤会有皮肤破损伤口等，按开放性损伤的要求诊查伤口。桡骨下1/3部向掌侧或背侧成角，尺骨向尺侧、背侧突出，腕关节呈桡偏畸形
	触诊、动诊	桡骨下1/3局部有压痛及纵向叩击痛，伴有异常活动和骨擦音及骨擦感。下尺桡关节松弛，挤压痛，按压尺骨小头时有浮动感，腕关节活动障碍，前臂旋转功能受限
	影像学检查	前臂正侧位X片检查，应包含肘、腕关节；侧位片上，尺桡骨干正常应相互平行重叠
治疗	非手术治疗	复位；固定；练功活动
	手术治疗	手法整复失败者，应及时切开复位内固定，必须恢复骨干的长度、对线和旋转功能。切开复位内固定时，可使用有限接触动力加压钢板或锁定钢板，在尺骨部位髓内针也可使用

考点 桡骨远端骨折★

症状		外伤后腕部的疼痛、肿胀及活动受限
临床诊断要领	问诊	外伤时间、受伤的姿势、疼痛的部位、手指的感觉、处理的方式
	望诊	关节的肿胀程度、皮肤有无破损（开放性或是闭合性）、关节畸形情况、手指关节屈伸活动情况、末梢血运
	触诊	可有腕关节的环状压痛和纵向挤压痛；可触及移位的骨折端，伸直型骨折可触及骨折远端向背侧移位，屈曲型骨折则远端向掌侧而近端向背侧移位，桡偏、短缩移位可触及向桡侧和近端移位的桡骨茎突；皮肤的针刺觉和轻触觉用于判断神经损伤的部位
	影像学检查	腕关节正侧位X片，进一步评估关节面、骨折粉碎或移位情况可选择CT
治疗	非手术治疗	复位；固定；练功活动
	手术治疗	对于不稳定性骨折、粉碎性骨折或稳定性骨折手法复位失败、经非手术治疗后骨折再移位等情况，可选择手术治疗

考点 掌骨骨折

临床诊断要领	问诊	多外伤史明确，伤后局部疼痛肿胀，多不伴有其他损伤
	望诊	局部肿胀，部分可见骨折部位短缩或隆起畸形
	触诊	局部压痛、掌骨的纵向挤压痛、压痛部位可判断掌骨具体的骨折部位，局部的移位、畸形等一般均可触及并伴有骨擦音和骨擦感。手指关节活动障碍，活动时疼痛加重
	影像学检查	手部正斜位X片检查。对于隐匿性骨折还需行CT检查
治疗	非手术治疗	掌骨头骨折，掌骨颈骨折，掌骨干骨折，第1掌骨基底骨折合并腕掌关节脱位（Bennett骨折）辨证论治
	手术治疗	经过手法复位后，骨折仍明显移位的；外固定难于维持复位；患者不能接受骨折处的畸形愈合；部分开放性骨折等。可以选择经皮穿针内固定术、切开复位内固定术等

考点 指骨骨折★

症状		局部疼痛、肿胀、畸形为主
临床诊断要领	问诊	多并发于手部的开放性损伤中，如开放性骨折则应按开放性损伤进行细致问诊
	望诊	局部肿胀，压痛、纵向挤压痛明显，手指功能障碍
	触诊	皮下触及骨折的畸形、移位等。骨折明显移位者，可有骨擦音、骨擦感和异常活动
	影像学检查	手的正斜位或手指正侧位X片检查，可明确骨折部位和移位情况。骨折可发生于近节、中节或远节

中医骨伤科学

续表

治疗	非手术治疗	指骨骨折大部分无明显移位，无须手术治疗，可采用手法复位、夹板或支具固定的非手术治疗
	手术治疗	闭合复位无法维持复位，尤其存在旋转移位者；关节内骨折；严重软组织损伤；开放性骨折

考点 肱骨颈骨骨折★

临床诊断要领	问诊	受伤的姿势、时间和目前的症状
	望诊	肿胀程度、皮肤破损及颜色、下肢是否出现畸形情况等
	触诊	患者腹股沟中点有明显压痛，患肢纵轴叩击痛阳性，叩击股骨大粗隆可引起疼痛。部分患者可触及股骨大粗隆轻度上移
	动诊、量诊	伤后髋关节活动度减少，活动时肌肉呈防御性肌紧张状态。部分患者下肢的长度出现轻度短缩畸形，大转子在 Nelaton 线之上
	影像学检查	正侧位 X 片能明确骨折类型、部位和移位情况。对可疑骨折，应加拍健侧 X 片对比或 1~2 周后再复查，因经 1 周后骨折局部出血会被吸收，则可清楚显示骨折线。对于严重粉碎性骨折，可行 CT 三维重建，在固定期间应嘱咐患者做到不盘腿、不侧卧、不下地
治疗	非手术治疗	无须复位，可让患者卧床休息，将患肢置于外展、膝关节轻度屈曲、足中立位。防止患肢外旋，可在患足穿一带有横木板的"丁"字鞋
	手术治疗	有闭合或切开复位空心钉内固定、动力髋（DHS）联合防旋螺钉固定等，首选闭合复位，部分患者可采用人工关节置换术

考点 股骨粗隆间骨折

症状		因跌倒后暴力直接撞击转子部而导致骨折。髋部疼痛伴肿胀明显，因粗隆间骨折比股骨颈骨折局部出血多，明显肿胀。髋部及患肢活动受限，不能站立或行走
临床诊断要领	望诊	股骨转子部肿胀明显，局部肿胀显著伴有广泛瘀斑。患肢出现短缩、内收、外旋畸形
	触诊	股骨大粗隆部触及明显压痛，压痛明显部位是损伤的部位，纵向叩击痛阳性
	动诊、量诊	同股骨颈骨折，多表现为关节因疼痛而活动严重受限、下肢长度出现短缩等
	影像学检查	髋关节正侧位 X 片，明确骨折部位、类型和移位情况。严重粉碎骨折，可行 CT 三维重建，以明确骨折移位情况
治疗	非手术治疗	用于无移位骨折、手术无法复位及固定、基础条件差难以耐受手术或麻醉的患者。主要是指闭合复位、牵引固定和功能锻炼，同时积极预防并发症
	手术治疗	治疗股骨转子间骨折的内固定材料可分为髓外钉板系统和髓内钉固定系统

考点 股骨干骨折★

临床诊断要领	问诊	受伤的时间、受伤的姿势、疼痛的部位等，患者的失血情况，有无失血性休克的表现，是否合并胸腹部及骨盆等部位的损伤
	望诊	患肢明显肿胀，可比健侧增粗 1cm，呈缩短、成角等外观畸形，可有假关节形成。严重移位的股骨下 1/3 骨折，在腘窝处多观察到有巨大的血肿
	触诊	压痛部位、触摸患肢肿胀的程度及骨擦音和异常活动等
	动诊、量诊	检查髋关节及膝关节活动度。测量股骨周径，评估肿胀及软组织损伤程度
	影像学检查	股骨正侧位 X 片，可显示骨折的部位、类型及移位情况。考虑有血管损伤时，可做血管彩超或血管造影（数字减影 DSA）

治疗	非手术治疗	手法复位，夹板固定的同时需配合持续牵引治疗。必要时采用手术复位内固定
	手术治疗	用于严重开放性骨折早期就诊者；合并神经血管损伤，需手术探查及修复者；多发性损伤便于治疗者；骨折断端间嵌夹有软组织者；牵引失败者；骨折畸形愈合或不愈合者。常用的方式有闭合或有限切开复位髓内钉内固定、切开或微创复位钢板螺钉内固定、外固定器固定等

考点 髌骨骨折★

临床诊断要领	问诊	受伤时间、受伤姿势、疼痛部位等
	望诊	患者不能伸直膝关节站立。因髌骨骨折系关节内骨折，故膝关节内有大量积血，肿胀严重，血肿迅速渗入皮下疏松结缔组织中，形成局部瘀斑。部分患者膝前方可见皮擦伤及破损
	触诊	可触及髌骨连续性消失及骨折端。移位明显时，其上下骨折端间可触及一凹沟，有时可触及骨擦音
	动诊、量诊	检查髋关节及膝关节活动度。测量股骨周径，评估肿胀及软组织损伤程度
	影像学检查	X片可显示骨折的类型和移位情况。如为纵裂或边缘骨折，须拍摄轴位片，自髌骨的纵轴方向投照才能显示骨折。临床上怀疑有髌骨骨折的患者，一般常规拍摄侧位和轴位片
治疗	非手术治疗	用于闭合、无移位、伸膝结构完整的髌骨骨折及部分稳定的纵行骨折。抽出关节内积血后包扎，用长腿石膏托固定患肢于略屈膝位（10°左右）3~4周，在此期间练习股四头肌等长收缩，去除石膏后练习膝关节屈伸活动；抱膝圈对髌骨进行固定
	手术治疗	适用于骨折移位明显，关节面不平整超过2mm，合并伸肌支持带撕裂。固定方式有克氏针钢丝张力带固定、记忆合金聚髌器固定，少数严重粉碎性髌骨骨折多需联合采用经骨缝合肌腱修复、髌骨部分或完全切除等，同时需相应的修补重建技术

考点 胫骨平台骨折★

临床诊断要领	问诊	膝部的疼痛、肿胀、活动受限结合疼痛情况及外伤受力姿势、伤后情况询问
	望诊	膝关节的肿胀程度、皮肤有无破损、是否有膝内翻或膝外翻畸形的情况等。严重骨折时可见张力性水疱
	触诊	压痛者触诊侧副韧带部位，如出现肿胀和压痛则提示有损伤。严重者可触及突出移位的骨折端
	特殊检查	胫骨平台骨折后关节内积血，故浮髌试验可为阳性。伴有侧副韧带损伤者可出现侧方挤压试验阳性。若交叉韧带断裂，则可有抽屉试验阳性，但急性期因关节肿胀抽屉试验多难以检查，可行拉赫曼试验
	影像学检查	膝关节正侧位X片确定骨折类型；常规检查CT，明确骨折的整体及关节面情况；MRI可清楚地显示骨髓水肿及隐匿的骨折线，在后期也可评定半月板、交叉韧带及侧副韧带损伤情况
治疗	非手术治疗	轻度移位的外侧平台劈裂骨折或凹陷不严重者，可行手法整复外固定；严重塌陷骨折，采用撬拨复位；整复或复位后予以夹板固定；早期做股四头肌及关节屈伸锻炼，解除固定后不负重下练习膝关节屈伸活动或扶拐步行锻炼
	手术治疗	采用螺钉、支撑钢板、胫骨近端解剖锁定钢板、T形钢板等器材。部分压缩骨折因复位后骨质缺损严重，可选用自体骨、人工骨、骨水泥等骨替代物填充

考点 胫腓骨干骨折★

临床诊断要领	问诊	受伤的原因，重力打击、挫压、撞击等，骨折线多呈横断、短斜、蝶形或粉碎性，骨折局部软组织损伤较严重。骨折为强力扭转或滑倒等，骨折线多呈斜形或螺旋形，且多为腓高胫低
	望诊	损伤严重时患肢可高度肿胀，如进行性加重，应判断有无血管损伤
	触诊、量诊	小腿胫腓骨骨折端处压痛明显，肢体纵向叩击痛亦明显，且多可触及骨擦音及异常活动
	影像学检查	胫腓骨正、侧位 X 片可明确诊断骨折的部位、类型和移位情况
治疗	非手术治疗	无移位的胫腓骨干骨折采用小夹板或石膏固定；有移位的稳定性骨折（如横断骨折或斜形骨折），应手法复位，小夹板或石膏固定；稳定的中、下部胫腓骨干骨折，用超关节小夹板固定
	手术治疗	不稳定的胫腓骨干双骨折，若手法复位失败建议手术治疗；有血管损伤、开放性损伤、骨筋膜室综合征者应急诊手术治疗。手术方式有钢板内固定、髓内钉固定和外固定器固定

考点 踝部骨折★

临床诊断要领	问诊	受伤的时间、受伤的姿势、疼痛的部位、畸形情况等
	望诊	皮肤有无破损和关节畸形情况，可出现踝关节皮下瘀血。外翻骨折时踝关节多呈外翻畸形，内翻骨折多呈内翻畸形，距骨脱位时，畸形更明显
	触诊	局部压痛明显，重点按压腓骨的外侧包括上端、外踝前下方和下方、内踝、内踝下方及踝关节后侧，内外踝如无压痛应内外扣挤判断胫腓联合部位有无压痛，踝关节可触及骨擦音及异常活动
	影像学检查	踝关节正侧位 X 片检查，可明确诊断骨折的部位、类型和移位情况
治疗	非手术治疗	无移位或轻微移位的骨折，可用短腿石膏夹板或 U 形石膏托固定 4~6 周后，去除外固定练习踝关节活动，伤后 2~3 个月开始负重。部分移位骨折也可通过手法整复外固定治疗
	手术治疗	手法整复失败者；骨折不稳定如前踝或后踝骨折端 >1/4，且距骨有脱位者；关节内有游离骨片妨碍复位者；开放性骨折，清创后可同时进行内固定；陈旧性骨折

考点 跟骨骨折

病因		多为由高处跌落，足跟先着地，可合并脊椎压缩性骨折或脱位，甚至引起颅底骨折和颅脑损伤
临床诊断要领	问诊	受伤的时间、受伤的姿势、疼痛的部位等情况。应注意询问有无颅脑及脊柱损伤的症状
	望诊	足跟部可有局部肿胀，皮下瘀斑，并常延伸至跟腱处
	触诊	局部压痛明显，可触及移位的骨折端，可触及骨擦感及异常活动
	影像学检查	X 线片明确骨折类型、程度、移位方向。CT 检查可清晰显示关节面及整体骨折情况
治疗	非手术治疗	①手术复位。②钢针撬拨。③固定方法。④练功活动
	手术治疗	多采用外侧的"L"形切口，部分骨折也可采用跗骨窦切口，此切口可避免皮缘坏死的发生

考点 肋骨骨折★

<table>
<tr><td rowspan="5">临床诊断要领</td><td>问诊</td><td>多有外伤史，直接外力作用或跌倒时撞击，也可在长期剧烈咳嗽或喷嚏后出现。伤后局部疼痛，尤以胁肋部为主，说话、打喷嚏、咳嗽、深呼吸和躯干转动时疼痛加剧</td></tr>
<tr><td>望诊</td><td>呼吸较浅而快，局部皮下血肿或瘀斑。多根肋骨双处骨折时，该部胸廓失去支持而出现反常呼吸。可并发血气胸，应观察呼吸情况，以及有无发绀、缺氧</td></tr>
<tr><td>触诊</td><td>骨折处有剧烈压痛，沿肋骨可触及骨骼连续性中断或骨擦感。第1、2肋骨骨折应检查血管及神经情况，下部肋骨应进行腹部触诊</td></tr>
<tr><td>特殊检查</td><td>胸廓挤压试验多为阳性</td></tr>
<tr><td>影像学检查</td><td>肋骨正斜位片可直接显示骨折部位；肋骨三维CT检查可显示肋骨的整体面貌</td></tr>
<tr><td rowspan="2">治疗</td><td>非手术治疗</td><td>单纯肋骨骨折，因有肋间肌固定和其他肋骨支持，多无明显移位，不需要整复；多根或伴有多段骨折，移位明显，甚至造成浮动胸壁时，需复位与固定</td></tr>
<tr><td>手术治疗</td><td>多根多处肋骨骨折引起浮动胸壁，出现反常呼吸，且患者不能充分换气，不能有效咳嗽排痰时，可考虑手术切开复位。手术材料可选择吸收肋骨钉、记忆合金接骨板等</td></tr>
</table>

考点 脊柱骨折★

<table>
<tr><td rowspan="4">临床诊断要领</td><td>问诊</td><td>具体疼痛的部位、伤后肢体感觉及活动情况、有无颅脑损伤的表现等</td></tr>
<tr><td>望诊</td><td>整体状态，包括意识、呼吸、肢体活动情况，局部皮肤可有皮擦伤、破损等</td></tr>
<tr><td>触诊</td><td>沿脊柱中线自上而下逐个按压棘突，寻找压痛点，发现棘突后突，表明椎体压缩或骨折脱位；棘突间距增大者提示椎骨脱位或棘间韧带断裂；棘突排列不在一条直线上，提示脊柱有旋转或侧方移位</td></tr>
<tr><td>影像学检查</td><td>X线可明确骨折或脱位的部位、类型和损伤程度；CT能观察脊髓受压程度和血肿大小</td></tr>
<tr><td rowspan="2">治疗</td><td>非手术治疗</td><td>适用于大多数稳定性骨折，尤其是胸、腰椎压缩型骨折。包括复位、功能锻炼、药物</td></tr>
<tr><td>手术治疗</td><td>骨折脱位移位明显、闭合复位失败或骨折块突入椎管压迫脊髓者应选择手术切开复位，解除脊髓压迫，重建脊柱稳定性。手术的目的是复位减压、稳定和融合，方式有后路经椎弓根螺钉复位内固定术、前路减压及植骨融合内固定术等</td></tr>
</table>

考点 骨盆骨折

<table>
<tr><td rowspan="4">临床诊断要领</td><td>问诊</td><td>受伤时间、受伤方式、受伤原因及作用部位等。注意了解伤后排便、排尿情况，女性患者要询问月经史和是否妊娠等</td></tr>
<tr><td>望诊</td><td>如有面色苍白、意识障碍、呼吸困难、发绀、腹膜刺激反应，结合心率、血压等情况，应考虑失血性休克或伴有颅脑、胸部和腹部脏器损伤</td></tr>
<tr><td>触诊</td><td>按顺序触按髂嵴、髂前上棘、髂前下棘、耻骨联合、耻骨支、坐骨支、骶尾骨和骶髂关节，在骨折处压痛明显，髂前上、下棘和坐骨结节撕脱性骨折，常可触及移位的骨折块</td></tr>
<tr><td>影像学检查</td><td>对高处坠落伤、交通事故伤及重物砸伤者，均需常规投照骨盆前后位X片。CT技术能使骨盆完整、直观、立体地展现出来</td></tr>
<tr><td rowspan="2">治疗</td><td>非手术治疗</td><td>整复方法，固定，练功活动，药物治疗</td></tr>
<tr><td>手术治疗</td><td>针对直肠、尿道等破裂而进行的剖腹探查修补术</td></tr>
</table>

第七章 脱位

考点 肩锁关节脱位

临床诊断要领	问诊	受伤的姿势、疼痛的部位及其他相应情况
	望诊	肩关节上方、锁骨远端部位多有肿胀、皮下瘀血。多数患者锁骨远端较对侧隆起畸形，部分轻症患者为无明显突出或仅为轻微突出。
	触诊	锁骨远端多有压痛，外展或上举时疼痛加重，喙锁间隙压痛
	影像学检查	肩锁关节正位X片，常规肩关节正位片肩锁关节部位可能偏暗。可拍摄双侧X片对比，必要时可行CT扫描
治疗	非手术治疗	上肢吊带悬吊，待疼痛等症状缓解则应尽早逐步进行肩关节功能锻炼
	手术治疗	肩锁关节及喙锁韧带的修复、固定与重建，钢板固定等

考点 肩关节脱位

临床诊断要领	问诊	受伤的姿势、时间、疼痛部位、有无外伤史等
	望诊	患者呈现患肢轻度外展位，以健侧手托住患侧前臂，头部向患侧倾斜。注意观察皮肤破损及软组织损伤的程度，有无活动性出血等
	触诊	肩峰下可触及凹陷及空虚感，可在喙突下、腋窝内或锁骨下扪及肱骨头
	影像学检查	行肩胛骨平面前后位及Y位（肩胛骨侧位）X片，也可加摄腋轴位。必要时进一步做CT或MRI检查
治疗	非手术治疗	主要是指闭合复位外固定。对于肩关节新鲜的前脱位，通过手法整复达到较好的复位，然后将患肢悬吊固定
	手术治疗	陈旧性肩关节脱位手法整复失败者

考点 肘关节脱位★

临床诊断要领	问诊	外伤的时间、受伤的姿势、皮肤的感觉、处理的方式。前臂及手部的肿胀、皮肤感觉、手指活动的情况等
	望诊	重点观察关节肿胀及畸形情况。闭合性脱位可见皮下瘀血，或伴有皮肤擦伤等
	触诊	常规检查前臂及手部的皮肤感觉、动脉搏动，以及腕、手指关节活动
	影像学检查	对于肘关节脱位患者，一般选择肘关节正侧位片，可基本了解脱位情况。如伴有骨折，为明确骨折情况必要时可选择CT。在肘关节不稳定需评估韧带等损伤时，可选择MRI检查
治疗	非手术治疗	手法复位，固定，练功活动
	手术治疗	新鲜性肘关节前脱位合并尺骨鹰嘴骨折，肘关节后脱位有内上髁骨折块嵌入关节腔或合并神经、血管损伤而手法复位失败，以及超过3周的陈旧性脱位者，应手术切开复位，并对骨折予以固定处理

考点 小儿桡骨头半脱位★

临床诊断要领	问诊	了解受伤情况。多为被牵拉后出现局部疼痛及活动受限
	望诊	患儿肘关节呈半屈曲、前臂旋前位，不敢屈肘及上举，以健侧手保护患侧肘部。局部一般无明显畸形、肿胀等
	触诊	触及伤肢肘部和前臂时，患儿可因疼痛而引起哭叫，桡骨头处有压痛
	影像学检查	不需要影像学检查。如怀疑其他损伤者，应行X线检查以判断有无异常
治疗	非手术治疗	一般手法复位均能成功
	手术治疗	若复位未成功，也可使患儿屈肘90°，向旋后方向来回旋转前臂，亦可复位

考点 掌指关节及指间关节脱位 ★

临床诊断要领	问诊	外伤的原因、时间、部位等。多不伴有神经、血管的损伤
	望诊	掌指关节脱位可出现掌指关节肿胀，过度背伸畸形。指间关节脱位可出现指间关节肿胀，呈过度背伸或内、外翻畸形，自动伸屈活动障碍
	触诊	压痛的部位一般也多是损伤的部位，关节局部可触及突出的关节端
	影像学检查	手指正侧位或手的正斜位 X 片可明确掌指关节和指间关节脱位的部位和方向。应注意观察有无伴随的骨折
治疗	非手术治疗	一般手关节脱位均可采用手法复位外固定的方式治疗
	手术治疗	手法复位失败，或合并骨折、韧带断裂复位后不稳定者，需切开复位，对骨折进行内固定和修复韧带

考点 髋关节脱位

临床诊断要领	问诊	外伤原因及时间等，有无合并头颅及胸腹损伤、骨盆损伤、股骨干骨折、膝关节甚至踝及足的损伤等，下肢的皮肤感觉及活动情况
	望诊	观察患者的全身状况，如面容、意识、精神状态、呼吸等，除外休克等需立即抢救的情况
	触诊	对头颅、胸腹部行触诊检查，如胸廓活动度、腹肌紧张、压痛、反跳痛等
	影像学检查	骨盆正位 X 片，髋关节脱位表现为髋臼与股骨头的匹配关系消失。如怀疑隐匿性骨折可进一步行 CT 检查，可清晰地观察到髋臼、股骨头及关节的碎骨块等
治疗	非手术治疗	完全放松的情况下，使用闭合手法进行复位，固定期间应注意观察神经、血管情况，加强护理，预防并发症
	手术治疗	股骨头缺血性坏死是髋关节脱位常见的晚期并发症。髋关节脱位切开复位治疗后应重点询问髋部疼痛及活动情况，扶拐锻炼情况

考点 颞下颌关节脱位

临床诊断要领	问诊	脱位的间隔、发作次数、既往的治疗情况及其他相应情况等
	望诊	多口呈半开状，不能自如张合，语言困难，流涎。双侧脱位者下颌骨下垂并向前突出，咬肌痉挛呈块状隆起，面颊扁平。单侧脱位口角歪斜，下颌骨向健侧倾斜下垂
	触诊	颧弓下可摸到髁状突，耳屏前方可触及凹陷
	影像学检查	张口过度、咬食硬物所致者，一般不需要 X 线检查；外力打击者需行 X 线检查排除髁状突骨折
治疗	非手术治疗	手法复位，托住颏部，维持闭口位，用四头带兜住患者下颌部，打结，允许张口超过1cm
	手术治疗	当手法复位不成功或习惯性脱位需行手术者应由口腔颌面外科诊治

第八章　颈椎疾患

考点　落枕★

临床诊断要领	问诊	有睡眠姿势不良史，头颈过度旋转，或遭受风寒史。晨起突感颈部疼痛不适，活动欠利，多无头晕、头痛、上肢疼痛麻木等
	望诊	部分患者头常歪向患侧，颈部多角度活动受限
	触诊	可触及条索状硬结，斜方肌及大小菱形肌部位亦常有压痛
	特殊检查	头顶叩击试验、椎间孔挤压试验、臂丛神经牵拉试验等，以排除其他病证
	影像学检查	对于反复发作者，应行 X 片排除颈椎失稳、退变等情况
治疗		①理筋手法。②药物治疗：葛根汤、桂枝汤或独活寄生丸。③练功活动：做头颈的前屈后伸、左右旋转动作。④物理治疗：电疗、磁疗、超声波等，以局部透热，缓解肌肉痉挛

考点　颈椎病★

分型	神经根型	颈部单侧局限性疼痛，颈根部呈电击样向肩、上臂、前臂乃至手指放射疼痛，且有麻木感。触诊：颈部活动受限、僵硬，颈椎横突尖前侧有压痛及放射性疼痛，患侧肩胛骨内上部常有压痛点，部分患者可摸到条索状硬结。臂丛神经牵拉试验、颈椎间孔挤压试验阳性。部分患者肱二头肌反射、肱三头肌反射、桡骨膜反射可减弱，受累神经支配的对应肌肉肌力减弱。霍夫曼征阴性
	脊髓型	自觉颈部僵硬，缓慢进行性双下肢麻木、发冷、疼痛，走路欠灵活、无力，打软腿、易绊倒，不能跨越障碍物。双侧脊髓传导束的感觉与运动障碍即受压脊髓节段以下感觉障碍、肌张力增高；腱反射活跃或亢进，髌阵挛、踝阵挛阳性，霍夫曼征、巴宾斯基征等锥体束征阳性
	椎动脉型	头颈旋转时引起眩晕发作是本病的最大特点；旋颈试验阳性
	交感神经型	颈肩部酸困疼痛，伴有头痛或偏头痛，恶心、呕吐，上肢发凉发绀，眼部视物模糊，眼窝胀痛，眼睑无力，耳鸣、听力减退或消失，心前区持续性压迫痛或钻痛
鉴别诊断		神经根型颈椎病应与胸廓出口综合征鉴别。脊髓型颈椎病应与椎管内肿瘤、肌萎缩性侧索硬化症相鉴别。椎动脉型颈椎病应与梅尼埃病相鉴别
治疗		脊髓型颈椎病一经明确诊断，须早期采用手术治疗，其余均可以手法治疗为主，配合药物、牵引和练功等治疗

第九章　腰部疾患

考点　急性腰扭伤★

临床诊断要领	问诊	多有扭伤或用力不当史，伤后腰部即出现剧烈疼痛，其疼痛为持续性，深呼吸、咳嗽、打喷嚏等用力时均加剧。腰部不能挺直，仰俯转侧均感困难，严重者卧床难起，有时伴下肢牵涉痛。如出现血尿症，应考虑合并肾脏损伤
	望诊	多数常僵直在某一固定姿势
	触诊	腰部僵硬，腰肌紧张。压痛点在棘突旁竖脊肌处、腰椎横突或髂嵴后部多为腰肌及筋膜损伤；棘突上或棘突间压痛多为棘上、棘间韧带损伤；在髂嵴部与第五腰椎间三角区多为髂腰韧带损伤；在棘突两旁较深处，棘突偏歪，多为椎间小关节损伤
	特殊检查	直腿抬高试验阳性，但加强试验为阴性。局部封闭后检查，疼痛明显减轻或消失可与腰椎间盘突出神经根受压的下肢放射痛相鉴别
	影像学检查	行 X 线检查已排除其他病变如骨折等，多可见腰椎生理前凸消失和轻度侧弯
治疗		腰部扭伤以手法治疗为主，配合药物、固定和练功等治疗。腰部挫伤则以药物治疗为主

考点　慢性腰肌劳损★

临床诊断要领	问诊	患者腰部隐痛反复发作，劳累后加重，休息后缓解。腰部喜暖怕凉，腰痛常与天气变化有关
	望诊	脊柱外形一般无异常，有时可见腰椎生理性前凸曲度变浅，严重者腰部功能可略受限
	触诊	单纯性腰肌劳损的压痛点，常位于棘突两旁的竖脊肌处、髂嵴后部或骶骨后面的竖脊肌附着点处。若有棘上或棘间韧带劳损，则位于棘突上或棘突间
	特殊检查	直腿抬高试验阴性，神经系统检查多无异常
	影像学检查	X 片检查多无异常改变，部分患者可有脊柱腰段的轻度侧弯，或有腰椎、骶椎先天性畸形，或伴有骨质增生
治疗		慢性腰肌劳损以手法治疗为主，配合药物、针灸、练功等方法治疗

考点　腰椎间盘突出症★

结构		是两个相邻腰椎椎体之间的软骨连结，由髓核、纤维环及终板构成
临近结构		腰椎管位于腰椎间盘的后方，椎管内为硬膜囊；侧隐窝在侧椎管位置，其前面为椎体后缘，后面为上关节突前面与椎板和椎弓根连结处，外面为椎弓根的内面
临床诊断要领	问诊	多有受寒、劳累或外伤史，出现腰腿痛，下肢常以坐骨神经痛为主，疼痛在咳嗽、打喷嚏、用力排便等腹压增高时加剧，卧床休息尤其是屈髋屈膝位卧床时缓解。腰椎活动受限，严重者可卧床不起，翻身困难
	望诊	腰椎生理性前凸减少、消失，或后凸畸形。部分患者为不同程度的腰椎侧凸，是代偿畸形。如髓核突出的部位位于脊神经根内侧，因脊柱向患侧弯曲可使脊神经根的张力减低，所以腰椎弯向患侧
	触诊	腰部肌肉紧张、痉挛。突出的椎间隙棘突旁 1.5cm 处可有压痛和叩击痛，并伴下肢放射痛。沿坐骨神经走行可有压痛
	特殊检查	直腿抬高试验及加强实验阳性；股神经牵拉试验阳性；神经系统检查（肌力下降、感觉障碍、反射改变）
	影像学检查	①X 片提示患者有无腰椎生理弯曲变化和脊柱侧凸情况，有无结核、肿瘤等骨病。②CT 可较清楚地显示椎间盘突出的部位、大小、形态和神经根、硬脊膜囊受压移位的情况。MRI 无放射性损害，可清晰地显示椎间盘突出的形态及其与硬膜囊、神经根等周围组织的关系

中医骨伤科学

续表

鉴别诊断	腰椎椎管狭窄症、梨状肌综合征、脊柱转移肿瘤、强直性脊柱炎、第三腰椎横突综合征、腰椎结核、腰扭伤、腰肌劳损
治疗	绝对卧床休息、牵引、理疗（激光疗法、水疗、蜡疗和磁疗等）、推拿按摩、西药治疗（非甾体类抗炎镇痛药、阿片类等）、中药治疗、手术治疗

考点 腰椎椎管狭窄症★

临床诊断要领	问诊	患者表现为腰骶部疼痛，多为缓发性、持续性疼痛，腿痛多为双侧，疼痛性质为酸痛、刺痛或灼痛，多出现在站立或久行后，腰部前屈位（如蹲位）疼痛多可缓解或消失。间歇性跛行是特征性症状
	望诊	早期患者多无压痛、无畸形及活动受限
	触诊	病久者可出现腰椎侧弯畸形，腰椎局部压痛。部分患者可出现下肢肌肉萎缩，以胫前肌及伸肌最明显。症状典型者腰部后伸受限
	特殊检查	背伸试验阳性；患者可没有任何阳性体征，主诉症状和查体多不相符。症状重、体征少
	影像学检查	X片能显示椎体骨质增生，小关节突增生、肥大，椎间隙狭窄，椎板增厚密度增高，椎间孔前后径变小，或见椎体滑脱、腰骶角增大等改变。 CT可以看到后纵韧带钙化，骨刺形成，关节突关节增生、内聚、肥厚，容易看到黄韧带的钙化肥厚等，电子计算机断层扫描脊髓造影（CTM）检查，可以明确硬膜囊受压的情况。MRI能清楚地显示椎管、硬膜囊外脂肪、硬膜囊、脑脊液、脊髓等结构，能够进行矢状位成像
鉴别诊断		血栓闭塞性脉管炎、腰椎间盘突出症
治疗		以手法治疗为主，配合药物等治疗，必要时行手术治疗；中医认为本病主要是肾气亏虚症，治宜补肾益精；偏肾阳虚者治宜温补肾阳，可用右归丸或补肾壮筋汤加减；偏肾阴虚者治宜滋补肾阴，可用左归丸、大补阴丸。外邪侵袭型，属寒湿腰痛者治宜祛寒除湿、温经通络。风湿盛者以独活寄生汤为主，寒邪重者以麻桂温经汤为主，湿邪偏重者以加味术附汤为主。属湿热腰痛者治宜清热化湿，以加味二妙汤为主

关节篇

第十章　上肢疾患

考点 肩关节周围炎★

参与活动	前屈、后伸、内收、外展、内旋、外旋	
临床诊断要领	问诊	多见于中老年人，女性多于男性，多数患者呈慢性发病，少数有外伤史
	望诊	肿胀不明显，后期可有患侧的三角肌萎缩表现。早期外展、外旋活动开始受限，逐步发展成外展、外旋、后伸等各方向功能活动均受到严重限制
	触诊	肩关节周围部分肌肉痉挛。肩前、后、外侧均可有压痛，多在肩峰下滑囊、结节间沟、喙突、大结节等处，也可为广泛性压痛而无局限性压痛点。可在部分肌群扪及条索样硬化结构
	动诊、量诊	肩关节周围部分肌肉痉挛。肩前、后、外侧均可有压痛，多在肩峰下滑囊、结节间沟、喙突、大结节等处。部分也可为广泛性压痛而无局限性压痛点。可在部分肌群扪及条索样硬化结构
	特殊检查	肩外展试验阳性。肩部的特殊检查阴性具有鉴别意义，如肱二头肌抗阻力试验、疼痛弧试验阴性
	影像学检查	X线检查及MRI检查多属阴性，但对鉴别诊断有意义

鉴别诊断	肩袖损伤、神经根型颈椎病
治疗	非手术治疗为主，主要针对控制疼痛及改善肩关节活动这两个方面。以手法治疗为主，配合药物、理疗及练功等综合性治疗

考点 肩袖损伤★

	原因	急性运动创伤；慢性撞击损伤；组织退变血供不足	
临床诊断要领	问诊	肩部酸痛，夜间尤甚，疼痛逐渐加重，肩关节外展、外旋活动无力并受限，可逐步发展成肩关节活动广泛受限	
	望诊	患者患侧上肢外展上举动作逐步受限，初期可无功能障碍，其症状逐步加重，后期也可产生僵硬、冻结表现。肩关节外形无明显变化	
	触诊	急性发作期可扪及肩胛骨周围散在压痛点，可存在部分放射痛，肩部无红肿热痛	
	动诊	肩袖结构中冈上肌损伤表现为在肩部外展或屈曲至60°~120°（运动疼痛弧）疼痛通常加重，而在<60°或>120°时疼痛通常减轻或消失	
	特殊检查	症状不同患者"空罐"试验、Jobe试验、Neer试验、冈上肌腱断裂试验、外旋衰减试验、Lift off试验等可出现相应的阳性表现	
	影像学检查	X线多为阴性，MRI能较为客观地明确肩袖损伤及其程度，但是在老年病患中，肩袖损伤的影像表现常与临床表现不一致，故需综合评估	
治疗	急性损伤的患者应以颈腕带悬吊制动保护为基础治疗并加强患侧三角肌提肩锻炼，局部可使用膏药等外用药物治疗。疼痛较重的可口服非甾体类消炎止痛药；而急性严重的肩袖撕裂且功能明显障碍者，则需要关节镜下手术缝合获得早期愈合，减少后期功能障碍发生。慢性磨损性肩袖损伤，尤其是老年人群中非巨大撕裂的肩袖损伤，经非手术治疗结合适宜的功能锻炼，均能改善症状、控制疾病发展		

考点 肱二头肌肌腱炎

临床诊断要领	问诊	急性发病，肩关节前方疼痛，肩上举或后伸常有疼痛，穿衣、脱衣困难。肩关节外展、后伸及旋转活动受限且有疼痛
	望诊	患者肩部形态一般无异常，肩部活动正常，不能提重物屈肘活动
	触诊、动诊	肱二头肌间沟及喙突附近压痛明显；一般肩部活动正常，若合并肩关节周围炎则肩关节活动度减小，甚至失去活动度
	特殊检查	肱二头肌抗阻力试验阳性
	影像学检查	肩关节后前位X片常无明显异常。疑为肱二头肌长头肌腱腱鞘炎时应常规摄肱骨结节间沟切线位X片。部分患者可见结节间沟变窄、变浅、沟底或沟边有骨刺形成
治疗	局部制动、局部封闭、理筋手法、非甾体类消炎止痛药、物理治疗、热敷、练功活动或手术	

考点 肱骨外上髁炎★

临床诊断要领	问诊	起病缓慢，初起时在劳累后偶感肘外侧疼痛，延久逐渐加重，疼痛甚至可向上臂及前臂放散，影响肢体活动，但早期功能活动多不受限
	望诊	患者患处外形一般无异常
	触诊、动诊	肱骨外上髁及肱桡关节间隙处有明显的压痛点；抗阻力肘关节屈曲并伸腕时可诱发疼痛及无力感
	特殊检查	腕伸肌紧张试验阳性，前臂伸肌腱牵拉试验阳性
	影像学检查	X片检查多为阴性，偶见肱骨外上髁处骨质密度增高的钙化阴影或骨膜肥厚影像
治疗	理筋手法、药物外用、药物内服、物理疗法、针灸治疗、小针刀疗法、局部封闭治疗	

考点 腕三角软骨损伤 ★

临床诊断要领	望诊	局部皮肤有无红肿及隆起。本病患者急性损伤腕关节可有肿胀，慢性劳损多无肿胀。尺骨小头可向背侧隆起
	触诊	腕关节尺侧或下尺桡关节有明显压痛
	动诊	腕关节屈伸旋转时会引起疼痛，部分患者前臂旋前时尺骨小头向背侧突起
	特殊检查	腕三角软骨挤压试验阳性
	影像学检查	X 线检查可以看到部分患者下尺桡关节间隙增宽，尺骨向背侧移位。MRI 和 B 超检查可以清晰显示腕三角软骨损伤
治疗		可以进行手法治疗、药物治疗、固定治疗、物理治疗，保守治疗无效的患者，可在腕关节镜下行三角软骨切除或修补术。尺骨远端切除由于破坏腕尺侧稳定性，应谨慎使用

考点 桡骨茎突狭窄性腱鞘炎

临床诊断要领	问诊	发生时间、部位、外伤史。特别询问引起疼痛的诱发原因，哪些动作会诱发疼痛
	望诊	骨茎突处多有肿胀，部分患者可见此处明显突起
	触诊、动诊	桡骨茎突处有明显压痛，部分患者疼痛剧烈，局部可有痛性结节；腕关节主动桡偏或者伸拇指及腕关节被动尺偏或屈拇指的动作可引起患者疼痛
	特殊检查	握拳尺偏试验（Finkalstern 征）阳性
	影像学检查	一般不需要行影像学检查，为鉴别诊断可以行 X 线及 B 超检查
治疗		可以手法治疗、针刀治疗、药物治疗、固定治疗、封闭治疗、物理治疗、针灸治疗，对于保守治疗无效的患者，可行腱鞘切开松解术。松解后一般不缝合腱鞘，直接缝合皮肤

考点 屈指肌腱腱鞘炎

临床诊断要领	问诊	发生的时间、部位及有无外伤史，以及有无频繁运用手指的情况
	望诊	部分患者可观察到局部掌骨头掌侧肿胀
	触诊	掌骨头掌侧鞘管处有明显压痛，部分患者可以触及米粒大小结节，按压此结节并嘱患者屈伸手指时，可引发弹响
	影像学检查	本疾病一般不需要行影像学检查。X 线检查结果可以表现为阴性
治疗		可进行手法治疗、针刀治疗、药物治疗、固定治疗、封闭治疗、物理治疗、针灸治疗，对于保守治疗无效的患者，可行腱鞘切开松解术。必要时可以切除部分腱鞘，以免再次形成狭窄

第十一章 下肢疾患

考点 股骨头缺血性坏死 ★

临床诊断要领	问诊	询问髋部创伤史、激素服用史、嗜酒史及基础病史，协助诊断
	望诊	病变早期患者可因疼痛出现轻度跛行
	触诊、动诊	髋关节前侧腹股沟处压痛明显，可有大转子叩击痛；髋关节主、被动活动可引起髋部疼痛。早期髋关节活动正常或轻度受限，晚期髋关节屈曲、外展、旋转活动明显受限，严重者关节强直
	特殊检查	"4" 字试验阳性，髋关节屈曲挛缩试验阳性。晚期可出现髋关节半脱位，髋关节承重机能试验（Trendelenburg 征）阳性
	影像学检查	股骨头坏死 X 线分期有多种方法，临床常用的有 Ficat 四期分期法、Marcus 六期分期法和 Steinberg 七期分期法等；CT 检查可确定股骨头坏死灶的位置和范围；MRI 是目前早期诊断股骨头坏死最敏感的检查方法

鉴别诊断		髋关节骨关节炎、类风湿关节炎
分期辨证	气滞血瘀证	主症：①髋部疼痛，痛如针刺，痛处固定。②关节活动受限。次症：①面色暗滞。②胸胁胀满疼痛。③舌紫/青/暗或有瘀斑。④脉弦或涩
	痰瘀阻络证	主症：①髋部疼痛，或有静息痛。②关节沉重。次症：①胸脘满闷。②形体肥胖。③舌胖大苔白腻，舌紫/青/暗或有瘀斑。④脉弦涩/滑，或脉沉涩/滑
	经脉痹阻证	主症：①髋痛至膝，动则痛甚。②关节屈伸不利。次症：①倦怠肢乏。②周身酸楚。③舌暗或紫。④脉涩而无力
	肝肾亏虚证	主症：①髋部疼痛，下肢畏寒。②下肢僵硬，行走无力。次症：①腰膝酸软。②下肢痿软无力。③头晕或健忘。④舌淡苔白。⑤脉沉而无力
治疗		原则是改善股骨头血液循环，保留或挽救髋关节功能。非手术治疗：中药内服治疗、制动治疗、手法治疗、针灸治疗等；手术治疗有介入治疗、股骨头髓芯减压术、带肌蒂或血管蒂植骨术、血管移植术、人工关节置换术

考点 髋关节暂时性滑膜炎★

临床诊断要领	问诊	应注意询问起病的缓急，有无感染性疾病病史及外伤史。患者近期可有上呼吸道、中耳炎等感染病史，或者有蹦、跳、滑等外伤史
	望诊	观察髋关节有无肿胀、畸形、强迫体位、行走姿势异常等。患者髋关节可处于屈曲、内收、内旋位，行走跛行
	触诊	髋关节囊前方和后方均可有压痛，可有患侧股内收肌疼挛，下肢纵轴叩击痛阳性
	动诊、量诊	髋关节主动活动受限，被动内旋、外展及伸直活动受限，且疼痛加剧。可有骨盆倾斜，双下肢不等长，患肢比健肢长0.5~2cm
	影像学检查及实验室检查	X线检查为髋关节囊阴影明显增厚，呈球样膨出，关节腔积液严重时可见关节间隙增宽，股骨头轻度向外侧移位，无骨质破坏。MRI可显示滑膜病变、关节囊增厚等信号；实验室检查多数病例白细胞计数及血沉均正常，少数可轻度增高；结核菌素试验阴性，髋关节穿刺检查可见关节液多澄清透明，亦有呈轻度浑浊
治疗		早期应卧床休息，积极治疗原发病，消除上呼吸道感染等疾病的影响，治疗以手法、牵引、药物、理疗等非手术疗法为主

考点 膝骨关节炎

临床诊断要领	问诊	起病的急缓，疼痛的部位、诱因及有无外伤史。常表现为慢性起病、反复发作、逐渐加重的特点
	望诊	有无肿胀、畸形、关节屈伸活动异常等情况。急性期由于炎性反应，关节肿胀，经休息肿胀可迅速消退
	触诊、动诊	膝关节内外侧间隙、膝眼、髌骨周缘等处可触及不同程度的压痛，部分急性发作、关节红肿者膝关节局部皮温可增高
		膝关节主动或被动活动时可有软骨摩擦音或关节摩擦感，后期可出现不同程度的膝关节活动受限，股四头肌肌张力降低
	特殊检查	髌骨关节有退变者，髌骨研磨试验阳性；如膝关节肿胀，则浮髌试验阳性；合并半月板损伤，则麦氏征阳性
	辅助检查	X线检查观察软骨下骨的骨密度有无增高（增生、硬化）及囊性骨质密度降低（囊样变），关节边缘（股骨及胫骨内外髁、髌骨周缘）有无骨质增生和骨赘形成；MRI检查诊断骨性关节炎

中医骨伤科学

续表

鉴别诊断	类风湿关节炎、化脓性关节炎、关节结核
治疗	中药内服、中药外治、理筋手法、针灸治疗、针刀治疗、封闭治疗、西药治疗、关节腔注射、物理治疗、练功疗法；手术治疗：对于持续性疼痛、非手术治疗无效，或关节畸形、功能障碍明显，或关节内游离体交锁者，可考虑手术治疗

考点 膝关节创伤性滑膜炎

病因	急性创伤性炎症：多发生于爱好运动的青年人，以出血为主。滑膜受伤充血，产生大量积液，滑膜损伤破裂则大量血液渗出，积液、渗血可增加关节内压力，阻碍淋巴系统循环，影响关节功能活动
	慢性劳损性炎症：以渗出为主，慢性损伤导致滑膜产生炎症渗出、关节积液属中医的"痹证"范围，多由风寒湿三气杂合而成，一般夹湿者为多，或肥胖之人，湿气下注于关节而发病
临床诊断要领	急性滑膜炎：有膝关节受到打击、碰撞、扭伤等明显的外伤史。膝关节伤后肿胀、疼痛，一般呈膨胀性胀痛或隐痛，尤以伸直及完全屈曲时胀痛难忍。
	慢性滑膜炎：有劳损或关节疼痛的病史。膝关节肿胀、胀满不适、下蹲困难，或上下楼梯疼痛，劳累后加重，休息后减轻，肤温正常，浮髌试验阳性
治疗	①理筋手法。②药物治疗。③固定方法。④练功活动。⑤抽吸积液

考点 膝关节侧副韧带损伤★

临床诊断要领	问诊	要询问患者损伤发生的时间、部位及具体损伤的情况，多表现为局部疼痛、肿胀和活动受限或不稳。特别要询问患者引起损伤的外力大小、作用部位和方向，以及受伤体位
	望诊	膝关节内侧或外侧副韧带处肿胀，皮下有瘀斑，膝关节呈轻度屈曲位。如合并半月板、交叉韧带损伤或关节内撕脱骨折者，可因关节内血肿表现为全膝关节肿胀
	触诊	内侧副韧带损伤时压痛点在股骨内上髁、关节间隙或胫骨内侧髁，外侧副韧带损伤时压痛点在腓骨头或者股骨外上髁
	特殊检查	膝关节侧方挤压试验具有重要意义。内侧副韧带损伤时，膝关节被动伸直位并外展小腿进行膝关节内侧分离试验时，可诱发疼痛及异常侧向运动。外侧副韧带损伤时，膝关节外侧分离试验阳性
	影像学检查	X线检查应将膝关节置于外翻或者内翻位拍摄应力位片，应两侧膝关节同时拍摄，以便于对照。膝关节正位片可显示损伤侧关节间隙增宽，并可显示有无合并撕脱骨折。MRI是目前诊断膝关节侧副韧带损伤最准确的影像学检查方法，可同时明确有无交叉韧带和半月板等损伤，并为临床治疗方案的选择和手术方案的制定提供可靠依据
治疗		不完全断裂者，可采取药物治疗、手法治疗、固定治疗、物理治疗进行保守治疗；完全断裂者，应手术修复（侧副韧带完全断裂者，应尽早做手术修补。术后屈膝20°位以石膏或者支具固定，4~6周解除固定。陈旧性损伤则需要进行韧带重建）

考点 膝关节半月板损伤★

临床诊断要领	问诊	主要症状是膝关节活动痛，以行走和上下坡时明显，部分患者可出现跛行
	望诊	急性损伤后可见膝关节肿胀，关节活动屈伸障碍，有时出现皮下瘀血
	触诊	内侧半月板损伤压痛在膝关节内侧间隙，外侧半月板损伤压痛在外侧关节间隙
	特殊检查	膝关节半月板旋转挤压试验及半月板研磨试验具有重要意义。半月板损伤患者往往上述查体表现为阳性体征
	影像学检查	MRI检查可将半月板损伤情况分为三度：Ⅰ度为半月板出现团片状信号，无临床意义，通过组织学观察可见半月板黏液样变性。Ⅱ度为半月板内线性信号增高，可延伸至半月板的关节囊缘，但未到关节面缘。Ⅲ度为半月板内高信号累及关节面缘，也就是半月板撕裂

治疗	Ⅲ度损伤应手术治疗，其他可用药物治疗、手法治疗、固定治疗。其他类型的半月板损伤，如迁延不见好转者，可考虑采用膝关节镜手术治疗，以防止继发创伤性关节炎

考点 膝关节交叉韧带损伤★

临床诊断要领	问诊	膝关节交叉韧带损伤往往有明确的外伤史。交叉韧带位置较深，非严重的暴力不易引起交叉韧带的损伤或断裂
	望诊、触诊	出现活动受限，伴有肿胀，呈半屈曲状，腘窝处可能有瘀斑，甚至不能继续运动。反复损伤出现关节积液、肿胀及交锁表现。急性肿胀者局部皮温可能升高
	特殊检查	抽屉试验、Lachman 试验、轴移试验；后交叉韧带损伤，胫骨后沉试验阳性
	影像学检查	X 片检查有时可见胫骨隆突撕脱骨片或膝关节脱位。MRI 检查
治疗		不完全断裂者，可采取保守治疗；完全断裂者，应手术治疗。对于交叉韧带完全断裂或伴有半月板、侧副韧带损伤者，应选择手术治疗，以确保膝关节稳定装置的修复，多采用膝关节镜微创手术治疗

考点 踝部损伤★

临床诊断要领	问诊	踝部扭伤往往有明显的外伤史。伤后踝关节肿胀逐步加重，早期功能障碍轻，随肿胀加重而加重
	触诊、动诊	损伤区存在压痛，Ⅱ度和Ⅲ度损伤可能伴有踝关节的主动活动（背伸、跖屈、内翻和外翻）受限。在不同方向活动踝关节，检查踝关节韧带及周围软组织，了解具体损伤结构及程度
	影像学检查	严重扭伤疑有韧带断裂或合并骨折脱位者，应做与受伤姿势相同的内翻或外翻位 X 片。一侧韧带撕裂往往显示患侧关节间隙增宽，下胫腓韧带断裂可显示内外踝间距增宽
治疗		对于反复踝关节扭伤及运动要求较高的患者，可以根据情况进行手术治疗

考点 跟痛症

临床诊断要领	问诊	疼痛发生的部位、时间、程度、诱因及加重和缓解因素。疼痛部位确定是在足底部还是在足跟后部，应与跟腱炎相鉴别
	望诊	多数患者步态自如，但疼痛剧烈时可有轻度行走跛行。少数患者有平足。跟骨跖面局部无明显肿胀或有轻度红肿，少数久病患者可有足跟部皮肤或脂肪垫萎缩
	触诊	跟骨内侧结节处有局限性明显压痛点，若跟骨骨质增生较大时可触及骨性隆起
	影像学检查	X 线常见跟骨结节部前缘有一尖锐骨刺形成，刺尖方向与跖腱膜一致。但临床表现与 X 线征象常不一致，不成比例，有骨质增生者可无症状，有症状者可无骨质增生
治疗		一般采用药物、手法、针刀疗法、封闭治疗等保守治疗，顽固性跟骨疼痛，6 个月以上保守治疗无效者可考虑手术治疗。方法有跟骨骨刺及滑囊切除术、跟骨钻孔术等

中医骨伤科学

第十二章　其他骨病疾患

考点　化脓性关节炎

临床诊断要领	问诊	发病的时间，有无外伤史、手术史，有无发热，有无其他部位的炎症，以及有无就诊和处理的方式等
	望诊	由于炎症的存在，关节周围皮肤可有发红
	触诊	触皮温的高低，压痛的部位等。多数患者关节周围皮温升高，局部有明显压痛，区域淋巴结常有肿大
	动诊、量诊	关节周围肌肉会发生保护性痉挛，关节多处于半屈曲位并伴有活动障碍。可以测量肿胀部位周径评估肿胀程度
	实验室检查	血液检查白细胞及中性粒细胞计数增多，血培养有致病菌生长，血沉增快。关节液检查阳性结果对确定诊断具有重要意义，但如果抽取关节液时患者正在使用或近期曾用过抗生素，检查结果也可能为阴性
	影像学检查	X线检查早期无骨改变，因关节腔积液可见关节间隙变宽及软组织肿胀影，严重者可因关节腔膨胀出现脱位。晚期关节软骨破坏，关节间隙变窄或消失，严重者出现纤维性强直或骨性强直表现
鉴别诊断	风湿性关节炎、化脓性骨髓炎	
治疗	内治法	西医治疗早期使用足量有效的抗生素；中医治疗初期治宜清热解毒、利湿化瘀，方药用黄连解毒汤、五神汤加减。酿脓期治宜清热解毒、凉血利湿，方药采用五味消毒饮、黄连解毒汤加减。溃脓期初溃脓泄不畅者应托里透脓，方药采用托里消毒饮或透脓散加减；若溃后正虚为主，则应补益气血，选用八珍汤、十全大补丸等
	外治法	关节制动与运动患者可用皮牵引、外固定支具、石膏、夹板等适当固定

考点　骨肿瘤

临床诊断要领	问诊	首先应关注患者的年龄
	望诊	观察患者的整体状态，早期全身症状一般不明显。恶性肿瘤后期出现全身衰弱，形体消瘦，精神萎靡，神疲乏力，面色苍白，甚至出现形如枯槁等表现，气血两虚者舌淡苔薄，阴虚火旺者舌红无苔，气滞血瘀者舌紫苔黄。病变局部应观察皮肤颜色、肿胀及周围软组织情况等
	触诊	肿物的部位、大小、硬度、活动度，边界是否清楚，有无搏动感。良性骨肿瘤肿块一般呈膨胀性，硬度如骨样，边界清楚，无活动度；恶性肿瘤的骨外形一般不膨胀，周围软组织肿胀，肿块硬度不如良性骨肿瘤，边界不清楚，有些血管丰富的恶性骨肿瘤晚期当骨质有破坏时可扪及搏动，推之不活动
	实验室检查	良性骨肿瘤检查一般都为正常；恶性骨肿瘤可出现红细胞沉降率加快，晚期大多数出现贫血
	影像学检查	X线检查结果是诊断的重要依据。良性骨肿瘤的阴影比较规则，密度均匀，外围边界整齐，轮廓比较清楚，骨膜无反应性阴影，软组织内也无阴影
治疗	非手术治疗	中药治疗、放射治疗、化学药物治疗、免疫疗法
	手术治疗	良性骨肿瘤可选用刮除术、切除术，根据情况加植骨术；恶性肿瘤未波及周围软组织时，可选用瘤段切除灭活再植术、瘤段切除人工假体植入术；恶性肿瘤病情严重者，可选用截肢术

考点 骨质疏松症

临床诊断要领	问诊	腰背部疼痛，全身骨痛，肌肉疲劳、肌疼挛。应重点询问疼痛的性质、时间、加重因素及应用药物的反应情况等
	望诊	身高缩短、驼背；有的患者还出现脊柱后凸、鸡胸等胸廓畸形
	辅助检查	骨密度测定；X 线检查；实验室检查：血尿常规、肝肾功能、血钙、血磷、碱性磷酸酶、血清蛋白电泳、尿钙、尿钠、肌酐、骨转换标志物等
鉴别诊断		骨软化症、多发性骨髓瘤、原发性甲状旁腺功能亢进症
治疗		调整生活方式和骨健康基本补充剂；抗骨质疏松药物可增加骨密度，改善骨质量，显著降低骨折的发生风险；中药治疗

中医骨伤科学

第六部分

针灸推拿康复学

第一章　经络总论

考点　经络系统的组成和概况

十二经脉的分布规律

十二经脉	四肢	分布
三阴经	上肢	太阴在前，厥阴在中，少阴在后
	下肢	内踝上 8 寸以下：厥阴在前，太阴在中，少阴在后
		内踝上 8 寸以上：太阴在前，厥阴在中，少阴在后
三阳经	上肢、下肢	阳明在前，少阳在中，太阳在后

十二经脉与脏腑器官的联络

经脉名称	联络的脏腑	联络的器官
手太阴肺经	肺、大肠、胃口	喉咙
手阳明大肠经	大肠、肺	下齿、口、鼻
足阳明胃经	胃、脾	鼻、上齿、口唇、喉咙
足太阴脾经	脾、胃、心	咽、舌本、舌下
手少阴心经	心、小肠、肺	咽、目系
手太阳小肠经	小肠、心、胃	咽、目内外眦、耳中、鼻
足太阳膀胱经	膀胱、肾	目内眦、耳上角、脑
足少阴肾经	肾、膀胱、肺、心、肝	喉咙、舌本
手厥阴心包经	心包、三焦	—
手少阳三焦经	三焦、心包	耳后、耳上角、耳中、目锐眦
足少阳胆经	胆、肝	目锐眦、耳后、耳中、耳前
足厥阴肝经	肝、胆、胃、肺	阴器、目系、唇内

十二经脉的循行走向、交接规律、气血循环流注

循行走向	手三阴从胸走手；手三阳从手走头；足三阳走头走足；足三阴从足走腹
交接规律	阳经与阴经（互为表里）在手足末端相交；阳经与阳经（同名经）在头面部相交；相互衔接的阴经与阴经在胸中相交
气血循环流注	肺大胃脾心小肠；膀肾胞焦胆肝肺

考点　奇经八脉 ★

奇经八脉	功能
任脉	"阴脉之海"总任六阴经，调节全身阴经经气
督脉	"阳脉之海"总督六阳经，调节全身阳经经气
冲脉	涵蓄十二经气血，称"十二经之海""血海"

续表

奇经八脉	功能
带脉	约束纵行躯干的诸条经脉
阴、阳维脉	维系全身阴、阳经
阴、阳跷脉	调节下肢运动，司寤寐

考点 十五络脉、十二经别、十二经筋

名称	作用
十五络脉	①加强表里经联系。②沟通表里经经气。③补充十二经循行不足
十二经别	①加强十二经内外联系。②加强属络脏腑在体内的联系。③补充十二经体外循行不足。④扩大十二经主治范围
十二经筋	①约束骨骼。②屈伸关节。③维持人体正常运动

考点 经络的作用和经络学说的临床应用

作用	联系脏腑，沟通内外，运行气血，营养全身；抗御病邪，反映病候；传导感应，调和阴阳	
临床应用	诊断：经络辨证、经络望诊、经络腧穴按诊、经络腧穴电测定	
	治疗：指导针灸治疗、药物归经	

第二章　腧穴总论

考点 主治特点

主治特点	治疗	规律
近治作用	局部及邻近组织器官	腧穴所在，主治所在
远治作用	远隔部位的组织器官	经脉所过，主治所及
特殊作用	双向的良性调整作用；相对特异的治疗	—

考点 主治规律
主治规律概述

主治规律	概念
分经主治规律	某一经脉所属的腧穴均可治疗该经循行部位及其相应脏腑的病证
分部主治规律	处于身体某一部位的腧穴均可治疗该部位及某类病证

十四经脉腧穴分经主治规律★

经名	本经主治	二经相同主治	三经相同主治
手太阴肺经	肺、喉病	—	胸部病
手厥阴心包经	心、胃病	神志病	
手少阴心经	心病		
手阳明经	前头、鼻、口、齿病	—	目病、咽喉病、热病
手少阳经	侧头、胁肋病	目病、耳病	
手太阳经	后头、肩胛病，神志病		

经名	本经主治	二经相同主治	三经相同主治
足阳明经	前头、口齿、咽喉病，胃肠病	—	神志病、热病
足少阳经	侧头、耳、项、胁肋病，胆病	眼病	
足太阳经	后头、项、背腰病，肛肠病		
足太阴经	脾胃病	—	腹部病、妇科病
足厥阴经	肝病	前阴病	
足少阴经	肾病、肺病、咽喉病		
任脉	中风脱证、虚寒、下焦病	神志病、脏腑病、妇科病	—
督脉	中风、昏迷、热病、头面部病		

考点 五输穴

五输穴概述

	具体内容
分布	肘膝关节以下
分类	所出为井，所溜为荥，所注为输，所行为经，所入为合
属性	阴井金，阳井木
主病	井主心下满，荥主身热，输主体重节痛，经主喘咳寒热，合主逆气而泄
治疗	春刺井，夏刺荥，季夏刺输，秋刺经，冬刺合

十二经脉五输穴

经脉	井	荥	输	经	合
手太阴肺经	少商	鱼际	太渊	经渠	尺泽
手厥阴心包经	中冲	劳宫	大陵	间使	曲泽
手少阴心经	少冲	少府	神门	灵道	少海
足太阴脾经	隐白	大都	太白	商丘	阴陵泉
足厥阴肝经	大敦	行间	太冲	中封	曲泉
足少阴肾经	涌泉	然谷	太溪	复溜	阴谷
手阳明大肠经	商阳	二间	三间	阳溪	曲池
手少阳三焦经	关冲	液门	中渚	支沟	天井
手太阳小肠经	少泽	前谷	后溪	阳谷	小海
足阳明胃经	厉兑	内庭	陷谷	解溪	足三里
足少阳胆经	足窍阴	侠溪	足临泣	阳辅	阳陵泉
足太阳膀胱经	至阴	通谷	束骨	昆仑	委中

考点 原穴、络穴

原穴、络穴概述

	原穴（阴经之输并于原）	络穴
分布	腕踝关节附近	肘膝关节以下
作用	诊断和治疗疾病	加强表里两经联系

针灸推拿康复学

十二原穴和十五络穴

	经脉	经脉—穴位	经脉—穴位	经脉—穴位
十二原穴	手三阴经	肺经—太渊	心经—神门	心包经—大陵
	手三阳经	大肠经—合谷	小肠经—腕骨	三焦经—阳池
	足三阴经	脾经—太白	肾经—太溪	肝经—太冲
	足三阳经	胃经—冲阳	膀胱经—京骨	胆经—丘墟
十五络穴	手三阴经	肺经—列缺	心经—通里	心包经—内关
	手三阳经	大肠经—偏历	小肠经—支正	三焦经—外关
	足三阴经	脾经—公孙	肾经—大钟	肝经—蠡沟
	足三阳经	胃经—丰隆	膀胱经—飞扬	胆经—光明
	任、督、脾大络	任脉—鸠尾	督脉—长强	脾大经—大包

考点 十六郄穴

阴经	郄穴	阳经	郄穴
手太阴肺经	孔最	手阳明大肠经	温溜
手厥阴心包经	郄门	手少阳三焦经	会宗
手少阴心经	阴郄	手太阳小肠经	养老
足太阴脾经	地机	足阳明胃经	梁丘
足厥阴肝经	中都	足少阳胆经	外丘
足少阴肾经	水泉	足太阳膀胱经	金门
阴维脉	筑宾	阳维脉	阳交
阴跷脉	交信	阳跷脉	跗阳

考点 背俞穴、募穴

五脏	背俞穴	募穴	六腑	背俞穴	募穴
肺	肺俞	中府	大肠	大肠俞	天枢
心	心俞	巨阙	小肠	小肠俞	关元
心包	心包俞	膻中	三焦	三焦俞	—
脾	脾俞	章门	胃	胃俞	中脘
肾	肾俞	京门	膀胱	膀胱俞	中极
肝	肝俞	期门	胆	胆俞	日月

考点 八脉交会穴

八脉交会穴	所通八脉	八脉交会穴	所通八脉
公孙	冲脉	内关	阴维脉
外关	阳维脉	足临泣	带脉
后溪	督脉	申脉	阳跷脉
列缺	任脉	照海	阴跷脉

考点 八会穴

八会	穴名	八会	穴名
气会	膻中	脏会	章门
血会	膈俞	腑会	中脘
脉会	太渊	骨会	大杼
筋会	阳陵泉	髓会	绝骨

考点 下合穴

六腑	下合穴	六腑	下合穴
大肠	上巨虚	胃	足三里
小肠	下巨虚	膀胱	委中
三焦	委阳	胆	阳陵泉

考点 腧穴的定位方法
骨度分寸定位法 ★

部位	起止点	折量寸	说明
头面部	前发际正中至后发际正中	12	头部腧穴的纵向距离
	眉间（印堂）至前发际正中	3	头前部腧穴的纵向距离
	两额角发际（头维）之间	9	头前部腧穴的横向距离
	耳后两完骨（乳突）之间	9	头后部腧穴的横向距离
胸腹胁部	胸骨上窝（天突）至剑胸联合中点（歧骨）	9	胸部任脉穴的纵向距离
	胸剑联合中点（歧骨）至脐中	8	上腹部腧穴的纵向距离
	脐中至耻骨联合上缘（曲骨）	5	下腹部腧穴的纵向距离
	两乳头之间	8	胸腹部腧穴的横向距离
	腋窝顶点至第11肋游离端（章门）	12	胁肋部腧穴的纵向距离
	两肩胛骨喙突内侧缘之间	12	胸部腧穴的横向距离
背腰部	肩胛骨内缘至后正中线	3	背腰部腧穴的横向距离
上肢部	腋前、后纹头至肘横纹	9	上臂部腧穴的纵向距离
	肘横纹至腕掌（背）侧远端横纹	12	前臂部腧穴的纵向距离
下肢部	耻骨联合上缘至髌底	18	大腿内侧部腧穴的纵向距离
	髌底至髌尖	2	
	髌尖至内踝尖	15	小腿内侧部腧穴的纵向距离
	阴陵泉至内踝尖	13	
	股骨大转子至腘横纹	19	大腿前外侧部腧穴的纵向距离
	臀沟至腘横纹	14	大腿后部腧穴的纵向距离
	腘横纹至外踝尖	16	小腿外侧部腧穴的纵向距离
	内踝尖至足底	3	足内侧部腧穴的纵向距离

针灸推拿康复学

第三章 经络腧穴各论

考点 手太阴肺经腧穴

穴位	主治	定位
中府	胸肺病证、肩背痛	横平第1肋间隙，锁骨下窝外侧
尺泽	①肺系实热病证。②肘臂挛痛。③急症	肘横纹上，肱二头肌桡侧缘凹陷中
孔最	①肺系病证。②肘臂挛痛	腕横纹上7寸，尺泽与太渊连线上
列缺	①肺系病证。②头面部病证。③手腕痛	腕横纹上1.5寸，拇短伸肌和拇长展肌腱之间
太渊	①肺系病证。②无脉症。③腕臂痛	桡骨茎突与舟状骨之间的凹陷，拇长展肌尺侧凹陷中
鱼际	①肺系实热病证。②掌中热。③小儿疳积	第1掌骨桡侧中点赤白肉际处
少商	①肺系实热病证。②昏迷、癫狂等急症	拇指末节桡侧，指甲根角侧上方0.1寸（指寸）

考点 手阳明大肠经腧穴

穴位	主治	定位
商阳	①五官病。②热病、昏迷等热证、急症	食指桡侧，指甲根上0.1寸
合谷	①头面五官病证。②外感病证。③热病。④妇产科病证。⑤各种痛证，为五官及颈部手术针麻常用穴	手背，第2掌骨桡侧的中点处
阳溪	①头面五官病证。②手腕痛	鼻烟窝
偏历	①耳鸣，鼻衄。②手臂酸痛。③腹部胀满。④水肿	腕背侧远端横纹上3寸，阳溪与曲池连线上
手三里	①手臂无力，上肢不遂。②腹痛，腹泻。③齿痛，颊肿	肘横纹下2寸，阳溪与曲池连线上
曲池	①手臂痹痛，上肢不遂。②热病。③眩晕。④肠胃病证。⑤五官热性病证。⑥皮外科病证。⑦癫狂	尺泽与肱骨外上髁连线中点凹陷
肩髃	①肩臂挛痛，上肢不遂。②瘾疹	肩峰外侧前下方凹陷
扶突	①咽喉病证。②瘿气，瘰疬。③呃逆。④咳嗽、气喘。⑤颈部手术针麻用穴	横平喉结，胸锁乳突肌前、后缘中间
迎香	①鼻病。②口面部病证。③胆道蛔虫症	鼻翼外缘中点旁，鼻唇沟中

考点 足阳明胃经腧穴

穴位	主治	定位	
承泣	①目疾。②口眼歪斜，面肌痉挛	眼球与眶下缘间，瞳孔直下	
四白	①眼部病证。②面部病证。③头痛，眩晕	眶下孔处	
地仓	口角歪斜、流涎、面痛、齿痛等局部病证	口角旁0.4寸	
颊车	齿痛、牙关不利、颊肿、口歪斜等局部病证	咬肌隆起处	
下关	①面口病证。②耳疾	颧弓下缘中央与下颌切迹之间凹陷处	
头维	头痛、目眩、目痛等头目病证	额角发际上0.5寸，头正中线旁开4.5寸	
天枢	①胃肠病证。②妇科病证	前正中线旁开2寸	脐旁2寸
归来	①小腹痛，疝气。②妇科疾患		脐下4寸
梁丘	①急性胃痛。②下肢病证。③乳疾	髌底上2寸，股外侧肌与股直肌间	

穴位	主治	定位
足三里	①胃肠病证。②下肢痿痹。③神志病。④外科疾患。⑤虚劳诸证，为强壮保健要穴	犊鼻下3寸，胫骨前嵴外1横指处
上巨虚	①胃肠病证。②下肢痿痹	犊鼻下6寸
下巨虚	①胃肠病证。②下肢痿痹。③乳痈	犊鼻下9寸
丰隆	①头痛，眩晕。②癫狂。③痰饮病证。④下肢痿痹。⑤腹胀，便秘	条口外侧一横指处
解溪	①下肢、踝关节疾患。②头痛，眩晕。③癫狂。④腹胀，便秘	踝前正中凹陷，拇长伸肌腱与趾长伸肌腱之间
内庭	①五官热性病证。②热病。③胃肠病证。④足背肿痛，跖趾关节痛	第2、3趾间，趾蹼缘后方凹陷处
厉兑	①实热性五官病证。②热病。③神志病	第2趾末节外侧，指甲根角侧后0.1寸

考点 足太阴脾经腧穴

穴位	主治	定位
隐白	①妇科病。②慢性出血证。③癫狂，多梦。④惊风。⑤腹满，暴泻	大趾末节内侧，趾甲根后0.1寸
太白	①脾胃病证。②体重节痛	第1跖趾关节近端赤白肉际凹陷
公孙	①脾胃肠腑病证。②神志病证。③奔豚气	第1跖骨基底部前下方赤白肉际
三阴交	①脾胃虚弱诸证。②妇产科病证。③生殖泌尿系统疾患。④心悸，失眠，高血压。⑤下肢痿痹。⑥阴虚诸证	内踝上3寸，胫骨后缘
地机	①妇科病。②肠胃病证。③疝气。④脾不运化水湿病证	阴陵泉下3寸，胫骨后缘
阴陵泉	①腹胀，腹泻，水肿，黄疸。②小便不利，遗尿，尿失禁。③阴部痛，痛经，遗精。④膝痛	胫骨内侧髁下缘
血海	①妇科病。②血热性皮肤病。③膝股内侧痛	髌底内侧端上2寸，股内肌隆起处
大横	脾胃病证	腹部，肚脐旁开4寸
大包	①气喘。②胸胁痛。③全身疼痛。④四肢无力	腋中线，第6肋间隙

考点 手少阴心经腧穴

穴位	主治	定位	
极泉	①心系病证。②肩臂痛证。③瘰疬。④腋臭。⑤上肢痿痹。⑥上肢针刺麻醉用穴	腋窝正中，腋动脉搏动处	
少海	①心病、神志病。②肘臂挛痛，臂麻手颤。③头项痛，腋胁部痛。④瘰疬	平肘横纹，肱骨内上髁前缘	
通里	①心系病证。②舌强不语，暴喑。③腕臂痛	腕横纹上1寸	尺侧腕屈肌腱桡侧
阴郄	①心系病证。②骨蒸盗汗。③吐血，衄血	腕横纹上0.5寸	
神门	①心与神志病证。②高血压。③胸胁痛	腕前区	
少冲	①心悸、胸痛等心胸病。②阴痒，阴痛。③癫痫。④小指挛痛	小指末节桡侧，指甲根上0.1寸	

考点　手太阳小肠经腧穴

穴位	主治	定位
少泽	①乳疾。②急症、热证。③头面五官病证	小指末节尺侧，指甲根上0.1寸
后溪	①痛证。②耳聋，目赤。③癫狂病。④疟疾	第5掌指关节尺侧近端赤白肉际凹陷中
支正	①头痛，项强，肘臂酸痛。②热病。③癫狂。④疣症	腕背横纹上5寸，尺骨尺侧与尺侧腕屈肌之间
天宗	①肩胛疼痛、肩背部损伤等局部病证。②气喘	肩胛冈中点与肩胛下角连线上1/3
颧髎	口眼歪斜、眼睑眴动、齿痛、面痛等	颧骨下缘，目外眦直下凹陷
听宫	①耳鸣、耳聋、聤耳等耳疾。②齿痛	耳屏正中与下颌髁状突之间的凹陷

考点　足太阳膀胱经腧穴

穴位	主治	定位	
睛明	①目疾。②急性腰扭伤，坐骨神经痛。③心悸，怔忡	目内眦内上方眶内凹陷	
攒竹	①头痛，眉棱骨痛。②目疾。③呃逆	眉头凹陷	
天柱	①后头痛、项强、肩背腰痛。②鼻塞。③目痛。④癫狂病。⑤热病	横平C_2棘突，斜方肌外侧凹陷	
风门	①感冒、咳嗽、发热、头痛等外感病证。②项强，胸背痛	T_2棘突下，后正中旁1.5寸	
肺俞	①肺系病证。②阴虚病证。③皮肤病	T_3棘突下	后正中线旁开1.5寸
心俞	①心与神志病证。②肺系病证。③盗汗，遗精	T_5棘突下	
膈俞	①血瘀诸证。②上逆之证。③瘾疹，皮肤瘙痒。④贫血。⑤潮热，盗汗	T_7棘突下	
肝俞	①肝胆病证。②目疾。③癫狂病。④脊背痛	T_9棘突下	
胆俞	①肝胆病证。②肺痨，潮热	T_{10}棘突下	
脾俞	①脾胃肠腑病证。②多食善饥，身体消瘦。③背痛	T_{11}棘突下	
胃俞	①胃肠病证。②多食善饥，身体消瘦	T_{12}棘突下	
肾俞	①泌尿生殖系统疾患。②妇科病证。③消渴	L_2棘突下	
大肠俞	①腰腿痛。②胃肠病证	L_4棘突下	
膀胱俞	①膀胱气化功能失调病证。②腹泻，便秘。③腰脊强痛	S_2棘突下	
次髎	①妇科病证。②小便不利、遗精、阳痿等。③疝气。④腰骶痛，下肢痿痹	第2骶后孔	
承扶	①腰、骶、臀、股部疼痛。②痔疾	臀横纹中点	
委阳	①腹满，小便不利。②腰脊强痛，腿足挛痛	腘横纹上，股二头肌腱内侧缘	
委中	①腰及下肢病证。②急症。③瘾疹，丹毒。④小便不利，遗尿	腘横纹中点	
膏肓	①肺系虚损病证。②虚劳诸证。③肩胛痛	T_4棘突下	后正中线旁3寸
志室	①肾虚病证。②小便不利，水肿。③腰脊强痛	L_2棘突下	
秩边	①腰骶痛、下肢痿痹等腰及下肢病证。②小便不利，癃闭。③便秘，痔疾。④阴痛	平第4骶后孔，骶正中嵴旁开3寸	
承山	①腰腿拘急、疼痛。②痔疾，便秘。③腹痛，疝气	腓肠肌两肌腹与肌腱交角处	
飞扬	①腰腿疼痛。②头痛，目眩。③鼻塞，鼻衄。④痔疾	昆仑上7寸，腓肠肌下缘与跟腱移行处	

穴位	主治	定位
昆仑	①后头痛，项强，目眩。②腰骶疼痛，足踝肿痛。③癫痫。④滞产	外踝尖与跟腱之间凹陷
申脉	①头痛，眩晕。②神志病证。③腰腿酸痛	外踝下缘与跟骨间凹陷
束骨	①头部疾患。②腰腿痛。③癫狂	第5跖趾关节近端，赤白肉际
至阴	①胎位不正，滞产。②头痛，目痛。③鼻塞，鼻衄	足小趾甲角侧后方0.1寸

考点　足少阴肾经腧穴

穴位	主治	定位
涌泉	①急症及神志病证。②头痛，头晕，目眩，失眠。③肺系病证。④大便难，小便不利。⑤奔豚气。⑥足心热	屈足卷趾时足心最凹陷中
然谷	①妇科病证。②泌尿生殖系统疾患。③咯血，咽喉肿痛。④消渴。⑤下肢痿痹，足跗痛。⑥小儿脐风口噤。⑦腹泻	足舟骨粗隆下方，赤白肉际处
太溪	①肾虚证。②阴虚性五官病证。③肺系疾患。④消渴，小便频数，便秘。⑤月经不调。⑥腰脊痛，下肢厥冷，内踝肿痛	内踝尖与跟腱之间凹陷处
大钟	①痴呆。②癃闭，遗尿，便秘。③月经不调。④咯血，气喘。⑤腰脊强痛，足跟痛	内踝后下，跟腱前缘凹陷
照海	①神志病证。②五官热性病证。③妇科病证。④小便频数，癃闭	内踝尖下1寸，内踝下缘边际凹陷
复溜	①津液输布失调病证。②胃肠病证。③腰脊强痛，下肢痿痹	太溪上2寸，跟腱前缘

考点　手厥阴心包经腧穴

穴位	主治	定位
天池	①心肺病证。②腋肿，乳痈，乳少。③瘰疬	第4肋间隙，前正中线旁5寸
曲泽	①心系病证。②胃热病证。③暑热病。④肘臂挛痛，上肢颤动	肱二头肌腱的尺侧凹陷
郄门	①心胸病证。②热性出血证。③疔疮。④癫痫	腕横纹上5寸
间使	①心系病证。②胃热病证。③热病，疟疾。④癫狂痫。⑤腋肿，肘、臂、腕挛痛	腕横纹上3寸
内关	①心系病证。②胃腑病证。③中风，偏瘫，眩晕，偏头痛。④神志病证。⑤肘、臂、腕挛痛	腕横纹上2寸
大陵	①心痛，心悸，胸胁满痛。②胃腑病证。③神志疾患。④臂、手挛痛	腕横纹上，掌长肌腱与桡侧腕屈肌腱之间
劳宫	①急症。②心与神志病证。③口疮，口臭。④鹅掌风	握拳，中指尖下
中冲	①急症。②热病，舌下肿痛。③小儿夜啼	中指末端最高点

考点　手少阳三焦经腧穴

穴位	主治	定位
关冲	①头面五官病证。②热病，中暑	无名指末节尺侧，指甲根上0.1寸
中渚	①头面五官病证。②热病，疟疾。③肩背肘臂酸痛，手指不能屈伸	第4掌指关节近端凹陷

续表

穴位	主治	定位
阳池	①五官病证。②消渴，口干。③腕痛，肩臂痛	腕背横纹，指伸肌腱尺侧凹陷
外关	①热病。②头面五官病证。③瘰疬。④胁肋痛。⑤上肢痿痹不遂	腕背横纹上2寸
支沟	①耳聋，耳鸣，暴喑。②胁肋痛。③便秘。④瘰疬。⑤热病	腕背横纹上3寸
肩髎	臂痛，肩重不能举	肩峰外侧后下方凹陷
翳风	①耳疾。②面、口病证。③瘰疬	耳垂后方，乳突下端前方凹陷处

考点　足厥阴肝经腧穴

穴位	主治	定位
大敦	①疝气，少腹痛。②前阴病。③妇科病。④癫病	足大趾末节外侧，趾甲根后0.1寸
行间	①肝经风热病证。②妇科病。③阴中痛，疝气。④泌尿系病证。⑤胸胁满痛	第1、2趾间，趾蹼后赤白肉际
太冲	①肝经风热病证。②妇产科病证。③肝胃病证。④癃闭，遗尿。⑤下肢痿痹，足跗肿痛	第1、2跖骨，跖骨底结合部前方凹陷
期门	①肝胃病证。②郁病，奔豚气。③乳痈	胸部，第6肋间隙，正中线旁开4寸

考点　足少阳胆经腧穴

穴位	主治	定位	
阳白	①前头痛。②眼睑下垂，口眼歪斜。③目疾	在头部，眉上1寸，瞳孔直上	
风池	①内风病证。②外风病证。③颈项强痛	胸锁乳突肌与斜方肌上端间的凹陷	
肩井	①颈项强痛，肩背疼痛，上肢不遂。②妇产科及乳房疾患。③瘰疬	第7颈椎棘突下与肩峰最远端连线中点	
环跳	腰胯疼痛、下肢痿痹、半身不遂等腰腿疾患	股骨大转子最凸点与骶管裂孔连线外1/3与内2/3交点处	
风市	①下肢疾患。②遍身瘙痒，脚气	手贴大腿，中指尖所指凹陷	
阳陵泉	①肝胆犯胃证。②下肢、膝关节疾患。③小儿惊风。④肩痛	腓骨小头前下凹陷	
光明	①目疾。②胸乳胀痛，乳少。③下肢痿痹	外踝尖上5寸	腓骨前缘
悬钟	①髓海不足疾患。②颈项强痛，胸胁满痛，下肢痿痹	外踝尖上3寸	
丘墟	①目疾。②痛证。③足内翻，足下垂	外踝前下方，趾长伸肌腱外侧凹陷	
足临泣	①痛证。②月经不调，乳少，乳痈。③疟疾。④瘰疬	第4、5跖骨底结合部的前方，第5趾长伸肌腱外侧凹陷	
侠溪	①惊悸。②头面五官病证。③痛证。④乳痈。⑤热病	第4、5趾间，趾蹼后赤白肉际	

考点　督脉腧穴

穴位	主治	定位
风府	①神志病证。②头颈、五官病证	枕外隆凸直下
百会	①神志病。②头痛，眩晕，耳鸣。③下陷性病证	前发际正中直上5寸
水沟	①急危重症，急救要穴之一。②神志病。③面鼻口部病证。④闪挫腰痛	人中沟上1/3

穴位	主治	定位
印堂	①神志病证。②头痛，眩晕。③鼻衄，鼻渊。④小儿惊风，产后血晕，子痫	两眉内侧中间

考点 任脉腧穴

穴位	主治	定位	
中极	①前阴病。②男科病证。③妇科病	脐下4寸	前正中线上
关元	①元气虚损病证。②少腹疼痛，疝气。③肠腑病证。④前阴病。⑤男科病。⑥妇科病。⑦保健灸常用穴	脐下3寸	
气海	①气虚病证。②肠腑病证。③前阴病。④遗精，阳痿。⑤疝气，少腹痛。⑥妇科病。⑦保健灸常用穴	脐下1.5寸	
神阙	①元阳暴脱。②肠腑病证。③水肿，小便不利。④保健灸常用穴	脐中央	
下脘	①脾胃病。②痞块	脐上2寸	
中脘	①脾胃病。②黄疸。③癫狂，脏躁	脐上4寸	
上脘	①胃腑病证。②癫痫	脐上5寸	
膻中	①胸中气机不畅病证。②胸乳病证	第4肋间隙	
天突	①肺系病证。②气机不畅病证	胸骨上窝正中央	
廉泉	咽喉口舌病证	舌骨上凹陷	
承浆	①口部病证。②暴喑。③癫狂	颏唇沟正中凹陷	

考点 奇穴

穴位		主治	定位	
四神聪		①头痛，眩晕。②神志病。③目疾	百会前后左右各旁开1寸，共4穴	
太阳		①头痛。②目疾。③面瘫	眉梢与目外眦之间，向后约一横指的凹陷中	
定喘		①哮喘，咳嗽。②肩背痛，落枕	后正中线旁0.5寸	平第7颈椎棘突下
夹脊	上胸部	心肺、上肢疾病		T$_{1～5}$棘突下，共17穴
	下胸部	脾胃肝胆疾病		
	腰部	肾病、腰腹及下肢疾病		
腰眼		①腰痛。②月经不调，带下。③虚劳	平L$_4$棘突下，后正中线旁3.5寸	
腰痛点		急性腰扭伤	手背	第2、3掌骨及第4、5掌骨之间，腕背横纹与掌指关节中点，一手2穴
八邪		①手背肿痛，手指麻木。②烦热。③目痛。④毒蛇咬伤		第1～5指间，指蹼赤白肉际
外劳宫		①落枕。②手臂肿痛。③脐风		第2、3掌骨间，掌指关节后0.5寸
四缝		①小儿疳积。②百日咳	手指	第2～5指掌面指间关节横纹中央
十宣		①昏迷。②癫痫。③高热，咽喉肿痛。④手指麻木		十指尖端，距指甲游离缘0.1寸
内膝眼		①膝痛，腿痛。②脚气	屈膝，髌韧带两侧凹陷	
胆囊		①胆囊炎，胆石症，胆道蛔虫症，胆绞痛。②下肢痿痹	腓骨小头直下2寸	
阑尾		①阑尾炎，消化不良。②下肢痿痹	犊鼻下5寸，胫骨前缘旁一横指	

第四章　推拿学基础知识

考点　小儿推拿特定穴

穴位	作用	定位
坎宫	疏风解表，醒脑明目，止头痛	自眉头起沿眉向眉梢成一横线
天门（攒竹）	发汗解表，镇静安神，开窍醒神	两眉中间至前发际成一直线
耳后高骨	疏风解表，安神除烦	耳后入发际高骨下凹陷中
天柱骨	降逆止呕，祛风散寒	颈后发际正中至大椎穴成一直线
乳根	宽胸理气，止咳化痰	乳下2分
丹田	培肾固本，温补下元，分清别浊	脐下2寸与3寸之间
脊柱	调阴阳，理气血，和脏腑，通经络，培元气，清热	大椎至长强成一直线
脾经	健脾胃，补气血；清热利湿，化痰止呕	拇指末节罗纹面
肝经	平肝泻火，息风镇惊，解郁除烦	食指末节罗纹面
心经	清心泻火，养心安神	中指末节罗纹面
肺经	补益肺气，宣肺清热	无名指末节罗纹面
肾经	补肾益脑，温养下元；清利下焦湿热	小指末节罗纹面
小肠	清利下焦湿热	小指尺侧边缘，自指尖到指根直线
大肠	涩肠固脱，温中止泻；清利肠腑，除湿热，导积滞	食指桡侧缘，自食指尖至虎口直线
四横纹	掐之能退热除烦，散瘀结；推之能调中行气，和气血，消胀满	掌面食、中、无名、小指第一指间关节横纹处
小天心	清热，镇惊，利尿，明目	大小鱼际交接处凹陷中
上马	滋阴补肾，顺气散结，利水通淋	手背无名指、小指掌指关节后凹陷中

考点　推拿临床常用检查法
关节运动功能检测

颈部	①屈伸运动：前屈35°~45°，后仰35°~50°。②侧屈运动：左、右侧屈各40°。③旋转运动：左、右旋转各60°~80°
腰部	①屈伸运动：前屈可达90°，后伸可达30°。②旋转运动：左、右旋转各30°。③侧屈运动：左、右侧屈各20°
肩部	①外展运动：可达90°。②内收运动：可达40°。③屈伸运动：前屈90°，后伸45°。④内旋运动：可达70°~90°。⑤外旋运动：可达30°。⑥上举运动可达180°
肘部	①屈肘运动：伸直位为0°，正常时屈曲130°~150°。②伸肘运动：正常时有0°~10°的过伸肘运动。③旋前运动：以前臂中立位为0°，正常时约90°的旋前范围。④旋后运动：以前臂中立位为0°，正常时可达90°
腕掌指部	①伸腕运动：30°~60°。②屈腕运动：50°~60°。③外展运动：15°~20°。④内收运动：30°~40°。⑤屈指运动：掌指关节屈曲80°~90°，近端指间关节屈曲60°~90°。⑥伸指运动：掌指关节伸直位为0°时，可过伸15°~25°。⑦手指外展、内收运动：小指、无名指、食指有20°的外展运动。⑧拇指背伸、屈曲运动：拇指背伸，拇指与食指之间的夹角可达50°，拇指掌指关节屈曲可达50°，指间关节屈曲可达90°。⑨拇指掌侧外展、背侧内收运动：拇指掌侧外展，拇指与掌平面构成的角度约为70°，背侧内收为0°

髋部	①前屈运动：130°～140°。②后伸运动：10°～30°。③外展运动：45°～60°。④内收运动：20°～30°。⑤外旋运动：40°～50°。⑥内旋运动：30°～45°
膝部	①屈曲运动：120°～150°。②伸直运动：伸直角度为0°，青少年及女性有5°～10°的过伸。③外旋、内旋运动：正常在伸直位时无外旋、内旋运动，但在屈曲90°时，有10°～20°的内、外旋运动
踝及足部	①踝背伸运动：可达35°。②踝跖屈运动：可达45°。③足趾运动：跖趾关节屈曲可达40°，背伸可达40°

肌张力与肌力检查

肌张力是指在静止状态时肌肉所保持的一定程度的紧张度。检查时嘱患者放松检查部位，医者用手轻捏所检查肌肉以体验其硬度。肌张力减低时，肌肉松软；肌张力增高时，肌肉紧张

肌力是指肌肉收缩时的力量，在临床上分为以下六级： 0级：肌肉无收缩。 1级：肌肉有微弱收缩，但不能移动关节。 2级：肌肉收缩可以带动关节水平方向运动，但不能对抗地球引力。 3级：能对抗地球引力移动关节，但不能对抗阻力。 4级：能对抗一定强度的阻力。 5级：能对抗较大强度的阻力移动肢体

第五章　中医康复学基础知识

考点 Brunnstrom偏瘫六阶段分级法

	上肢	手	下肢
Ⅰ级	迟缓，无任何活动	迟缓，无任何活动	迟缓，无任何活动
Ⅱ级	开始出现痉挛，可见联合反应，不引起随意肌收缩	出现轻微屈指动作	开始痉挛，出现联合反应，不引起随意肌收缩
Ⅲ级	痉挛加剧，可随意引起共同运动	能全指屈曲，钩状抓握，只由反射引起伸展	痉挛加剧，随意引起共同运动，坐位和立位时髋、膝可屈曲
Ⅳ级	痉挛开始减弱，出现脱离共同运动模式	能侧方抓握及拇指带动松开，手指能半随意、小范围伸展	痉挛开始减弱，出现脱离共同运动，出现分离运动坐位
Ⅴ级	痉挛减弱，共同运动进一步减弱，分离运动增强	用手抓握，能握圆柱状及球形物，不熟练，能随意全指伸开，范围大小不等	痉挛减弱，共同运动进一步减弱，分离运动增强
Ⅵ级	痉挛基本消失，协调运动大致正常，Ⅴ级动作的运动速度达健侧2/3以上	能进行各种抓握，全范围伸指，可进行单指活动，但比健侧稍差	协调运动正常。下列运动速度达健侧2/3以上

第六章　刺灸法各论

考点　针灸治疗概述

针灸治疗原则			补虚泻实、清热温寒、治病求本
针灸治疗作用			疏通经络、扶正祛邪、调和阴阳
针灸处方	选穴原则		近部选穴，体现了"腧穴所在，主治所及"
			远部选穴，体现了"经络所过，主治所及"
			辨证选穴，如肾阴不足导致的虚热选肾俞、太溪
			对症选穴，如发热取大椎、痰多取丰隆
	配穴方法	按部配穴	远近配穴，如眼病以睛明、风池、光明相配
			上下配穴，如头项强痛，上取大椎，下配昆仑
			前后配穴，如肺病前取中府，后取肺俞
			左右配穴，如胃痛取双侧足三里、梁丘
		按经配穴	本经配穴，体现了"不盛不虚，以经取之"，如咳嗽取中府、太渊
			表里经配穴，如风热袭肺的感冒咳嗽，选肺经的尺泽配大肠经的曲池、合谷
			同名经配穴，体现了"同气相通"，如阳明经头痛，取手阳明经的合谷配足阳明经的内庭

考点　进针方法

进针方法	适用的针具/适用部位
指切进针法	短针
夹持进针法	长针
舒张进针法	皮肤松弛部位
提捏进针法	皮肉浅薄部位，如印堂穴

考点　针刺角度

分类	操作	应用
直刺	针身与皮肤呈90°（垂直刺入）	人体大部分
斜刺	针身与皮肤呈45°	肌肉浅薄处或深部有重要脏器
平刺	针身与皮肤呈15°	皮薄肉少部位

考点　电针

选穴处方	成对，选用同侧肢体的1~3对穴位，当选择单个腧穴治疗时，加用无关电极
参数	波型（连续波、疏密波、断续波）、波幅、波宽、频率、持续时间

考点　针刺补泻

补泻手法	补法	泻法
捻转补泻	捻转角度小，用力轻，频率慢，操作时间短，结合拇指向前、食指向后者	捻转角度大，用力重，频率快，操作时间长，结合拇指向后、食指向前者
疾徐补泻	徐入疾出，少捻转	疾入徐出，多捻转
提插补泻	先浅后深，重插轻提，提插幅度小，频率慢，操作时间长者	先深后浅，轻插重提，提插幅度大，频率快，操作时间长者
迎随补泻	顺经为补	逆经为泻
呼吸补泻	患者呼气时进针，吸气时出针	吸气时进针，呼气时出针
开阖补泻	出针后迅速揉按针孔	出针时摇大针孔而不立即揉按
平补平泻	进针得气后均匀地提插、捻转后即可出针	

考点　针灸异常情况的处理

分类	处理
晕针	立即停止针刺，将针全部起出。轻者仰卧片刻，给饮温开水或糖水；重者可选人中、内关、足三里等穴针刺或指压
滞针	局部肌肉过度收缩时，可稍延长留针时间，或循按滞针腧穴附近，或叩弹针柄，或在附近再刺一针，以宣散气血，缓解肌肉紧张
弯针	出现弯针后，不得再行提插、捻转等手法。切忌强行拔针，以免将针身折断，留在体内
断针	患者切勿变更原有体位，以防断针向肌肉深部陷入

考点　间接灸

分类	功效	主治
隔姜灸	解表散寒，温中止呕	外感表证、虚寒性呕吐、腹泻、腹痛
隔蒜灸	清热，解毒，杀虫	肿疡初期、毒虫咬伤、哮喘、脐风、肺痨
隔盐灸	温中散寒，扶阳固脱	虚寒性呕吐、泄泻、腹痛、虚脱、产后血晕
隔附子饼灸	温肾壮阳	命门火衰而致的遗精、阳痿、早泄

考点　拔罐

吸附方法	火罐法（闪火法、投火法、贴棉法）；水罐法；抽气罐法
操作方法	留罐法、走罐法、闪罐法、刺络拔罐法、留针拔罐法
作用	开泄腠理、祛风散寒、通经活络、行气活血、祛瘀生新、消肿止痛等
适用范围	腹痛、颈肩腰腿痛、关节痛、软组织闪挫扭伤等局部病证，伤风感冒、头痛、面瘫、咳嗽、哮喘、消化不良、泄泻、月经不调、痛经等病证，以及目赤肿痛、麦粒肿、丹毒、疮疡初起未溃等外科病证

考点　头针法

穴名	定位	主治
额中线	额部正中，从督脉神庭穴向前引一条长1寸的线	头痛、强笑、自哭、失眠、健忘、多梦、癫狂痫、鼻病
额旁1线	从膀胱经眉冲穴向前引一条长1寸的线	上焦病证
额旁2线	从胆经头临泣穴向前引一条长1寸的线	中焦病证

穴名	定位	主治
额旁3线	从胃经头维穴内侧0.75寸起向下引一条长1寸的线	下焦病证
顶中线	督脉百会穴至前顶穴之间的连线	腰腿足病证，皮质性多尿、小儿夜尿，脱肛，胃下垂，子宫脱垂，高血压，头顶痛等
顶颞前斜线	从督脉前顶穴至胆经悬厘穴的连线	对侧肢体中枢性运动功能障碍
顶颞后斜线	从督脉百会穴至胆经曲鬓穴的连线	对侧肢体中枢性感觉障碍
顶旁1线	督脉旁1.5寸，从膀胱经承光穴向后引一条长1.5寸的线	腰腿足病证
顶旁2线	督脉旁开2.25寸，从胆经正营穴向后引一条长1.5寸的线到承灵穴	肩、臂、手病证
颞前线	在头部侧面，颞部两鬓内，胆经颔厌穴与悬厘穴的连线	偏头痛、运动性失语、周围性面神经麻痹及口腔疾病
颞后线	在头部侧面，颞部耳上方，胆经率谷穴与曲鬓穴的连线	偏头痛、眩晕、耳聋、耳鸣
枕上正中线	在枕部，即督脉强间穴至脑户穴之间的一条长1.5寸的线	眼病
枕上旁线	在枕部，由枕外粗隆督脉脑户穴旁开0.5寸起，向上引一条长1.5寸的线	眼病
枕下旁线	在枕部，从膀胱经玉枕穴向下引一条长2寸的线	小脑疾病引起的平衡障碍、后头痛、腰背两侧痛

考点 耳针

适用范围	疼痛性疾病；炎性疾病及传染病；功能紊乱性疾病；过敏及变态反应性疾病；内分泌代谢紊乱性疾病及其他	
操作方法	毫针法：①选穴和消毒：0.5%~1%碘伏。②进针和行针。③留针和出针	
	电针法：通电时间一般以10~20分钟为宜。适用于神经系统疾患、内脏痉挛、哮喘等症的治疗	
	埋针法：将揿钉型皮内针埋入耳穴以防治疾病	
	压丸法：使用丸状物贴压耳穴以防治疾病的方法	
	刺血法：用针具点刺耳穴出血以防治疾病	
	穴位注射法：将微量药物注入耳穴	
注意事项	①及时涂碘伏消毒，防止化脓性软骨膜炎的发生。②对普通胶布过敏者宜改用脱敏胶布。③避免接触患者血液。④对扭伤和运动障碍患者，进针后嘱其适当活动患部，有助于提高疗效	

考点 针刀疗法

进针的四步规程	定点、定向、加压分离、刺入
定位标志	骨性标志是在人体体表可以触知的骨性突起
	肌性标志是在人体体表可以看到和触知的肌肉轮廓和行经路线
	病变局部的条索、硬节、压痛点
刀法	纵行疏通法；横行剥离法；提插切开剥离法；骨面铲剥法；通透剥离法
适用范围	慢性软组织损伤、骨质增生病与骨关节病、脊柱疾病、神经卡压综合征、脊柱相关性内脏疾病、关节内骨折和骨折畸形愈合、瘢痕挛缩等

第七章　推拿手法

考点　推拿手法

成人	一指禅推法、滚法、擦法、推法、拿法、按法、摩法、揉法、摇法、搓法、抹法、捏法、捻法、点法、拍法、击法、拔法、抖法、振法、扳法、拔伸法
小儿	按法、摩法、掐法、揉法、推法、运法、搓法、摇法、捏法、拿法、擦法、捻法、刮法、黄蜂入洞、运水入土、运土入水、水底捞月、打马过天河、按弦走搓摩、揉脐及龟尾并擦七节骨

第八章　康复治疗技术

考点　康复治疗技术

物理	运动治疗	关节活动、关节松动、软组织牵伸、肌力训练、牵引、神经发育、运动再学习、强制性使用运动、悬吊治疗
	物理因子治疗	用声、光、电、磁、水等物理因子作用于人体
作业		特殊治疗技巧，或配备、改装辅助器具，生活环境改造
言语	失语症	改善语言功能（Schuell刺激法、阻断去除法、旋律语调治疗法）；改善交流能力（交流效果促进法、代偿手段训练）
	构音障碍	颈部放松、呼吸、口部运动、构音运动、构音语音、克服鼻音化、韵律、言语改良、代偿手段
吞咽障碍		间接训练、直接训练、代偿训练、其他治疗
心理疗法与认知		支持性心理治疗、行为疗法、社会技能训练、生物反馈疗法

第九章　影像学诊断

考点　常见呼吸系统疾病

肺炎

常见病证		影像诊断
大叶性肺炎	充血期	X线：肺纹理增多，透明度略低
	实变期	X线：密度均匀的致密影，肺段表现为片状或三角形致密影
	消散期	X线：大小不等、分布不规则的斑片状阴影
支气管肺炎	X线：多在两肺中下野的内、中带，两肺纹理增多、增粗、模糊	
间质性肺炎	X线：两肺门及中下肺野纹理增粗、模糊，网状及小斑片状影	
	CT：两侧支气管血管束增粗，呈不规则改变，并伴有磨玻璃样阴影	

肺结核

常见病证	影像诊断
原发型肺结核	X线：①原发浸润：肺近胸膜处局限性斑片状阴影。②淋巴管炎：从原发病灶向肺门走行的条索状阴影。③肺门、纵隔淋巴结肿大：肺门或纵隔边缘肿大，淋巴结突向肺野
	CT：肺门及纵隔淋巴结增大

续表

常见病证		影像诊断
血行播散型肺结核		X 线：急性血行播散型肺结核（两肺弥漫性粟粒状阴影）；亚急性及慢性血行播散型肺结核（两肺上、中肺野粟粒状阴影，条索阴影，空洞透亮区）
继发性肺结核	浸润性肺结核	X 线：①局限性斑片阴影。②大叶性干酪性肺炎：一个肺段或肺叶呈大片致密性实变，密度中心较高，边缘模糊。③增殖性病变：斑点状阴影，边缘较清晰。④结核球：圆形、椭圆形阴影，"卫星灶"。⑤结核空洞。⑥支气管播散病变。⑦硬结钙化。⑧小叶间隔增厚
	慢性纤维空洞型肺结核	X 线：①单侧或双侧肺上中部不规则透亮区。②空洞壁厚。③条索轨道状阴影。④空洞周围有大片渗出和干酪病变。⑤双肺上叶收缩，双肺门上抬，下肺纹理拉直呈垂柳状。⑥双肺中下叶透光度增加。⑦桶状胸。⑧胸膜增厚及粘连。⑨支气管播散性结核病灶

肺癌、支气管扩张症

肺癌	原发性支气管肺癌	X 线：①中央型肺癌：肺门影增深、增大和肺门区肿块影。②周围型肺癌：肺内球形肿块，厚壁空洞。③弥漫型肺癌：两肺广泛分布的细小结节，不规则支气管充气征
		CT：中央型肺癌（支气管壁增厚和支气管腔狭窄）；周围型肺癌；弥漫型肺癌（不规则分布的结节，边缘模糊）
	继发性支气管肺癌	X 线：棉球样结节，密度均匀，大小不一，轮廓清楚
		CT：对发现肺部转移灶较 X 线胸片敏感
支气管扩张症		CT：①柱状型支气管扩张。②囊状型支气管扩张。③棒状或结节状高密度阴影，类似"印戒征"

考点 常见泌尿系统疾病

常见病证	X 线	CT
肾结石	圆形、卵圆形、桑葚状或鹿角状高密度影，桑葚、鹿角状和分层均为结石典型表现	肾盏和肾盂内的高密度结石影
输尿管结石	输尿管走行区内纵行走向的致密影	结石上方输尿管和肾盂常有不同程度的扩张伴积水

考点 常见骨、关节系统疾病

常见病证		影像诊断
骨折	长骨	X 线：骨小梁中断、扭曲、错位。嵌入性或压缩性骨折骨小梁紊乱
	脊柱	X 线：椎体压缩呈楔形，前缘骨皮质嵌压
		CT：脊椎骨折、骨折类型、骨折片移位程度、椎管变形和狭窄，以及椎管内骨碎片或椎管内血肿
椎间盘突出	椎间盘膨出	CT：椎间盘的边缘均匀地超出相邻椎体终板的边缘
	椎间盘突出	X 线：直接征象是突出于椎体后缘的局限性弧形软组织密度影；间接征象是硬膜外脂肪层受压、变形甚至消失，硬膜囊受压和一侧神经根鞘受压

考点 常见肝、胆疾病

常见病证	影像诊断
肝脓肿	首选 CT 和超声；肝实质圆形或类圆形低密度区，环状水肿带，"环征"
肝海绵状血管瘤	CT 可以确诊海绵状血管瘤
胆囊癌	超声和 CT 为最常用的影像学检查方法；胆囊壁增厚，肿瘤及其局部胆囊壁明显强化，可见胆管受压、不规则狭窄和上部扩张

考点 常见中枢神经系统疾病

常见病证		影像诊断
脑外伤（CT首选）	脑挫裂伤	低密度脑水肿区出现多发、散在的点状高密度出血灶，明显的占位效应
	颅内血肿	高密度灶，血肿的形状与密度因血肿的期龄和部位而不同
	硬膜外血肿	为颅骨内板下梭形或双凸透镜状高密度区，边缘光滑、锐利，密度均匀，血肿范围局限，一般不跨越颅缝
	硬膜下血肿	急性硬膜下血肿：颅骨内板下方新月形高密度区；亚急性硬膜下血肿：新月形；慢性硬膜下血肿：双凸形低密度区
蛛网膜下腔出血		基底池、侧裂池、脑沟内较为广泛的高密度影
脑萎缩		额叶、颞叶体积变小，脑回变窄。侧脑室额角、颞角扩大，侧裂池、额叶和颞叶脑沟增宽；脑室形态呈等比例扩大

考点 常见心血管疾病

常见病证	X 线
慢性心脏瓣膜病单纯二尖瓣狭窄	心影呈二尖瓣型，左心房及右心室增大，肺动脉段突出，主动脉结变小，心影呈梨形；二尖瓣膜偶见钙化影；有肺静脉高压或伴有肺动脉高压
高血压心脏病	左心室显著扩大，心界向左下扩大，心影呈靴型；主动脉扩张、迂曲、延长；左心功能不全时左心房增大，并有肺淤血及肺水肿征象
慢性肺源性心脏病	右下肺动脉扩张，肺动脉段凸出的肺动脉高压征；右心室增大，心界向左侧移位，心影呈二尖瓣型；广泛肺组织纤维化及肺气肿

考点 常见食管与胃肠道疾病

常见病证	X 线
食管癌	黏膜皱襞消失、中断、破坏，形成表面杂乱不规则影像；管腔狭窄，腔内不规则充盈缺损，不规则长形龛影；受累段食管壁僵硬
食管静脉曲张	黏膜皱襞稍宽或略为迂曲，管壁边缘不整齐；食管中下段的黏膜皱襞明显增宽、迂曲，呈蚯蚓状或串珠状充盈缺损，管壁边缘呈锯齿状；病变加重，出现食管张力降低，管腔扩张，蠕动减弱，钡剂排空延迟
胃溃疡	直接征象：龛影，多见于小弯，龛影口部常有一圈黏膜水肿造成的透明带。间接征象：①痉挛性改变。②分泌增加。③胃蠕动增强或减弱，张力增高或减低，排空加速或减慢
十二指肠溃疡	直接征象：类圆形或米粒状密度增高影，其边缘大都光滑整齐，周围常有一圈水肿透明带，或有放射状黏膜纠集。间接征象：①球部变形。②激惹征。③幽门痉挛，开放延迟。④胃分泌增多和胃张力及蠕动方面的改变等
胃癌	充盈缺损，形状不规则，多见于蕈伞型癌；胃腔狭窄、胃壁僵硬，主要由浸润型癌引起；龛影多见于溃疡型癌，龛影周围绕以宽窄不等的透明带；黏膜皱襞破坏、消失或中断；癌瘤区蠕动消失

续表

常见病证		X线
结肠癌		肠腔内可见肿块，其轮廓不规则，该处肠壁僵硬、结肠袋消失；肠管狭窄；较大的龛影，形状不规则；肠壁僵硬
肠梗阻	单纯性小肠梗阻	近端肠曲胀气扩张，肠内有高低不等、长短不一的阶梯状气液面；仰卧位可见膨胀充气、盘曲排列的肠管，梗阻端远侧无气体或有少许气体
	麻痹性肠梗阻	肠曲胀气累及大肠与小肠，多呈中等度胀大，肠内气体多，液体少，致肠内液面较低，甚或肠内几乎全为气体

临床篇

第十章　内科病证

考点　中风★

分类	中经络		中脏腑
治法	调神导气，疏通经络		醒脑开窍，启闭固脱
主穴	水沟、内关、三阴交、极泉、尺泽、委中		水沟、百会、内关
配穴	肝阳暴亢＋太冲、太溪；风痰阻络＋丰隆、风池；痰热腑实＋曲池、内庭、丰隆；气虚血瘀＋足三里、气海；阴虚风动＋太溪、风池。口角歪斜＋颊车、地仓；上肢不遂＋肩髃、手三里、合谷；下肢不遂＋环跳、阳陵泉、阴陵泉、风市、足三里、解溪；头晕＋风池、完骨、天柱；足内翻＋丘墟透照海；便秘＋天枢、丰隆、支沟；复视＋风池、天柱、睛明、球后；尿失禁、尿潴留＋中极、曲骨、关元		闭证＋十二井穴、合谷、太冲；脱证＋关元、气海、神阙

考点　痹证★

治法	疏经活络，通痹止痛
主穴	阿是穴、局部经穴
配穴	行痹＋膈俞、血海；痛痹＋肾俞、关元；着痹＋阴陵泉、足三里；热痹＋大椎

考点　痿证

治法		调和气血，濡养筋脉
主穴	上肢	肩髃、曲池、外关、合谷、颈胸夹脊
	下肢	髀关、足三里、阳陵泉、三阴交、腰夹脊
配穴		肺热津伤＋鱼际、尺泽；湿热浸淫＋阴陵泉、中极；脾胃虚弱＋脾俞、胃俞；肝肾亏虚＋肝俞、肾俞；脉络瘀阻＋膈俞、血海

考点 头痛 ★

治法	调和气血，通络止痛
主穴	阳明头痛为头维、印堂、阳白、阿是穴、合谷、内庭；少阳头痛为太阳、丝竹空透率谷、风池、阿是穴、外关、侠溪；太阳头痛为天柱、后顶、风池、阿是穴、后溪、申脉；厥阴头痛为百会、四神聪、阿是穴、太冲、中冲
配穴	外感头痛＋风府、列缺；肝阳头痛＋行间、太溪；血虚头痛＋三阴交、足三里；痰浊头痛＋丰隆、中脘；瘀血头痛＋血海、膈俞

考点 眩晕

分型	实证	虚证
治法	平肝潜阳，和胃化痰	补益气血，益精填髓
主穴	百会、风池、太冲、内关、丰隆	百会、风池、肾俞、肝俞、足三里
配穴	肝阳上亢＋行间、率谷；痰湿中阻＋中脘、阴陵泉；瘀血阻窍＋膈俞、阿是穴	气血亏虚＋脾俞、气海；肾精不足＋悬钟、太溪

考点 面瘫 ★

治法	祛风通络，疏调经筋
主穴	阳白、四白、颧髎、颊车、地仓、翳风、牵正、太阳、合谷
配穴	风寒外袭＋风池、风府；风热侵袭＋外关、关冲；气血不足＋足三里、气海；味觉减退＋足三里；听觉过敏＋阳陵泉；抬眉困难＋攒竹；鼻唇沟变浅＋迎香；人中沟歪斜＋水沟；颏唇沟歪斜＋承浆；流泪＋太冲

考点 面痛

治法	疏经活络止痛
主穴	四白、下关、地仓、合谷、内庭、太冲
配穴	眉棱骨及眼部疼痛＋攒竹、阳白、外关；上颌部疼痛＋巨髎、颧髎；下颌部疼痛＋承浆、颊车。风寒证＋风池、列缺；风热证＋曲池、尺泽；肝胃郁热＋行间、内庭；阴虚阳亢＋风池、太溪；气血瘀滞＋三阴交

考点 震颤麻痹（帕金森病）★

治法	柔肝息风，宁神定颤
主穴	百会、四神聪、风池、太冲、合谷、阳陵泉
配穴	风阳内动＋肝俞、三阴交；痰热风动＋丰隆、阴陵泉；气血亏虚＋气海、血海；髓海不足＋悬钟、肾俞；阳气虚衰＋大椎、关元

考点 不寐

治法	调和阴阳，安神利眠
主穴	百会、神门、三阴交、照海、申脉、安眠
配穴	肝火扰心＋太冲、行间、侠溪；心脾两虚＋心俞、脾俞、足三里；心肾不交＋心俞、肾俞、太溪；心胆气虚＋心俞、胆俞；脾胃不和＋丰隆、中脘、足三里；噩梦多＋厉兑、隐白；头晕＋风池、悬钟；重症不寐＋神庭、内堂、四神聪

考点 胸痹

治法	通阳行气，活血止痛
主穴	内关、膻中、郄门、阴郄
配穴	气滞血瘀 + 太冲、血海；寒邪凝滞 + 神阙、至阳；痰浊阻络 + 丰隆、中脘；阳气虚衰 + 心俞、至阳

考点 感冒

治法	祛风解表
主穴	列缺、合谷、风池、太阳、外关
配穴	风寒感冒 + 风门、肺俞；风热感冒 + 曲池、大椎；夹湿 + 阴陵泉；夹暑 + 委中；体虚感冒 + 足三里、关元

考点 哮喘

分型	实证	虚证
治法	驱邪肃肺，化痰平喘	补益肺肾，止哮平喘
主穴	列缺、尺泽、肺俞、中府、定喘	肺俞、肾俞、膏肓、太渊、太溪、定喘、足三里
配穴	风寒外袭 + 风门、合谷；痰热阻肺 + 丰隆、曲池；喘甚 + 天突	肺气虚 + 气海、膻中；肾气虚 + 阴谷、关元

考点 胃痛、呕吐、呃逆

	胃痛	呕吐	呃逆
治法	和胃止痛	和胃止呕	理气和胃，降逆止呃
主穴	中脘、足三里、内关、公孙	中脘、内关、足三里	中脘、足三里、内关、膻中、膈俞
配穴	寒邪犯胃 + 梁丘、胃俞；饮食伤胃 + 下脘、梁门；肝气犯胃 + 太冲、期门；瘀血停宵 + 三阴交、膈俞；脾胃虚寒 + 脾俞、关元；胃阴不足 + 胃俞、内庭	外邪犯胃 + 外关、合谷；食滞内停 + 下脘、梁门；肝气犯胃 + 太冲、期门；痰饮内阻 + 丰隆、公孙；脾胃虚弱 + 脾俞、胃俞	胃中寒冷 + 胃俞、建里；胃火上逆 + 内庭、天枢；气机郁滞 + 期门、太冲；脾胃阳虚或胃阴不足 + 脾俞、胃俞

考点 便秘、泄泻

	便秘	泄泻
治法	调肠通便	运脾化湿，理肠止泻
主穴	天枢、大肠俞、上巨虚、支沟、照海	神阙、天枢、大肠俞、上巨虚、阴陵泉
配穴	热秘 + 曲池、合谷、腹结；气秘 + 中脘、行间、太冲；冷秘 + 关元、神阙、肾俞；诸虚证便秘 + 脾俞、胃俞、足三里、气海、关元、三阴交；大便干结 + 关元、下巨虚	寒湿内盛 + 关元、水分；湿热伤中 + 内庭、曲池；食滞胃肠 + 中脘、建里；脾胃虚弱 + 脾俞、胃俞；肝气乘脾 + 肝俞、太冲；肾阳虚衰 + 肾俞、命门、关元；慢性泄泻 + 脾俞、足三里；久泻虚陷者 + 百会；有明显精神心理症状 + 神门、内关；泻下脓血 + 曲池、合谷、三阴交、内庭

考点 癃闭

治法	调理膀胱，行气通闭
主穴	中极、膀胱俞、秩边、三阴交、阴陵泉
配穴	膀胱湿热 + 委中、行间；肝郁气滞 + 蠡沟、太冲；瘀血阻滞 + 膈俞、血海；脾气虚弱 + 脾俞、足三里；肾阳亏虚 + 肾俞、命门

治法	疏肝健脾，益肾养神
主穴	百会、关元、肾俞、足三里、三阴交、太冲
配穴	肝气郁结＋期门、膻中；脾气虚弱＋脾俞；心肾不交＋神门、太溪；失眠、心悸＋内关、照海；健忘＋印堂、水沟；头晕、注意力不集中＋四神聪、悬钟

第十一章　皮外伤科病证

考点　落枕

治法	调气活血，舒筋通络
主穴	天柱、阿是穴、外劳宫
配穴	督脉、太阳经证＋后溪、昆仑；少阳经证＋肩井、外关；肩痛＋肩髃；背痛＋天宗；瘀滞型＋膻中、膈俞；风寒型＋肺俞、风门、大椎灸法

考点　颈椎病★

治法	舒筋骨，通经络
主穴	颈夹脊、阿是穴、天柱、后溪、申脉
配穴	督脉、足太阳经证＋风府、昆仑；手太阳经证配小海、少泽；手阳明经证＋肩髃、曲池、合谷。风寒痹阻＋风门、大椎；劳伤血瘀＋膈俞、合谷；肝肾亏虚＋肝俞、肾俞。头晕头痛＋百会、风池；恶心、呕吐＋中脘、内关；耳鸣、耳聋＋听宫、外关

考点　腰椎间盘突出症★

治法	舒筋活络，通经止痛
主穴	肾俞、大肠俞、阿是穴、委中
配穴	督脉证＋命门、后溪；足太阳经证＋昆仑。寒湿腰痛＋腰阳关；瘀血腰痛＋膈俞；肾虚腰痛＋志室、太溪。腰骶疼痛＋次髎、腰俞；腰眼部疼痛明显＋腰眼

考点　腰痛

治法	舒筋通络，行气活血，通经止痛
主穴	肾俞、大肠俞、阿是穴、委中
配穴	督脉证＋命门、后溪；足太阳经证＋昆仑；寒湿腰痛＋腰阳关；瘀血腰痛＋膈俞；肾虚腰痛＋志室、太溪；腰骶疼痛＋次髎、腰俞；腰眼部疼痛明显＋腰眼

考点　湿疹

治法	清热利湿
主穴	曲池、阴陵泉、血海、阿是穴、风市
配穴	湿热浸淫＋合谷、内庭；脾虚湿蕴＋足三里、脾俞；血虚风燥＋膈俞、三阴交。阴囊湿疹＋箕门、曲泉、蠡沟；肛门湿疹＋长强；肘、膝窝湿疹＋尺泽、委中；面部湿疹＋风池、颧髎

考点　肱骨外上髁炎

治法	行气活血，通络止痛，理筋解痉
取穴及部位	阿是穴、尺泽、曲池、手三里、外关、合谷；前臂桡、背侧
手法	㨰、点、按、揉、拿、弹拨、擦法

考点　第三腰椎横突综合征

治法	舒筋通络，解痉止痛，活血化瘀
取穴及部位	阿是穴、大肠俞、肾俞、风市、环跳、委中、足三里、阳陵泉等；腰臀部、同侧内收肌部
手法	按、揉、㨰、弹拨、擦法

考点　膝关节骨关节炎★

治法	疏经通络，活血化瘀，松解粘连，滑利关节
取穴及部位	鹤顶、内外膝眼、阳陵泉、血海、梁丘、伏兔、委中、承山、风市等；膝关节周围
手法	㨰、点、揉、按、弹拨、拿、擦、摇法

考点　踝关节扭伤

治法	疏经通络，活血散瘀
取穴及部位	阳陵泉、丘墟、绝骨、然谷、照海、申脉等穴位；踝关节周围
手法	按、揉、一指禅推、拔伸、摇、擦法

考点　颞下颌关节紊乱症

治法	舒筋活络，理筋整复
取穴及部位	颊车、下关、翳风、合谷；颞颌关节、面颊部
手法	按揉、挤压、一指禅推、擦法

考点　桡骨小头半脱位

治法	理筋整复，舒筋通络
部位	肘关节、桡骨小头周围
手法	捏、拿、拔伸、扳法

考点　项背肌筋膜炎

治法	舒筋通络，行气活血，解痉止痛
取穴及部位	风池、风府、天柱、肩井、肩中俞、天宗、风门、肺俞、心俞、膈俞；项背部
手法	一指禅推、按揉、㨰、拿、弹拨、叩击、擦法

考点　急性腰扭伤

治法	行气止痛，舒筋活血
主穴	腰痛点、阿是穴、委中、后溪
配穴	督脉证＋水沟；足太阳经证＋昆仑

考点　腰肌劳损★

治法	舒筋通络，行气活血，解痉止痛
取穴及部位	肾俞、腰阳关、大肠俞、关元俞、八髎、秩边、委中、承山；腰臀部
手法	㨰、按、揉、点、弹拨、擦、运动关节

考点　退行性脊柱炎★

治法	舒筋通络，行气活血，解痉止痛
取穴及部位	夹脊穴、命门、腰阳关、气海俞、大肠俞、关元俞、八髎穴、委中；脊柱及膀胱经
手法	揉、㨰、按、点、弹拨、扳、擦法

考点　腕管综合征★

治法	舒筋通络，活血化瘀
取穴及部位	曲泽、鱼际、阳池、阳溪、大陵、合谷、内关、劳宫、列缺、外关、阿是穴；前臂、腕部
手法	一指禅推、点、揉、拔伸、摇、擦法

考点　梨状肌综合征★

治法	舒筋活血，通络止痛
取穴	环跳、承扶、秩边、风市、阳陵泉、委中、承山
手法	㨰、按、揉、点压、弹拨、擦法及被动运动

考点　跟痛症★

治法	活血止痛，舒筋通络，松筋整理
取穴	三阴交、金门、然谷、太冲、照海、昆仑、申脉、涌泉
手法	点、按、揉、拿、弹拨、摇、擦法

第十二章　妇科病证

考点　月经不调★

分期	月经先期	月经后期	月经先后不定期
治法	理气调血，固摄冲任	益气和血，调畅冲任	调补肝肾，调理冲任
主穴	关元、血海、三阴交、地机	气海、三阴交、归来	关元、三阴交、肝俞
配穴	实热证＋行间，虚热证＋太溪；气虚证＋足三里、气海、脾俞；经过多＋隐白	实寒证＋天枢、神阙、子宫；虚寒＋命门、关元	肝郁＋期门、太冲；肾虚＋肾俞、太溪；脾虚＋脾俞、足三里；胸胁胀痛＋膻中、内关

考点　经闭

分型	血枯经闭	血滞经闭
治法	调补冲任，养血通经	通调冲任，活血通经
主穴	关元、足三里、归来	中极、血海、三阴交、合谷
配穴	肝肾不足＋太溪、肝俞；气血亏虚＋气海、脾俞	气滞血瘀＋膈俞、太冲，寒凝胞宫＋子宫、命门、神阙，痰湿阻滞＋阴陵泉、丰隆

考点 痛经★

治法	调理冲任，温经止痛
主穴	中极、三阴交、地机、十七椎、次髎
配穴	气滞血瘀＋太冲、血海；寒凝血瘀＋关元、归来；气血虚弱＋气海、血海；肾气亏损＋肾俞、太溪

考点 绝经前后诸证★

治法	补益肾精，调理冲任
主穴	关元、三阴交、肾俞、太溪
配穴	肾阴虚＋照海；肾阳虚＋命门；肝阴阳俱虚＋照海、命门；心肾不交＋少海、然谷

考点 不孕症

治法	调理冲任，益肾助孕
主穴	关元、肾俞、太溪、次髎、三阴交
配穴	肾虚宫寒＋命门；肝气郁结＋太冲、期门；痰湿阻滞＋阴陵泉、丰隆；瘀滞胞宫＋血海、膈俞

考点 乳痈

治法	消肿散结，通络下乳
取穴	乳根、天溪、屋翳、膺窗、膻中
手法	推、揉、按法

第十三章　儿科病证

考点 遗尿★

治法	调理膀胱，温肾健脾
主穴	关元、中极、膀胱俞、肾俞、三阴交
配穴	肾气不足＋命门、太溪；脾肺气虚＋肺俞、气海、足三里；肝经郁热＋蠡沟、太冲；夜梦多＋百会、神门

考点 腹泻

治法	调和脾胃，和中止泻
取穴	五经穴、三关、大肠、外劳宫、脐、足三里、七节骨、龟尾、天枢、中脘
手法	推、按、揉、拿、运、摩、捏脊法

考点 小儿肌性斜颈★

治法	舒筋活血，软坚散结
取穴部位	颈部，胸锁乳突肌
手法	推、揉、捏、拿、扳法

考点　小儿脑瘫

治法	补益肝肾，舒筋通络
取穴	印堂、百会、风池、风府、哑门、肩井、肩髃、肩贞、极泉、臂臑、手三里、内关、外关、合谷、梁丘、足三里、承山、昆仑、太溪、解溪、关元、气海、心俞、肝俞、脾俞、肾俞
手法	推、拿、按、摩、揉、捏、擦、摇法

考点　夜啼★

治法	温中健脾，清心导赤，镇静安神，消食导滞
取穴	脾经、肝经、大肠、心经、小肠、三关、天河水、总筋、内劳宫、小天心、五指节、攒竹、腹、中脘、天枢、脐、七节骨
手法	推、揉、摩、运法

第十四章　五官科病证

考点　近视★

治法	通经活络明目
主穴	睛明、承泣、四白、太阳、风池、光明
配穴	肝肾亏虚＋肝俞、肾俞；心脾两虚＋心俞、脾俞

考点　眼睑下垂

治法	健脾益气，养血荣筋
主穴	攒竹、丝竹空、阳白、脾俞、肾俞、三阴交
配穴	肝肾不足＋肝俞、太溪；脾虚气弱＋百会、足三里；风邪袭络＋风门、风池

考点　牙痛

治法	祛风泻火，通络止痛
主穴	颊车、下关、合谷
配穴	胃火牙痛＋内庭、二间；风火牙痛＋外关、风池；肾虚牙痛＋太溪、行间

考点　麦粒肿

治法	清热解毒，消肿散结
主穴	攒竹、太阳、厉兑
配穴	风热外袭＋风池、商阳；热毒炽盛＋大椎、曲池；脾虚湿热＋内庭、阴陵泉。麦粒肿在上睑内眦＋睛明；在外眦部＋瞳子髎、丝竹空；在两眦之间上睑＋鱼腰，下睑＋承泣、四白

考点　耳鸣、耳聋★

分型	实证	虚证
治法	疏风泻火，通络开窍	补肾填精，养荣耳窍
主穴	听会、翳风、中渚、侠溪	听宫、翳风、太溪、肾俞
配穴	外感风邪＋风池、外关；肝胆火旺＋行间、丘墟	—

考点　鼻鼽

治法	调补正气，通利鼻窍
主穴	上迎香、印堂、风门、足三里
配穴	肺气虚寒＋肺俞、气海；脾气虚弱＋脾俞、胃俞；肾阳亏虚＋肾俞、命门；肺肾阴虚＋太溪、三阴交

第十五章　西医疾病

考点　神经性皮炎

临床表现	以皮肤肥厚变硬、皮沟加深、苔藓样改变和阵发性剧烈瘙痒为特征的皮肤病		
诊断标准	①皮损如牛项之皮，顽硬且坚，抓之如枯木，瘙痒剧烈。②好发于颈项部，其次发于眼睑、四肢伸侧，以及腰背、骶、髋等部位，呈对称分布或呈线状排列。③多见于情志不遂，夜寐欠安之成年人。④组织病理检查示表皮角化过度，棘层肥厚，表皮突延长，可伴有轻度海绵形成		
鉴别诊断	慢性湿疹、特应性皮炎、扁平苔藓、局限性皮肤淀粉样变		
临床治疗	针灸疗法	主穴：阿是穴、曲池、血海、膈俞	
		配穴：风热侵袭＋外关、风池；肝郁化火＋肝俞、行间；血虚风燥＋肝俞、足三里、三阴交	
	其他治疗	皮肤针法	取患部阿是穴
		耳针法	取肺、肝、神门、相应病变位置。毫针刺法或压丸

考点　骨性关节炎

临床表现	以肢体关节及肌肉酸痛、麻木、重着、屈伸不利，甚或关节肿大、灼热等为主症	
治疗	基本治疗	主穴：阿是穴、局部经穴
		配穴：行痹＋膈俞、血海；痛痹＋肾俞、腰阳关；着痹＋阴陵泉、足三里；热痹＋大椎、曲池
	其他治疗	①刺络拔罐法：皮肤针重叩背脊两侧及关节病痛部位，使出血少许，加拔火罐。②穴位注射法：当归注射液等选取病痛部位腧穴。③火针法：肩部经穴、阿是穴

考点　神经性耳鸣

临床表现	耳内鸣响，如蝉如潮，妨碍听觉		
治疗	基本治疗	实证	主穴：听会、翳风、中渚、侠溪
			配穴：外感风邪＋风池、外关；肝胆火旺配行间、丘墟
		虚证	主穴：听宫、翳风、太溪、肾俞
	其他治疗	①头针法。②穴位注射法：听宫、翳风、完骨等。③耳针法	

考点　青光眼

分类	原发性开角型青光眼	原发性闭角型青光眼
临床表现	眼胀、头痛，晚期可见视野缩小、视力减退或失明；双眼眼压、视盘、视野改变及瞳孔对光反射的不对称性	①急性闭角型青光眼急性发作期：视力急剧下降，眼压升高，眼球坚硬如石；角膜水肿，瞳孔呈竖椭圆形散大且带绿色外观；眼局部混合充血；前房极浅，前房角闭塞，眼胀痛、同侧头痛、恶心、呕吐。②慢性闭角型青光眼：周边前房浅；眼压中等度升高；眼底有典型的青光眼性视盘凹陷；青光眼性视野缺损

分类	原发性开角型青光眼	原发性闭角型青光眼
辅助检查	眼压描记及激发试验：眼压描记值房水流畅系数低于正常，激发试验阳性；色觉检查：可有色觉障碍	房角镜检查：证实房角关闭的重要依据；超声生物显微镜；激光扫描偏振仪
治疗	局部用药：缩瞳剂（毛果芸香碱），β肾上腺素受体阻滞剂（噻吗洛尔），肾上腺素受体激动剂，碳酸酐酶抑制剂（布林佐胺），前列腺素制剂（曲伏前列素）；口服药物：口服乙酰唑胺或醋甲唑胺；高渗剂（甘露醇）；手术治疗：激光治疗和滤过性手术（首选）	滴眼：缩瞳剂（毛果芸香碱），β肾上腺素受体阻滞剂（噻吗洛尔/盐酸倍他洛尔），α受体激动剂（溴莫尼定）；口服碳酸酐酶抑制剂（醋甲唑胺）；静滴高渗剂；手术治疗

考点　子宫内膜异位症

症状	盆腔疼痛，月经失调，不孕或流产
体征	子宫后倾固定，子宫后壁下方直肠子宫陷凹、宫骶韧带或可扪及结节，有触痛
辅助检查	①影像学检查：B超检查，主要对卵巢子宫内膜异位囊肿的诊断有价值。 ②腹腔镜检查：内异症诊断的通行手段，腹腔镜下观察病灶形态
鉴别诊断	子宫腺肌病、原发性痛经、盆腔炎性包块、子宫肌瘤
治疗	①中成药治疗：散结镇痛软胶囊、桂枝茯苓胶囊、少腹逐瘀胶囊等。 ②针灸治疗：取中极、关元、足三里、三阴交、大横、天枢等穴，平补平泻法

考点　胎位不正

概念		孕妇在妊娠 28 周之后，产科检查时发现胎儿在子宫体内的位置异常
治疗	基本治疗	主穴：至阴
		配穴：气血虚弱＋足三里、脾俞；气机郁滞＋肝俞、行间、足三里
	其他治疗	穴位激光照射法、电针法

第七部分

中医急诊学

第一篇　总论

第一章　急危重症病因病机

考点　病因病机

病因	诱因	六淫、疫疠、七情内伤、饮食劳逸
	内伤基础	年老体衰，或大病初愈，正气未复，或久病缠绵，或平素即有胸痹、喘证、消渴、中风等慢性疾病基础
	不内外因	外伤、自然灾害、突发公共卫生事件、各种中毒
	继发性病因	结果转化病因、阶段性病因、医源性病因
病机		邪气暴盛而突发，正气虚于一时（气、血、精、神受损，脏器藏真受伤），邪剧正不胜，升降出入失常

第二章　急危重症治则治法

考点　治则治法

治则		及早祛除病因和诱因的"病因论"；救命留人的"生命观"；明辨虚实、权治缓急的"正邪论"；动态观察、辨证救治的"恒动观"；已病防变、随证救治的"未病论"
祛邪法	宣透发汗法	宣肺透解、宣肺利水、宣毒透斑、宣上透下
	清热解毒法	清解毒热、清解气热、清解血热、清解湿热
	通里攻下法	通腑泻浊、泻下逐水
	活血化瘀法	解毒活血、凉血活血、通脉活血、化痰活血、活血止血
扶正法		益气回阳固、益气固阴救逆
醒神法		开窍醒神、益元醒神
其他方法		吐洗法、探病法、扶正祛邪法

第三章　急危重症救治方法

考点　常用急救法★

方法	记忆点
针刺法	中风、昏迷、痰证、痛证、痧证、热病、中暑、吐泻、癃闭诸急症
艾灸法	厥证、脱证、寒证、虚证、痹证、哮喘、脘腹痛、霍乱吐泻
拔罐法	痛证、痹证、哮喘、外感
雾化吸入法	肺卫急症
止血法	加压包扎法、塞鼻止血法、海绵剂止血法、敷药止血法进行止血
注射法	静脉滴注、肌内注射、穴位注射

续表

方法	记忆点
灌肠法、结肠滴注法	将药液从肛门灌入或滴入大肠
药熨法	风湿痹痛、胃痛、腹痛、泄泻、痢疾、哮喘、积聚、鼓胀、二便不通
熏吸法	发热、头痛、水肿、癃闭和眩晕
敷贴法	中暑、感冒发热、哮喘、鼻衄、风湿痹痛、脘腹疼痛、头痛胸痹、小便不通
搐鼻催嚏法	感冒、神志昏糊（中风除外）、中暑、头痛、气厥、癃闭
噙化法	取效迅速，救治心痛
刺络法	常取尺泽穴、委中穴、少商穴等，视病性病情而定

第二篇　病证

第四章　发热

考点　发热辨证论治★

证型	证候	治法	方药
外邪袭表	发热，恶寒，咽干咽痛，鼻塞流涕，喷嚏，周身酸楚不适。舌淡红，苔薄白，脉浮	解表透邪	发热无汗者用麻黄汤；发热汗出者用银翘散；便秘者，加防风通圣丸
邪热壅肺	壮热汗出，口渴欲饮，咳嗽咳痰黄稠，胸痛，呼吸急促，口中气臭，尿黄赤，舌红苔厚，脉滑数	清热解毒，通腑泄热	宣白大承气汤合大柴胡汤
营血炽热	身热气促，神昏，谵语，心烦不寐，口干不欲饮，舌红绛，少苔，脉细数	清热透营，凉血解毒	清营汤送服安宫牛黄丸
里虚邪郁	发热，神疲倦怠，食少纳呆，气短懒言。舌暗淡，脉虚数无力	甘温除热	补中益气汤

第五章　急性头痛

考点　急性头痛辨证论治

证型	证候	治法	方药
外感邪毒	头痛如裂，痛连项背，恶风身痛，或舌淡红，苔薄白，脉浮	散风解毒，通络止痛	六淫邪气用川芎茶调散
正虚邪滞	头痛猝发，颠顶胀痛，心烦易怒，失眠口苦，面红目赤，便结，舌质红苔腻，脉弦数	扶正祛邪，通络止痛	镇肝熄风汤

第六章　卒心痛

考点　厥心痛、真心痛辨证论治

	证型	证候	治法	方药
厥心痛	实证	胸骨后或左心前区憋闷，压迫性剧烈疼痛，胸痛彻背	散寒祛邪，化瘀通脉	瓜蒌薤白白酒汤合丹参饮
	虚证	胸骨后或左心前区憋闷，压迫性剧烈疼痛，向背部放射。阳气虚衰偏重，心悸，汗出，畏寒肢冷，舌淡紫暗，脉微欲绝；心肾阴虚偏重，心烦不寐，心悸盗汗，腰酸头晕，舌红少苔，脉细涩	阳气虚衰证，益气温阳、活血通络；心肾阴虚证，滋阴益肾、养心安神	阴虚用生脉散；阳虚用参附汤
真心痛	实证（寒凝心脉）	胸痛剧烈，痛无休止，形寒肢冷，汗出，心悸气短。舌质紫暗，苔薄白，脉沉紧	祛寒活血，宣痹通阳	当归四逆汤
	虚证（阳气暴脱）	胸痛彻背，心悸，大汗淋漓，四肢厥冷，面色苍白，唇甲淡白或青紫。舌淡白，脉微细	回阳救逆，敛阳固脱	四逆汤合生脉饮

第七章　急性出血

考点　急性出血辨证论治

	证型	证候	治法	方药
急性咯血	燥热伤肺证	喉痒咳嗽，痰中带血，口干鼻燥，或身热。舌红少津苔薄黄，脉数	清热润肺，宁络止血	桑杏汤加减
	肝火犯肺证	咳嗽阵作，痰中带血，胸胁胀痛，烦躁易怒，口苦，舌红苔薄黄，脉弦数	清肝泻火，凉血止血	泻白散合黛蛤散
	阴虚肺热证	咳嗽痰少，反复咳血，血色鲜红，口干咽燥，颧红，潮热盗汗，舌红，脉细数	滋阴润肺，宁络止血	百合固金汤
急性呕血	胃热壅盛证	呕血色红，夹有食物残渣，口臭，大便色黑，如柏油样。舌红，苔黄腻，脉滑数	清泻胃火，化瘀止血	泻心汤合石灰散
	肝火犯胃证	呕血色红，胸闷胁痛，易躁易怒，面红目赤，心烦口苦。舌红绛，脉弦数	泻肝清胃，凉血止血	龙胆泻肝汤
	气虚血亏证	呕血缠绵不止，血色暗淡，面色苍白，体倦乏力，心悸气短。舌质淡，脉细弱	健脾益气摄血	归脾汤
急性便血	肠道湿热证	便血鲜红黏稠，肛门灼热，大便不畅或稀溏，口苦口臭，舌红，苔黄腻，脉濡数	清化湿热，凉血止血	地榆汤合槐角丸
	气不摄血证	便血色红，神疲乏力，面色萎黄，心悸气短。舌质淡，脉细	益气摄血	归脾汤

第八章　神昏

考点　神昏辨证论治

	证型	证候	治法	方药
实证	热陷心包证	神昏谵语，高热烦躁，昏愦不语，身热夜甚，心烦不寐。舌红绛少津，苔黄干，脉滑数	清心开窍	清宫汤
	腑实熏蒸证	神昏谵语，躁扰不宁，循衣摸床，日晡潮热，大便秘结，腹部胀满	通腑泄热	大承气汤
	湿浊蒙窍证	神志昏蒙，昏而时醒，身热不扬，胸闷恶心。舌苔白浊，脉濡	清化湿浊，豁痰开窍	菖蒲郁金汤
	痰热扰心证	神昏谵语，壮热不退，咳逆喘促，痰涎壅盛，小便量少或无	清热化痰，开窍醒神	黄连温胆汤送服安宫牛黄丸
	瘀血阻窍证	昏迷谵语，发热，口唇、爪甲青紫。舌深绛紫暗，脉弦数	活血通窍	通窍活血汤
虚证	亡阴证	神志昏迷，皮肤干皱，口唇无华、干燥，面色苍白	救阴益气固脱	生脉散
	亡阳证	昏愦不语，面色苍白，冷汗淋漓，四肢厥逆	回阳固脱	参附汤

第九章　眩晕

考点　眩晕辨证论治★

证型	证候	治法	方药
肝阳上亢，肾精不足	眩晕欲仆，耳鸣，头痛且胀，面红目赤，腰膝酸软，失眠多梦，劳、怒加重。舌红苔黄，脉弦或滑数	滋补肝肾，平肝潜阳	天麻钩藤饮
中气亏虚，痰瘀阻络	动则加剧，遇劳则发，神疲懒言，乏力自汗，面色无华，唇甲不华，心悸少寐。舌质淡暗，苔白腻，脉沉细弱	补气升阳，化痰通络	益气聪明汤

第十章　急性心悸

考点　急性心悸辨证论治

证型	证候	治法	方药
阴虚	胸闷心悸，心胸隐痛，五心烦热，盗汗口干，声息低微，面色白，易汗出。舌红少苔，脉结或代	益气养阴	炙甘草汤
阳虚	心悸不安，胸闷气短，面色苍白，形寒肢冷。舌淡苔白，脉迟或结代	温补心阳，安神定悸	桂枝甘草龙骨牡蛎汤、参附汤、麻黄附子细辛汤
瘀血	心悸，胸闷不适，心痛时作，痛如针刺，唇甲青紫。舌质紫暗，脉结代或迟	活血化瘀，理气通络	桃仁红花煎或血府逐瘀汤
痰浊	心悸时发时止，受惊易作，失眠多梦，口干苦，大便秘结，小便短赤。舌红苔黄腻，脉疾或结代	清热化痰，宁心安神	黄连温胆汤或涤痰汤加黄连

第十一章　暴喘

考点　暴喘辨证论治

证型	证候	治法	方药
热毒闭肺	喘促气急，呼吸粗大，张口抬肩，鼻翼扇动，苔黄腻	清热宣肺	麻杏石甘汤
肺热腑实	呼吸窘迫，喘促气粗，痰涎壅盛，苔黄燥，脉滑数	泻肺通腑	宣白承气汤或陷胸承气汤
正虚喘脱	喘逆息促，呼吸微弱浅短，时停时续，喉中痰声如鼾	补肺纳肾，益气固脱	参附龙牡汤、参蛤散、黑锡丹

第十二章　哮喘急性加重

考点　哮喘急性加重辨证论治★

证型	证候	治法	方药
冷哮	呼吸急促，哮鸣有声，咳痰不爽，面色晦滞，口不渴，畏寒肢冷。舌淡苔白滑，脉浮紧滑	温肺散寒，化痰利气	麻黄射干汤
热哮	气粗息涌，喉中痰鸣声粗，胸膈烦闷，呛咳阵作，痰黄黏稠，面红，伴发热、心烦、口渴。舌红苔黄腻，脉滑数	清热宣肺，化痰降逆	定喘汤

第十三章　急性咳嗽

考点　急性咳嗽辨证论治

证型	证候	治法	方药
外邪闭肺，饮邪内停	咳嗽声重，气急，咽痒，咳痰稀薄色白，伴鼻塞，流清涕，头痛，肢体酸楚。舌苔薄白，脉浮或浮紧	宣散肺气，化饮止咳	麻黄射干汤
邪热壅肺，肺失宣降	咳嗽频剧，气粗，喉燥咽痛，咳痰不爽，痰黏稠或黄，咳时汗出。舌苔薄黄，脉浮数或浮滑	清热宣肺，降气止咳	麻杏石甘汤
寒水射肺，肾不纳气	咳嗽气短，动则咳喘加剧，痰白而咸，小便频数。舌红，有裂纹，少苔，脉虚数，重取无力	温阳化饮，纳气止咳	都气丸

第十四章　暴泻

考点　暴泻辨证论治

证型	证候	治法	方药
寒湿困脾证	泄泻清稀，水样，腹痛肠鸣，脘闷食少，苔白腻，脉濡缓	芳香化湿，解表散寒	藿香正气散
湿热伤中证	泄泻腹痛，泻下急迫，或泻而不爽，粪色黄褐，气味臭秽，肛门灼热，苔黄腻，脉滑数	清热燥湿，分利止泻	葛根黄芩黄连汤
食滞肠胃证	泻下稀便，臭如败卵，伴有不消化食物，脘腹胀满，腹痛肠鸣，泻后痛减，嗳腐酸臭，不思饮食。苔垢浊或厚腻，脉滑	消食导滞	保和丸

第十五章　水肿

考点　水肿辨证论治★

	证型	证候	治法	方药
阳水	风水相搏证	眼睑浮肿，四肢及全身皆肿，来势迅速，多有恶寒、发热	疏风清热，宣肺行水	越婢加术汤
	湿毒浸淫证	眼睑浮肿，延及全身，皮肤光亮，尿少色赤，身发疮痍，恶风发热。舌质红，苔薄黄，脉浮数	宣肺解毒，利湿消肿	麻黄连翘赤小豆汤合五味消毒饮
	水湿浸渍证	全身水肿，下肢明显，按之没指，小便短少，身体困重，胸闷，纳呆，泛恶。苔白腻，脉沉缓	运脾化湿，通阳利水	五皮饮合胃苓汤
	湿热壅盛证	遍体浮肿，皮肤绷急光亮，胸脘痞闷，烦热口渴，小便短赤，舌红，苔黄腻，脉沉数	分利湿热	疏凿饮子
阴水	脾阳虚衰证	身肿日久，腰以下为甚，脘腹胀闷，纳减便溏，面色不华，神疲乏力，舌质淡，苔白腻，脉沉缓	健脾温阳利水	实脾饮
	肾阳衰微证	水肿反复消长，面浮身肿，腰以下甚，按之凹陷不起，尿量少，腰酸冷痛，四肢厥冷，舌淡胖，苔白，脉沉细	温肾助阳，化气行水	济生肾气丸合真武汤
	瘀水互结证	水肿延久不退，肿势轻重不一，下肢为主，皮肤瘀斑，腰部刺痛，或伴血尿。舌紫暗，苔白，脉沉细涩	活血祛瘀，化气行水	桃红四物汤合五苓散

第三篇　疾病

第十六章　急性肺胀

考点　急性肺胀辨证论治★

证型	证候	治法	方药
热毒闭肺	喘咳气急，呼吸粗大，喉中痰鸣。苔黄腻，脉浮滑数	清热宣肺	麻杏石膏汤
肺热腑实	呼吸窘迫，喘促气粗，痰涎壅盛，胸满腹胀，大便秘结，烦躁不安，发热或高热，舌红，苔黄燥，脉滑数	泄热通腑	宣白承气汤合陷胸承气汤或牛黄承气汤
正虚喘脱	喘逆息促，呼吸微弱浅短，喉中痰声如鼾，心慌动悸，烦躁不安，大汗淋漓，肢冷，唇甲青紫，面色青晦。舌淡紫暗，脉微细欲绝，脉律不调	补肺纳肾，益气固脱	参附龙牡汤合黛蛤散、黑锡丹

第十七章 急性腹痛

考点 急性腹痛辨证论治

证型	证候	治法	方药
寒凝肠腑	突发腹痛、腹胀，冷汗出，恶寒	温中散寒，理气止痛	良附丸
腑实内结	腹部胀痛，痛势急迫，胸脘痞满，拒按	通腑泄热，消导和中	大承气汤
气滞血瘀	腹部胀痛如针刺或刀割，痛有定处，拒按	理气活血，化瘀止痛	枳术丸合失笑散

第十八章 厥脱证

考点 厥脱证辨证论治

证型	证候	治法	方药
气脱证	汗出不止，四肢厥冷，目合口张，瞳仁散大	益气固脱	独参汤
血脱证	面色苍白，头晕目眩，心悸怔忡，气微而短，四肢厥冷。舌淡白，脉芤	摄血固脱	独参汤合当归补血汤
阴脱证	神情恍惚或烦躁不安，心烦潮热，口干欲饮，便秘少尿，皮肤干燥而皱。舌红而干，脉微细数	救阴固脱	生脉散
阳脱证	神志淡漠，心慌气促，声短息微，四肢厥冷，伴大汗淋漓。舌淡，脉微欲绝	回阳救逆	参附汤
血瘀气(阳)脱证	神情恍惚，面色晦暗，口唇、爪甲紫暗，冷汗淋漓，呼吸微弱，四肢逆冷，皮肤有瘀斑或花纹。舌紫暗，脉沉细涩	活血化瘀，益气固脱	血府逐瘀汤合回阳救急汤

第十九章 风温肺热

考点 风温肺热辨证论治★

证型	证候	治法	方药
痰热壅肺证	发热，咳嗽，痰多，痰黄或白干黏，胸闷气粗，胸痛，腹胀，尿黄，大便干结。舌红，苔黄腻，脉滑数	清热解毒，宣肺化痰	麻杏石甘汤合千金苇茎汤
热陷心包证	神昏，谵语，发热夜甚，咳喘气促，痰鸣肢厥。舌红绛，苔干黄，脉细数滑	清心凉营，豁痰开窍	清营汤合菖蒲郁金汤
阴渴阳脱证	呼吸短促，神志恍惚，面色苍白，大汗淋漓，四肢厥冷，或面色潮红，身热，烦躁。舌红少津，脉微欲绝	益气救阴，回阳固脱	生脉散合四逆散

第二十章　气胸

考点　气胸辨证论治★

证型	证候	治法	方药
瘀血阻滞证	胸部刺痛，固定不移，干咳无痰，咳时疼痛加剧，气急或气喘，唇甲青紫。舌质紫暗或有瘀斑，脉涩	活血行气，宁络止痛	血府逐瘀汤
肝郁气滞证	大怒或劳伤后起病，突感胸闷胸痛，上气喘急，咳嗽，呼吸时疼痛加重，善太息，夜寐不安。舌红苔薄白，脉弦	理气开郁，降气止痛	柴胡疏肝散
痰热壅肺证	胸痛，气短，气喘不能平卧，咳嗽，咳痰黄稠，胸中烦闷，身热，面赤，口干，口臭，大便秘结，小便色黄。舌红苔黄腻，脉滑数	清热化痰，止咳平喘	桑白皮汤
肺气不固证	突发胸闷胸痛，气短，动则喘甚，咳嗽，咳声无力，心慌，倦怠懒言，语声低怯。舌淡苔薄白，脉细	补益肺气，降逆止咳	补肺汤
肺肾两虚证	久咳不愈，排便或劳累后突然胸胁疼痛，喘促，呼多吸少，气不得续，少气懒言，形瘦神惫，腰膝酸软	补肺益肾，纳气定喘	金匮肾气丸合补肺汤

第二十一章　猝死

考点　猝死辨证论治

证型	证候	治法	方药	中成药
气阴两脱	神萎能息，面白气短，四肢厥冷，心烦胸闷，尿少。舌深红，少苔，脉虚数，或微，或伏	益气救阴	生脉散鼻饲	参麦/生脉注射液，静脉输注
元阳暴脱	神志恍惚，或昏愦不语，面色苍白，四肢厥冷。舌质淡润，脉微细欲绝或伏而难寻	回阳固脱	通脉四逆汤鼻饲	参附注射液，静脉输注
痰瘀毒蒙窍	神志恍惚，气粗息涌，喉间痰鸣，面晦或赤，口唇、爪甲暗红。舌隐青，苔厚浊，脉沉实或伏	豁痰化瘀解毒，开窍醒神	菖蒲郁金汤鼻饲	醒脑静注射液，静脉输注

第二十二章　心衰

考点　心衰辨证论治

证型	证候	治法	方药
水凌心肺	心悸气短，咳吐痰涎，胸脘痞满，口干渴，不欲饮，尿少浮肿，颜面虚浮。舌暗淡，舌体大，有齿痕，苔白滑，脉滑数	利水逐饮	葶苈大枣泻肺汤合皂荚丸
阳虚水泛	心悸喘促，不能平卧，全身浮肿，尿少，脘腹胀满，股冷畏寒，腰膝酸软。舌淡，有齿痕，苔白润，脉沉无力	温阳利水	真武汤
阳气虚脱	心悸喘甚，张口抬肩，烦躁不安，面色青灰，四肢厥冷，大汗淋漓，昏厥谵妄。舌质紫暗，苔少，脉微细欲绝	回阳救逆	参附汤

第二十三章　关格

考点　关格辨证论治★

证型	证候	治法	方药
湿热毒蕴证	小便短赤不爽，口干口苦，头胀昏沉，胸脘痞闷，皮肤瘙痒，肌肤斑疹隐隐。舌红绛，苔黄厚，脉滑数	清热利湿，化瘀解毒	甘露消毒丹
脾肾阴阳虚衰证	二便闭塞不通，汗出黏冷，咳喘，面色晦滞。舌绛暗，干燥起刺，脉沉浮难触	益气养阴，温补脾肾	生脉散合参附汤

第二十四章　中风

考点　中风辨证论治★

证型		证候	治法	方药
中脏腑	风阳内闭	鼻鼾痰鸣，牙关紧闭，口噤不开，双手紧握，肢体强直，躁扰不宁。舌质红绛，苔黄腻，脉弦或滑数	潜阳息风，醒神开窍	羚角钩藤汤
	痰蒙神窍	突然昏仆，不省人事，牙关紧闭，口噤不开，双手紧握，面白唇暗。舌暗淡，苔白腻，脉沉滑	化痰醒神开窍	涤痰汤
	脱证	突然昏仆，不省人事，目合口张，鼻鼾息微，手撒肢冷，大小便自遗，肢体软瘫。舌痿，脉细弱	益气固脱，回阳救逆	参附汤
中经络	邪阻经络	偏身麻木，头晕目眩，口眼㖞斜，神志清楚。苔薄白，脉弦	活血化瘀，化痰通络	化痰通络汤

第二十五章　痫病

考点　痫病辨证论治

证型		证候	治法	方药
发作期	阳痫	两目上视，牙关紧闭，颈项强直，四肢抽掣，喉中痰鸣	泄热涤痰，息风定痫	定痫丸
	阴痫	面色晦暗萎黄，手足厥冷，或两目凝视，可迅速恢复，或动作中断，持物落地，或呆木无知，不闻不见，醒后如常	温阳除痰，顺气定痫	五生饮合二陈汤
休止期	痰火扰神	猝然仆倒，不省人事，四肢强痉拘挛，口中有声，急躁易怒，心烦失眠，痰鸣辘辘，口臭便干	清肝泻火，化痰开窍	龙胆泻肝汤合涤痰汤
	风痰闭阻	猝然昏仆，目睛上视，口吐白沫，手足抽搐，喉中痰鸣。舌质淡，苔白腻，脉多弦滑有力	涤痰息风镇痫	定痫丸
	气虚血瘀	头部刺痛，精神恍惚，心中烦急，头晕气短。唇舌紫暗或舌有瘀点、瘀斑，脉弦而涩	补气化瘀，定风止痫	黄芪赤风汤送服龙马自来丹
	心脾两虚	反复发作不愈，或仅头部下垂，四肢无力，或四肢抽搐无力，口噤目闭。舌质淡，苔白腻，脉弱	补益心脾，理气化痰	归脾汤合温胆汤
	肝肾阴虚	痫病频作，抽搐瘛疭，两目干涩，耳轮焦枯不泽。舌红少苔或无苔，脉沉细	滋养肝肾	大补元煎

中医急诊学

第二十六章　淋证

考点　淋证辨证论治 ★

证型	证候	治法	方药
热淋	小便频数短涩，灼热刺痛，溺色黄赤，少腹拘急胀痛，寒热起伏，口苦，呕恶，腰痛拒按，大便秘结。苔黄腻，脉滑数	清热利湿通淋	八正散
石淋	尿中夹砂石，排尿涩痛，或排尿突然中断，尿道窘迫疼痛，甚则牵及外阴，尿中带血。舌红，苔薄黄，脉弦或带数	清热利湿，排石通淋	石韦散
血淋	小便热涩刺痛，尿色深红，或夹有血块，疼痛满急加剧，心烦。舌尖红，苔黄，脉滑数	清热通淋，凉血止血	小蓟饮子
气淋	郁怒之后，小便涩滞，淋沥不已，少腹胀满疼痛	理气疏导，通淋利尿	沉香散
膏淋	小便浑浊、乳白或如米泔水，上有浮油，置之沉淀，或伴有絮状凝块物，尿道热涩疼痛，尿时阻塞不畅，口干。舌质红，苔黄腻，脉濡数	清热利湿，分清泄浊	程氏萆薢分清饮
劳淋	小便不甚赤涩，溺痛不甚，但淋沥不已，时作时止，遇劳即发，病程缠绵	补脾益肾	无比山药丸

第二十七章　脓毒症

考点　脓毒症辨证论治

证型	证候	治法	方药	中成药
邪毒袭肺	发热，恶风，无汗，喘促，口渴，咽干，小便黄赤。舌边尖红，苔薄黄，脉数有力	清热解毒，宣肺通络	普济消毒饮	清开灵口服液
热毒炽盛	高热，大汗出，大渴饮冷。舌质红绛，苔黄燥，脉沉数或沉伏	清热凉血，泻火解毒	清瘟败毒饮合凉膈散	痰热清注射液
阳明经热	壮热面赤，烦渴引饮，汗出恶热。脉洪大有力，或滑数	清热生津	白虎汤	—
热结肠腑	脘腹痞满，腹痛拒按，腹胀如鼓，按之硬，大便不通，舌苔黄燥起刺，或焦黑燥裂	通腑泄热，保阴存津	大承气汤	—
热入营血	气促喘憋，发绀，发热以夜间尤甚，喘促烦躁，斑疹隐隐。舌质红绛，苔薄，脉细数	清营解毒，益气养阴	清营汤合生脉散	血必净注射液
热入心包	高热烦躁，神昏谵语，口渴唇焦，尿赤便秘。舌红，苔黄垢腻，脉滑数	清热凉血解毒，开窍醒神	清营汤合安宫牛黄丸（紫雪丹或至宝丹）	醒脑静注射液
血热动风	高热不退，烦闷躁扰，手足抽搐。舌质绛而干，或舌焦起刺，脉弦而细数	凉肝息风，增液舒筋	羚角钩藤汤	—
热盛迫血	昏狂谵语，斑色紫黑，善忘如狂，胸中烦痛，自觉腹满，大便色黑易解。舌绛起刺	清热解毒，凉血散瘀	犀角地黄汤	—
瘀毒内阻	高热或神昏，疼痛状如针刺、刀割，痛处固定不移，常在夜间加重	活血化瘀	血府逐瘀汤	—

证型	证候	治法	方药	中成药
邪毒内蕴，败血损络	神昏谵语，意识障碍，胸闷喘促，心胸刺痛，咳嗽气逆，腹痛，胁肋胀痛，表浅静脉萎陷，发热或有红斑结节，肢体麻木、疼痛，活动不利	清热解毒，活血化瘀，益气养阴，通阳活络	黄芪、当归、麦冬、丹参、西洋参、银花、连翘、桃仁、红花、川芎、赤芍、生地黄	—
气阴耗竭	呼吸气促，身热骤降，烦躁不宁，颧红，口干不欲饮。舌红少苔，脉细数无力	生脉养阴，益气固脱	生脉散或独参汤	生脉/参脉注射液
阳气暴脱	喘急，神昏，大汗淋漓，四肢厥冷。舌淡苔白，脉微欲绝	回阳救逆	参附汤	—
脏腑虚衰，阴阳俱虚	脓毒症后期出现动则乏力气短，腰膝酸软，肢体畏冷，脉虚细无力	补阳益阴，阴阳双补	十全大补汤	—

第二十八章　电解质紊乱

考点　电解质紊乱

疾病	诊断要点	治疗要点	
低钠血症	血浆钠离子浓度低于135mmol/L	病因治疗、严密监测、纠正其他电解质紊乱	纠正低钠血症
高钠血症	血浆钠离子浓度高于150mmol/L		纠正高钠血症
低钾血症	血清钾离子浓度低于3.5mmol/L		纠正低钾血症、补钾
高钾血症	血清钾离子浓度高于5.5mmol/L	病因治疗、纠正高钾血症	

第二十九章　溺水

考点　溺水辨证论治

证候	口内可见异物或水液等，神志昏愦，呼吸气微，四肢冰凉，脉微或无
治法	回阳救阴，豁邪开窍
方药	四味回阳饮合安宫牛黄丸或至宝丹

第三十章　急性中毒

考点　急性中毒辨证论治

	证型	证候	治法	方药
急性有机磷农药中毒	实证	恶心、呕吐，呕吐物或呼出气有大蒜样气味，肌肉震颤，瞳仁针尖样改变	解毒祛邪	银花三豆饮
	虚证	头晕耳鸣，呕恶清涎，腹痛腹泻，惊悸怔忡	益气回阳固脱	参附汤
急性酒精中毒	实证	恶心呕吐，呼气、呕吐物有酒精味	和中解毒	甘草泻心汤
	虚证	面色苍白，口流清涎，四肢厥冷，语声低微	回阳救逆	四逆汤合四君子汤

续表

证型	证型	证候	治法	方药
食物中毒	实证	恶心呕吐，脘腹胀痛，腹泻。舌质深红，苔黄腻或花剥，脉弦数	和中解毒，健脾和胃	小承气汤
	虚实夹杂证	心悸气短，心烦，夜不能寐，表情淡漠，嗜睡。舌质红绛，无苔，脉数疾	解毒醒脑，扶正祛邪	清营汤合生脉散
	虚证	吐泻频繁，口渴引饮，目眶凹陷，声嘶，尿少或闭，舌质干红，脉细数	养阴益气，回阳固脱	生脉散
乌头类药物中毒	实证	腹部剧痛，恶心呕吐，呕吐物为胃内容物，口唇发麻，角弓反张	调中解毒	甘草泻心汤合三圣汤
	虚证	腹痛，恶心呕吐，兼见神疲乏力，口唇发麻，面色不华，手足不温	养阴益气，祛邪解毒	生脉散合六君子汤
苯二氮草类药物中毒	实证	昏昏欲眠或酣睡不醒，甚则神昏。舌淡红，苔厚腻，脉实	开窍解毒	苏合香丸
	虚证	神昏，目合口开，鼻鼾息微，手撒肢冷，或汗多不止，二便自遗	回阳益气，祛邪解毒	参附汤合六君子汤
急性一氧化碳中毒	实证	火毒上蹿入脑，扰乱神明，出现头痛、头晕，甚则谵语、嗜睡、昏迷	清热解毒，醒脑开窍	安宫牛黄丸
	虚证	肢体痿软，多汗烦躁，气短息微。舌淡少苔，脉微细弱	回阳救阴	参附汤合生脉散

第三十一章　肠痈

考点　肠痈辨证论治★

证型	证候	治法	方药
气滞血瘀	脘腹闷胀，绕脐疼痛阵作，随即转移至右下腹，按之痛剧，腹皮微急，恶心欲吐，嗳气纳呆	化瘀行滞，清热解毒	大黄牡丹汤合红藤煎剂
湿热蕴结	腹痛较剧，右下腹硬满，按之内痛，或可扪及有压痛之肿块，或伴有发热，口干渴，汗出，便秘尿赤	清热化湿，通里攻下	复方大柴胡汤
热毒炽盛	腹痛更甚，腹皮硬，手不可近。伴高热持续不退，时时汗出，烦渴欲饮，面红目赤，唇干口臭，呕吐不食	清热解毒，理气通腑	大黄牡丹汤合透脓散

第三十二章　肠结

考点　肠结辨证论治★

证型	证候	治法	方药
气机壅滞	腹中转气或雷鸣或辘辘有声，无矢气，便闭	行气导滞，通里攻下	承气汤
脉络瘀阻	腹胀如鼓，腹中转气由如雷鸣变为寂静无声	活血化瘀，行气通便	桃仁承气汤
气阴两虚	腹部胀满疼痛，忽急忽缓，喜温喜按	益气养阴，润肠通便	新加黄龙汤

第三十三章　中暑

考点　中暑辨证论治★

证型	证候	治法	方药
中暑阳证	高热，汗出，烦躁，口渴欲饮，饮后安适	清泄暑热，益气生津	白虎汤
中暑阴证	身凉肢厥，冷汗自出，渴欲饮水，饮入则吐	益气生津，敛阴止汗	生脉散
暑热动风	暑热内扰心营，热极生风而抽搐、痉挛	清热息风，增液舒筋	羚角钩藤汤
暑入心营	高热烦躁，汗出胸闷，猝然跌倒神昏	凉营泄暑，清心开窍	清营汤

第三十四章　痛经

考点　痛经辨证论治★

证型	证候	治法	方药
气滞血瘀证	经前或经期小腹胀痛拒按，经血量少或经行不畅，经色紫暗有块，块下痛暂减，胸胁、乳房胀闷不适	理气行滞，化瘀止痛	膈下逐瘀汤
寒凝血瘀证	经前或经期小腹冷痛拒按，得热痛减，经量少，经色暗黑有块，面色青白，肢冷畏寒	温经散寒，祛瘀止痛	少腹逐瘀汤
湿热瘀阻证	经前小腹疼痛拒按，有灼热感，或痛连腰骶，平素小腹时痛，经来疼痛加剧，经血量多或经期延长	清热除湿，化瘀止痛	清热调血汤

第三十五章　崩漏

考点　崩漏辨证论治★

证型		证候	治法	方药
脾虚		阴道非时下血，暴下量多，或淋漓不尽，色淡质稀，面色萎黄或虚浮。舌淡胖，边有齿痕，苔薄白而润，脉缓弱或芤	补气摄血，固冲止崩	固本止崩汤
肾虚	阴虚	经乱无期，出血淋漓不尽或量多，色鲜红，质稍稠，头晕耳鸣，腰膝酸软，五心烦热。舌质偏红，苔少，脉细数	滋肾益阴，固冲止血	左归丸合二至丸
	阳虚	经来无期，出血量多或淋漓不尽，色淡质清，畏寒肢冷，面色晦暗，腰腿酸软。舌质淡，苔少薄白，脉沉细无力	温肾益气，固冲止血	右归丸
血热	实热	经来无期，经血或暴下如注，或淋漓日久难止，血色深红，质稠，口渴烦热，尿黄便结。舌红苔黄，脉滑数	清热凉血，固冲止血	清热固经汤
	虚热	经来无期，量少，淋漓不尽，或量多势急，血色鲜红，面颊潮红，五心烦热，夜寐不宁，口干咽燥，便结。舌红少苔，脉细数	养阴清热，固冲止血	保阴煎
血瘀		阴道非时下血，或暴下，或淋漓不净，色紫暗有块，小腹疼痛拒按，块出痛减。舌质紫暗，或有瘀点，脉沉涩	活血化瘀，固冲止血	逐瘀止血汤

第三十六章　异位妊娠

考点　异位妊娠辨证论治

证型		证候	治法	方药
未破损型		有停经史或早孕反应，或有一侧下腹疼痛，或阴道出血淋漓。妇科检查可触及一侧附件有包块，压痛	活血化瘀，消癥杀胚	宫外孕Ⅱ号方
已破损型	休克型	突发下腹剧痛，肛门下坠感，面色苍白，四肢厥冷，或冷汗淋漓，恶心呕吐，血压不稳定	益气固脱，活血祛瘀	生脉散合宫外孕Ⅰ号方
	不稳定型	腹痛拒按，腹部有压痛及反跳痛，但逐步减轻，可触及边界不清的包块，血压平稳	活血祛瘀	宫外孕Ⅰ号方
	包块型	腹腔血肿包块形成，舌质暗，苔薄白，脉细涩	活血祛瘀，消癥散结	宫外孕Ⅱ号方

第三十七章　急性创伤

考点　急性创伤辨证论治

疾病		证候	治法方药
颅脑损伤		神不守舍，心乱气越。血离经隧而渗溢，气滞血瘀，阻于清窍，压迫脑髓，清阳不升，浊阴不降	苏合香丸、黎洞丸；安宫牛黄丸、醒脑静注射液；至宝丹；紫雪丹或神犀丹
胸部创伤	实证	伤后胸痛剧烈，或固定不移，或走窜疼痛，活动受限，咳嗽，胸闷憋气，胸膈胀痛，喘促气逆，张口抬肩	行气导滞，活血散瘀用乌药汤
	虚证	面色苍白，目光无神，胸闷气短，少气懒言，唇甲发绀，四肢厥冷。舌淡苔薄，脉芤或脉微欲绝	生脉注射液、参附汤；参麦注射液、圣愈汤
腹部创伤	实证	面色苍白，声弱气微，冷汗眩冒，精神萎靡，烦躁不安，受伤脏器处疼痛，痛引肩背，痛无休止，喜温喜按，腹皮不紧或稍紧。舌淡苔白，脉细数少力	止血养血，益气补虚，用十全大补汤
	虚证	剧烈持续性腹痛，伴阵发性加剧，辗转不安，或屈曲而卧，动则痛甚，腹痛拒按，腹皮紧张如木，肠音消失。舌红，苔黄腻或黄燥，脉弦紧或滑数	手术治疗
多发伤与复合伤		中气不足：出血，血色紫暗或紫黑，面色少华，头晕目眩，神倦乏力。舌淡，苔淡白，脉细弱	补益中气：补中益气汤
		脾肾不固：出血色淡红，面色苍白，精神困倦，纳差食少，头晕目眩，耳鸣心悸，皮肤紫斑。舌暗淡，脉细弱	温补脾肾：真武汤加减
		气不摄血：四肢及胸腹可见出血或散在的紫斑，色紫暗淡，神情倦怠，面色苍白或萎黄。舌淡，苔白，脉弱	补气摄血：归脾汤加减
		气血亏虚：出血、紫斑及其他部位的各种出血，血色淡红，面色无华，头晕，神疲倦怠，纳呆，口淡无味	补气养血：八珍汤加减
		亡阳证：面色苍白，昏迷不醒，呼吸微弱，额有冷汗或大汗淋漓，四肢厥冷，二便失禁	回阳固脱：回阳还本汤

第四篇　常用急救诊疗技术

第三十八章　气管插管术

考点　气管插管术

适应证	各种全麻手术；预防和处理误吸或呼吸道梗阻
禁忌证	喉头水肿；急性喉炎、升主动脉瘤

第三十九章　气管切开术

考点　气管切开术

适应证	喉梗阻；各种原因引起的下呼吸道分泌物潴留；下呼吸道异物；口腔、颌面、咽、喉、颈部手术的前置手术
相对禁忌证	解剖标志难以辨别；气管切开部位存在感染；气管切开部位存在恶性肿瘤；濒临死亡或正在撤回积极治疗；凝血功能障碍；血流动力学不稳定；颅内压增高

第四十章　心肺复苏术

考点　心肺复苏术

心搏骤停	突然倒地，意识突然丧失；全麻手术中，心电图正常波形消失，术野渗血停止
操作	胸外心脏按压、开放气道、呼吸支持
人工气道	咽部插管、气管插管
药物	肾上腺素、胺碘酮、利多卡因、硫酸镁、碳酸氢钠、参附注射液、生脉注射液

第四十一章　电除颤

考点　电除颤

适应证	心室颤动（VF）、心室扑动（VF）是绝对适应证

第四十二章　球囊呼吸器使用

考点　球囊呼吸器

适应证	心肺复苏、缺氧、通气不足
禁忌证	无法通气；大量活动性咯血或气道分泌物

第四十三章　机械通气的临床应用

考点　机械通气

适应证	急性呼吸心搏骤停；呼吸动力不足或呼吸衰竭，保守治疗无效者；特殊目的如预防性机械通气、康复治疗、分侧肺通气；麻醉中保证镇静和肌松剂的安全使用	
相对禁忌证	大咯血、气胸、张力性肺大泡、低血压及心力衰竭、活动性肺结核出现播散时	
目标	生理	维持肺泡通气；改善或维持动脉氧合；维持或增加肺容积；减少呼吸机做功
	临床	纠正低氧血症、急性呼吸性酸中毒；缓解缺氧或二氧化碳潴留引起的呼吸窘迫；防止或改善肺不张、呼吸肌疲劳；维持胸壁的稳定；降低颅内压；保证麻醉时镇静剂和肌松剂的安全性；促进胸壁稳定
模式分类	定压型、定容型、定时型	

第四十四章　心电图

考点　心电图

Ⅰ类适应证	胸痛、胸闷、上腹不适等可疑急性心肌梗死、急性肺栓塞者；心律不齐可疑期前收缩、心动过速、传导阻滞者；黑蒙、晕厥、头晕可疑窦房结功能降低或病态窦房结综合征者；了解某些药物对心脏的影响（洋地黄、奎尼丁及其他抗心律失常药物）；了解某些电解质异常对心脏的影响（血钾、血钙）；心肌梗死的演变与定位；大型手术的术前、术后检查及术中监测；心脏起搏器植入前、植入后及随访；各种心血管疾病的临床监测、随访
Ⅱ类适应证	高血压、先天性心脏病、风湿性心脏病、肺心病；心血管以外系统危重症患者的临床监测；监测对心脏可能产生影响的疾病，如急性传染病，呼吸、血液、神经、内分泌及肾脏疾病等；运动医学及航天医学；体检
禁忌证	吵闹不安、无法配合检查的患者

第四十五章　临时心脏起搏术

考点　临时心脏起搏术

适应证	急性心肌梗死；心动过缓；快速心律失常；植入永久性起搏器前的电生理功能评价；预防性应用
相对禁忌证	严重低温所致心动过缓患者建议迅速给患者升温，如无改善再考虑起搏

第四十六章　急诊 PCI

考点　PCI

适应证	稳定性冠心病；非 ST 段抬高型急性冠状动脉综合征；急性 ST 段抬高型心肌梗死
禁忌证	出血性疾病；造影剂过敏；对抗血小板类药物/支架的材料过敏者；单纯冠状动脉痉挛；靶血管直径 < 2.25mm；严重钙化病变预扩张不充分；如血流动力学稳定，急诊 PCI 时不应对非梗死相关血管进行 PCI 治疗；合并高并发症高死亡率的疾病
PCI 技术	经皮冠状动脉球囊扩张术；冠状动脉支架术；药物洗脱球囊；冠状动脉斑块旋磨术
围术期抗栓	抗血小板治疗；抗凝治疗；特殊人群的抗栓治疗

第四十七章　连续性床旁血液净化

考点　连续性床旁血液净化

适应证	肾脏疾病：重症急性肾损伤伴血流动力学不稳定和需要持续清除过多水或毒性物质；慢性肾衰竭合并急性肺水肿、尿毒症脑病、心力衰竭、血流动力学不稳定；急性药物过量或者毒物中毒。非肾脏疾病：多器官功能障碍综合征、脓毒血症或败血症性休克、急性呼吸窘迫综合征、挤压综合征、乳酸酸中毒、急性重症胰腺炎、心肺体外循环手术、慢性心力衰竭、肝性脑病、严重体液潴留、需要大量补液、严重的电解质和酸碱代谢紊乱、肿瘤溶解综合征、热射病
禁忌证	无法建立合适的血管通路；难以纠正的低血压；恶病质，如恶性肿瘤伴全身转移

第四十八章　留置胃管

考点　留置胃管

适应证	急性胃扩张、幽门狭窄及食物中毒等；消化道出血，急性胰腺炎，胃、十二指肠穿孔，口腔、面部、食管、胃肠手术患者，腹部较大手术患者，机械性或麻痹性肠梗阻；钡剂检查或手术治疗前的准备；昏迷、极度厌食者插管行营养治疗；口腔及喉部手术须保持手术部位清洁者；胃液检查、服毒自杀或食物中毒需要洗胃的患者
禁忌证	食管静脉曲张，腐蚀性胃炎，鼻腔阻塞，食管、贲门狭窄或梗阻，呼吸困难

第四十九章　留置导尿管

考点　留置导尿管

适应证	尿潴留需要引流；行大型手术，观察尿量；盆腔内器官手术，避免术中误伤膀胱；泌尿系统疾病行手术，术后持续引流和冲洗，减轻手术切口的张力，加快愈合；昏迷、截瘫或会阴部有伤口；抢救危重、休克患者；测定膀胱容量、压力及残余尿量，需向膀胱注入造影剂或者气体等以协诊；急救患者注入造影剂或药物
禁忌证	尿道损伤伴狭窄、月经期、妊娠者

第五十章　洗胃术

考点　洗胃术

适应证	清除胃内各种毒物；治疗完全或不完全性幽门梗阻；急、慢性胃扩张
注意事项	中毒患者洗胃前应留取标本进行毒物分析；幽门梗阻者洗胃，宜在饭后 4～6 小时或空腹进行；洗胃过程中遇到梗阻、疼痛、出血或休克症状时应停止洗胃并查找原因；洗胃液应悬挂在高于胃部 30～50cm 处，吸引器负压应保持在 100mmHg

第五十一章　三腔二囊管压迫止血

考点　三腔二囊管压迫止血

适应证	肝硬化并食管下段、胃底静脉曲张破裂出血者
注意事项	病情垂危或深昏迷不配合者；咽喉、食管肿瘤病变或曾进行局部手术者；合并胸腹主动脉瘤者

第五十二章 穿刺术

考点 穿刺术

穿刺术	适应证	禁忌证
腰椎穿刺术	中枢神经系统疾病，取脑脊液做常规、生化、细菌学与细胞学等检查，测颅内压；椎管内注入药物；可疑椎管内病变，进行脑脊液动力学检查	明显视盘水肿或有脑疝先兆者；休克、衰竭或濒危状态者；局部皮肤有炎症者；颅后窝有占位性病变或伴有脑干症状者；兴奋、躁动、极为不合作者；有严重凝血功能障碍者
骨髓穿刺术	白血病、传染病、感染性疾病、多发性骨髓瘤、骨髓转移癌、单核－吞噬细胞系统疾病	血友病患者或有严重凝血功能障碍者；骨髓穿刺局部皮肤有感染者；有出血倾向者及妊娠期妇女要慎做骨髓穿刺；小儿及不合作者不宜做胸骨穿刺
腹腔穿刺术	腹水引起的呼吸困难、腹胀；需腹腔内注药或腹水浓缩再输入	严重凝血功能障碍或穿刺部位感染者；肝性脑病前驱症状者；患者兴奋、躁动、极为不合作者；疑有粘连性结核性腹膜炎者；巨大卵巢肿瘤患者
胸膜腔穿刺术	缓解大量胸腔积液、气胸引起的呼吸窘迫症状；胸腔内注药	无绝对禁忌证。相对禁忌证：严重凝血功能障碍者；多脏器衰竭病情危重，无法完成操作者；患者兴奋、躁动、极为不合作者
心包穿刺术	解除心脏压塞；需心包内注药治疗者	—
膀胱穿刺术	尿道狭窄或前列腺肥大引起的尿潴留导尿失败者；需膀胱造瘘引流者；经穿刺采集膀胱尿液做检验及细菌培养者；小儿、年老体弱不宜导尿者	严重凝血功能障碍；穿刺部位存在感染；有下腹部及盆腔手术史，穿刺膀胱存在损伤腹腔脏器的危险；患者兴奋、躁动、极为不合作
中心静脉压测定术	区别急性循环衰竭；测定和动态观察维持患者的血容量；鉴别少尿与无尿的原因；使血容量得到迅速补充同时又不致使循环负荷过重	静脉局部感染或血栓形成、凝血功能障碍等，但并非绝对禁忌
锁骨下静脉穿刺术	需短期内迅速输入大量液体，或长期输液，尤其是输入高浓度或刺激性药物；取代心内注射途径；当静脉穿刺困难，而又急需快速补液时；插入静脉导管监测中心静脉压，及置入临时心脏起搏器	穿刺部位局部有外伤或感染；严重肺气肿、胸廓畸形、凝血功能障碍、锁骨与肩胛带区外伤、严重高血压、上腔静脉栓塞
颈内静脉穿刺术	置入中心静脉导管或气囊漂浮导管行血流动力学监测；经导管安置心脏临时起搏器；大量快速补液或输血的患者，调节液体入量及速度；长期输液；穿刺困难，急需大量补液；血液透析、血液滤过和血浆置换；体外循环下各种心血管手术及估计术中将出现血流动力学变化较大的非体外循环手术；静脉留置导管	严重凝血功能障碍；颈部及锁骨外伤致体位明显受限者拟行颈部手术者，局部有感染；患者兴奋、躁动、极为不合作；颈部瘢痕挛缩致局部解剖结构紊乱或局部解剖变异明显者
股静脉穿刺术	肢体皮下静脉穿刺采血有困难时，可做股静脉穿刺采血；急救时输液、输血	—

穿刺术	适应证	禁忌证
动脉直接穿刺插管术	采取动脉血标本；连续测量收缩压、舒张压和平均压，采取动脉血标本做血气分析和酸碱度测定、测量心排血量及计算动脉压；重度休克经静脉输血治疗无效行动脉穿刺加压输液和输血；注射抗癌药物治疗盆腔肿瘤或注射溶栓剂治疗动脉栓塞	—
环甲膜穿刺术	急性上呼吸道梗阻；喉源性呼吸困难；头面部严重外伤；气管插管有禁忌或病情紧急而需快速开放气道时	紧急抢救生命时无绝对禁忌证。已明确呼吸道阻塞发生在环甲膜水平以下及严重出血倾向时，不宜穿刺

第八部分

中医临床思维

上篇 中医临床思维概论

第一章 中医临床思维的基本内容和基本特征

考点 中医临床思维概论

过程	根据认知心理发展规律，运用思维学、认知科学、逻辑学、心理学等知识成果对中医群体临床认识疾病、诊疗疾病的过程进行程序化分析，以揭示中医临床思维活动的基本过程和阶段联系
认知	疾病征象的捕获，疾病征象的加工
判断	研究临床症状分析及病因、病机、病位、病性等症候群分析的思维活动形式，以及从"症－证－病"的思维发展规律，讨论中医临床判断建立的思维形式和方法
决策	研究论治决策，遵循整体性、动态性、平衡性、有序性与适度性原则
验证	根据患者服药后的病证变化，相应调整治疗方案

第二章 中医临床诊疗思维的建立

考点 中医临床思维

概念	中医师在整个医疗过程中，运用思维工具对患者、病证及相关事物和现象进行一系列调查研究、分析判断，形成决策、实施和验证，以探求疾病本质与治疗规律的思维活动过程
特色	"整体观念"与"辨证论治"
具体内容	①中国传统文化所构建的中医基础理论。②对患者症状、体征（舌象/脉象）细致入微地观察、归纳，总结出相应的中医证候。③多种中医辨证论治体系的选择运用。④根据中药学"四气五味理论"与方剂学"君臣佐使"要求，结合所辨识的中医证候，纳入辨证论治体系，得出治疗法则、方案及具体治疗药物
意义	无论对于临床中医师的具体诊疗，还是对于中医药事业发展，甚至整体医学的进步，都是有其必要性和可行性的，值得建立与推广

第三章 中医临床治疗策略

考点 治则、治法与用方

治则含义	在整体观念和辨证论治理论指导下，根据四诊所获得的客观资料，在对疾病进行全面分析、综合与判断的基础上，制订出来的对临床立法、处方、遣药具有普遍指导意义的治疗规律
治法确立的思维	辨证论治，法从证出；治法指导方剂的配伍规律与思路；中医大部分治疗方法都是通过调整经络而起效的，目的就是促进脏腑之间原有功能关系的恢复
基本治则	扶正祛邪；标本先后；正治与反治；调整阴阳；调和气血；调整脏腑；因天、因时、因地、因人制宜；重视协调脏腑关系
选方原则	以治法为导向，合理选方；以名方为基础，随症加减；视病程病情，调整剂量

中篇　中医各科临床思维

第四章　中医内科学

考点 中医内科疾病临床思维★

特征	阴阳五行	用五行的生克乘侮阐释五脏之间的关系；用五行学说阐释五脏发病的相关因素
	中医辨证	八纲辨证；六经辨证；卫气营血辨证；三焦辨证
治疗原则	调节整体平衡；审证求机论治；明辨标本缓急；顺应异法方宜；据证因势利导；重视调摄护理	
常用方法	解表法	解表；透疹；消肿
	清热法	清气分热；清营凉血；清脏腑热
	攻下法	寒下；温下；润下；逐水
	和解法	和解少阳；调和肝脾；调理胃肠
	温里法	温中祛寒；温经散寒；回阳救逆
	补益法	补气；补血；补阴；补阳
	消导（消散）法	消食导滞；消石散结；消瘤软坚；利水消肿
	理气法	行气解郁法；降气平逆法；益气升阳法
	理血法	活血（祛瘀）法；止血法
	固涩法	固表敛汗法；涩肠止泻法；涩精止遗法
	开窍法	凉开法；温开法
	镇痉法	清热息风；镇肝息风；养血息风；活血息风

考点　肺系病证

生理特点	主气，司呼吸，主宣发肃降、通调水道，肺朝百脉，主治节
病理产物	气滞、痰浊、水饮和瘀血
辨证思维	辨八纲属性；辨脏腑病位；辨卫气营血
治疗思维	降肺气为肺系病证的治疗要点
	直接治肺法（宣、肃、清、泻、温、润、补、敛）
	间接治肺法（培土生金、补肾纳气、通腑泻肺、清肝泻肺）
	治痰大法（散寒化痰、清热化痰、燥湿祛痰、润燥化痰）
	辨病辨证后针对病机治疗
辨证治疗思维	以"八纲辨证"定性，"脏腑辨证"定位，原有辨证基础上，兼顾水、饮、痰、瘀等病理产物的特点，进行针对"病理"或者"病因"的辨证施治

考点　心系病证

病理特点	心的阴阳、气血失调	
病理产物	瘀血阻络、痰饮内生	
病机特点	①心系病由气及血，由血及水，气旺血行，气虚血瘀，气滞血瘀，痰瘀互结，均能影响心的正常生理功能，导致病理产物的产生。②心病与其他脏腑的关系，主要包括心与肺、脾、肝、肾，以及小肠等脏腑之间在病理上的相互影响	
辨证思维	①辨八纲属性（虚证、实证）。②辨脏腑病位（心脾两虚、心肾不交、心肺气虚）。③辨气血津液。④辨症状（惊悸、怔忡；胸闷、胸痛；不寐、健忘；神昏、谵语；癫狂、躁郁）	
治疗思维	治疗要点	①心阴、心阳俱虚，气血并亏者，应两者兼治。②心气虚与痰遏心阳两虚证，治疗应当运脾阳、健脾气而养心。③心阴虚与痰火内扰两证，治疗时不应仅仅局限于心，而当联系肝肾，整体治疗。④心血瘀阻证伴气滞，应佐行气药物；伴痰浊应参以化痰之品。⑤虚证一般可佐以宁心安神之品；实证可加用重镇安神之品
	直接治心法	温心、养心、清心、泻心、补心
	间接治心法	治气、治血、治痰、治脉、治神

考点　脾胃系病证

病理特点	①脾：凡水湿潴留所引起的四肢浮肿、腹部胀满等病证，多属于脾脏的病。②胃：胃失和降可呕吐；热邪伤阴，胃阴不足亦呕吐；饮食积滞，郁而化热，浊气上逆亦呕吐	
病机特点	①运化失常。②升降失常。③统摄无权	
辨证思维	辨部位	①脾胃纳运失司，相因为病。②肠腑传化失常，局限为病。③脾之所主，百骸传病
	辨虚实	①虚证：脾气虚、脾阳虚、脾阴虚、脾气下陷、脾不统血、脾虚湿困。②实证：寒湿困脾、湿热蕴脾。③兼证：心脾两虚、肺脾气虚、肝脾不和、脾肾阳虚、脾胃不和
治疗思维	①治疗方法：补脾气法（益气升阳法、补脾摄血法）、温脾阳法（温中化湿法、温中散寒法、滋益脾阴法、泻脾法、醒脾助运法、运脾除湿法、扶土抑木法、益火生土法、培土生金法）。②治疗原则：治中焦如衡，非平不安；脾宜升则健，胃宜降则和；病在肌肉，当治脾胃	

考点　肝胆系病证

生理特点	肝	肝气主升主动，刚强躁急；升生阳气以启迪诸脏
	胆	胆为阳中之少阳，胆气主升；性喜宁谧
病理特点	肝	肝气郁结；肝脾不调或肝脾不和；肝失疏泄
	胆	胆气不和，经气阻滞；胆不决断，疏泄失司；肝病胆郁，气机不畅
病机特点	疏泄失常；升发失常；肝血不藏；脾气亏虚，气不摄血；内风妄动；寒犯肝经；瘀血阻滞；胆火上炎；胆气横逆；肝胆湿热	
辨证思维	辨病位	①筋脉爪甲异常。②头面两目异常。③胸腹异常
	辨虚实	①肝实证：肝气横逆、肝气郁滞、肝络瘀阻、肝火上炎、肝阳上亢、肝风内动、肝经湿热、寒滞肝脉。②肝虚证：肝阳虚、肝阴虚、肝血虚、肝气虚。③肝兼证：肝脾不和、肝肾阴虚、肝火犯肺、肝胃不和、肝胆湿热。④胆实证：胆腑热证、胆郁痰扰、胆经湿热
治疗思维	①治疗方法：疏肝法、镇肝法、清肝法、泻肝法、补肝法、暖肝法、抑肝法、清胆法、温胆法、利胆法。②治疗原则：肝病多实，当施以清肝、凉肝、泻肝；肝虚胆气不足，宜补益肝胆之气；相生关系补母泻子	

考点 肾系病证

生理特点	主藏精，主水，主纳气
病理特点	水湿蕴结、痰瘀滞留、砂石积聚
病机特点	肾阳虚衰、阳虚水泛、阴虚火旺、膀胱湿热、肾气不固
辨证思维	①辨八纲属性：首辨阴阳再辨虚实。②辨脏腑病位：肾五行属水，其性寒，作用趋下，方位在北。③辨肿势、辨小便：水肿区分阴阳属性，小便直接反映肾的功能状态及津液代谢正常与否。④辨病势缓急：高热、神昏、谵语、惊厥皆为急危重症
治疗思维	①治疗方法：从肾经、膀胱经行针刺、艾灸治疗；从脏腑辨证给予中药治疗；从五行生克乘侮治疗；应用外用药物治疗。②治疗原则：治下焦如权，非重不沉；开鬼门，洁净腑；通阳法是治疗之本；培土制水，脾肾同治；动静结合，补泻相宜

考点 气血津液病证

生理特点	先天之精和后天之气所化生
病机特点	脏腑功能失调，气血津液代谢失常。气为先导，津血并见
辨证思维	辨在气在血，在津在液；辨同病共病；辨八纲属性；辨脏腑病位：当重脾肾，别脏腑
治疗思维	辨别性质，各安其气，归其所宗；气血津液，一体同调，调气为先；重视补益脾胃，兼以调理相关脏腑；注意攻补之适宜；做好调畅情志、移情易性工作

第五章　中医外科学

考点 中医外科疾病辨证思维
辨肿

	颜色	光泽	疼痛	肿势	压触诊
火	红	皮薄光泽	疼痛	肿势较急	焮热
寒	不红	皮色不泽	常伴酸痛	肿势较缓	肿而不硬，不热
风	不红	皮色或可光泽	轻微疼痛	漫肿、宣浮或游走不定	微热
湿	破流黄水	浅则光亮	不痛或轻微疼痛	肿而皮肉重垂胀急	深则按之如烂棉不起
痰	不红	表皮一般晦暗或正常	不痛或进展性疼痛	肿势或软如棉馒，或硬如结核	不热
气	不红	表皮一般亮泽或正常	气滞则痛	肿势皮紧内软、常随喜怒消长	不热
郁结	不红	表皮一般正常	不痛或进展性疼痛	肿势坚硬如石，或边缘有棱角，形如岩突	不热
瘀血	色初暗褐后转青紫逐渐变黄消退	胀急时光亮	胀急时剧痛、轻微疼痛	肿而胀急	热或不热
虚	一般不红	表皮一般晦暗	不痛或进展性疼痛	肿势平坦，根盘散漫	一般不热
实	可红或不红	表皮一般亮泽或正常	痛势急或进展性疼痛	肿势高起，根盘收束	一般皮温偏热

辨痛

	性质
热痛	皮色焮红，灼热疼痛，遇冷则痛减
寒痛	皮色不红，不热，酸痛，得温则痛缓
风痛	痛无定处，忽彼忽此，走注甚速
气痛	攻痛无常，时感抽掣，喜缓怒甚
湿痛	痛而酸胀，肢体沉重，按之出现可凹性水肿或糜烂流滋
痰肿	疼痛轻微，或隐隐作痛，皮色不变，压之酸痛
化脓肿	肿势急胀，痛无止时，如有鸡啄，按之中软应指
瘀血肿	初起隐痛，微胀，微热，皮色暗褐，继则皮色青紫而胀痛

考点 外科疾病诊断与辨证治疗思路

疮疡

辨证体系	既重视局部，又和整体结合
临床分期	①初期（肿疡期）：局部肿胀，或较轻微的全身症状。②中期（脓疡期）：局部脓肿、疼痛，伴发热、全身不适等症状。③后期：溃疡期和收口期
临床转变	①正胜邪退，热壅于表，疮疡消散："以消为贵"。②抗病力较差，热毒深壅，热胜肉腐，脓肿形成。③治疗及时或抗病力尚强，脓肿溃破，腐脱新生；治疗失当或抗病力低下，毒邪深入，则"走黄""内陷"
鉴别要点	①疖：肿势局限，突起根浅，易肿、易溃、易敛。②痈：光软无头，顶高色赤，皮薄易肿、易脓、易溃、易敛。③颜面部疔疮：初有粟粒状脓头，坚硬，根深如钉丁，有脓栓。④有头疽：初有多个粟粒状脓头，溃后状如蜂窝，脓栓。⑤附骨疽：四肢长骨，疼痛彻骨，难消、难溃、难敛。⑥环跳疽：髋关节，关节隐痛，漫肿活动受限，半屈曲状，畸形脱位，不能伸屈，叩击痛。⑦流注：骨肉厚韧处，阳证疮疡特点，此愈彼起。⑧髂窝流注：大腿拘挛，跛行大腿内上收缩，能屈不能伸。⑨流痰：骨关节隐痛，关节障碍，脓败絮状。⑩髋关节流痰：位髂关节，痛在膝，能伸不能屈。⑪骨肉瘤：肩上、膝下紫黑、坚硬如石
治疗	①内治法：以消法、托法与补法为总则，是外科治疗的基础。②外治法：初期（肿疡期）宜箍围消肿；中期（脓疡期）宜切开排脓或药物排脓；后期（溃疡期与收口期）溃疡期提脓祛腐为主，收口期生肌收口为要

皮肤性病

	辨局部
局部辨证	①自觉症状：辨瘙痒、辨疼痛、辨麻木、辨灼热。②皮肤性病的体征：斑疹、丘疹、风团、疱疹、脓疱等
治疗	①内治法：祛风解表止痒法、养血润肤止痒法、清热凉血泻火法、活血破瘀，软坚内消法、温经散寒，养血通络法、健脾除湿利水法、清热解毒杀虫法、补益肝肾，强筋壮骨法、调和阴阳，补益气血扶正法、疏肝理气和解法。②外治法：a. 急性阶段，仅有红斑、丘疹、水疱而无渗液，宜用洗剂、粉剂、乳剂。b. 若有大量渗液明显红肿，则以溶液湿敷为宜。c. 在亚急性阶段，渗液与糜烂减少，红肿减轻，则用油剂为宜。d. 在慢性阶段，皮肤有浸润肥厚、角化过度时，则用软膏为主

肛肠疾病

辨症状	便血（内痔、肛裂、直肠息肉、直肠癌的共有症状）
	辨肿痛（肛门直肠周围脓肿、痔核嵌顿、外痔水肿、血栓外痔等病变）
	脱垂（Ⅱ、Ⅲ期内痔，以及直肠息肉、直肠脱垂）
	流脓（肛周脓肿或肛瘘）
	便秘（肛裂、痔、肛周脓肿等疾病的常见症状）
	分泌物（内痔脱出、直肠脱垂、肛瘘等）
辨部位	内痔好发于齿线上 3、7、11 点处
	赘皮外痔多发于肛缘 6、12 点处
	肛裂好发于肛管 6、12 点处
	肛瘘外口在 3、9 点前面，且距肛缘小于 5 厘米，其管道多直行，内外口在同一时位
	血栓外痔好发于 3、9 点处
治疗	外治为主，内治为辅，但宜内外结合，尽量达到根治、防止复发的目的

第六章　中医妇科学

考点　中医妇科疾病辨证思维

病机	脏腑功能失调，气血失常，天癸异常，冲、任、督、带为病
病理特点	与肾、肝、脾三脏的关系尤为紧密。与天癸、气血、冲任督带的功能正常也密切相关
辨证思路	诊断特点：根据月经的临床表现来确定月经病的病名
	辨月经及全身状况：重月经的期、量、色、质及伴随月经周期出现的症状，以辨其寒热虚实
	伴随症状的辨证论治：痛经应注意对疼痛时间、性质及部位进行辨别，若痛在少腹，病位在肝
	年龄对辨证的影响：幼女和青春期女性重视少阴肾经；育龄期女性重视厥阴肝经；绝经期妇女诊治重视太阴脾经
治疗原则	重在治本以调经、辨病之缓急以定标本之治、辨病之先后调经、辨年龄以定治疗重点、顺应月经周期变化规律

第七章　中医儿科学

考点　中医儿科疾病辨证思维★

辨证特点	及时准确；注重主证、兼证；辨证与辨病相结合
生理特点	脏腑娇嫩，形气未充；生机蓬勃，发育迅速
病理特点	发病容易，传变迅速；脏气清灵，易趋康复
病因特点	外感因素、乳食因素、先天因素、情志因素、意外因素、其他因素
概要	八纲辨证；脏腑（肺与大肠病、脾与胃病、心与小肠病、肝与胆病、肾与膀胱病）；卫气营血辨证；三焦辨证；六经辨证；气血津液辨证；病因辨证

儿科治疗 用药特点	治疗更要及时、正确，小儿发病容易，传变迅速
	药物选择须审慎，特别是新生儿、婴幼儿
	处方精准，药量适度，小儿脏气清灵，随拨随应，其处方用药应轻巧灵活
	重视给药途径和药物剂型的选择，一般以内服汤剂为主，但汤剂有服用不便及"缓不济急"的不 足，对婴儿可用口服液或糖浆剂
内治法	疏风解表法—外邪侵袭肌表；止咳平喘法—邪郁肺经，痰阻肺络；清热解毒法—实热证；凉血止 血法—诸种出血；安蛔驱虫法—小儿肠道虫证；消食导滞法—乳食不节，停滞不化；镇惊开窍 法—小儿惊风、癫痫；利水消肿法—水湿停聚，小便短少；健脾益气法—脾胃虚弱、气血不足； 培元补肾法—胎禀不足，肾气虚弱及肾不纳气之证；活血化瘀法—各种血瘀之证；回阳救逆法— 阳虚衰欲脱之危重证候

第八章 急危重病证的临床思维

考点 急危重病证的辨证思维★

原则	降阶梯原则、先症状后病因原则、动态诊断原则、诊治结合原则及探病原则
症状	发病急，病情重，传变迅速
病机特点	邪气暴盛而突发；正气虚于一时；邪剧正不胜；升降出入失常
辨证	生命体征：体温高，呼吸快，脉搏（心律）数，血压高的多属实，反之属虚
	发病的时间：早期多实，中后期多虚、多虚实夹杂
	病证：失血、失液等大都是典型的大虚
	参照西医学的检查指标
	症状、现象：发热而喜热饮，发热而近被褥可能是真寒假热证，反之亦然

第九章 中医耳鼻喉科学

考点 中医耳鼻喉的辨证思维

	耳	鼻	喉
病理特点	肾开窍于耳；耳聋治肺；肝阴虚、肝血虚等均可导致耳鸣、耳聋、耳流脓	肺开窍于鼻；脾运不及，则鼻窍失养、湿邪停聚鼻窍，出现鼻塞、失嗅、流涕；胆移热于脑，则辛頞鼻渊	喉通天气，属肺；肝主疏泄，调畅气机，为"声音之枢"；肾功能正常是咽喉功能正常的前提
治疗原则	分清标本缓急；辨清病位，分清脏腑；根据辨证，采取正确方法；需要重视脾胃的病机	分清寒热虚实；明确定位；注意调补中焦、调节气机升降；配合芳香通窍法	急则治标，缓则治本；分清寒热；辨清脏腑；辨识良恶；抓住主要病机

第十章　中医眼科学

考点　中医眼科辨证思维

　　　　辨内外障

	病位	病因	特点
外障	胞睑、两眦、白睛、黑睛	六淫、疫疠、外伤、食滞、湿毒、痰火等有形实邪	一般外显证候较为明显。如红赤、肿胀、生眵、流泪、结痂、翳膜、胞睑下垂等。多有疼痛、痒涩、羞明等
内障	瞳神、晶珠、神膏、视衣、目系等眼内组织	七情、劳倦、脏腑、气血功能失调，先天与衰老等全身体质健康因素	一般外观端好，多有视觉变化，如视力下降、视物变形、视灯光周围有虹晕、眼前黑花飞舞等，也可见抱轮红赤或瞳孔散大或缩小、变形，以及眼底出血、渗出、水肿等

　　　　五轮辨证

肉轮	血轮	气轮	风轮	水轮
胞睑	二眦	白睛	黑睛	瞳神
脾胃	心、小肠	肺、大肠	肝胆	肾、膀胱

　　　　辨眼部常见症状

辨眼部常见症状	辨视觉、辨目痛、辨目痒、辨目涩、辨羞明、辨红肿、辨眵泪、辨翳膜
辨内眼病变	辨晶状体病变、辨玻璃体病变、辨视盘病变、辨视网膜血管病变、辨视网膜病变、辨黄斑区病变

第十一章　针灸学

考点　针灸临床思维

经络辨证思维	辨位归经：根据病变部位；辨证归经：根据经脉证候；经络诊察归经（经络触、望诊）；奇经八脉辨证：督脉、任脉、冲脉、带脉、阳跷脉、阴跷脉、阳维脉、阴维脉病证；经筋辨证
脏腑辨证思维	辨脏腑病位及脏腑阴阳、气血、虚实、寒热等变化
全息辨证思维	人体各个相对独立的局部，如耳、面、舌、鼻、足、第二掌骨，都是独立的"全息胚"
八纲辨证思维	阴证宜灸，阳证宜针
时间辨证思维	某一时辰内发作或加重的病证，可以根据所处的时间对应的经脉进行辨证，调理相应的经络脏腑
针灸治疗原则	补虚泻实、清热温寒、治病求本
针灸治疗作用	疏通经络、扶正祛邪、调和阴阳

针灸处方	选穴原则		近部选穴，体现了"腧穴所在，主治所及"
			远部选穴，体现了"经络所过，主治所及"
			辨证选穴，如肾阴不足导致的虚热选肾俞、太溪
			对症选穴，如发热取大椎、痰多取丰隆
	配穴方法	按部配穴	远近配穴，如眼病以睛明、风池、光明相配
			上下配穴，如头项强痛，上取大椎，下配昆仑
			前后配穴，如肺病前取中府，后取肺俞
			左右配穴，如胃痛取双侧足三里、梁丘
		按经配穴	本经配穴，体现了"不盛不虚，以经取之"，如咳嗽取中府、太渊
			表里经配穴，如风热袭肺的感冒咳嗽，选肺经的尺泽配大肠经的曲池、合谷
			同名经配穴，体现了"同气相通"，如阳明经头痛，取手阳明经的合谷配足阳明经的内庭

第十二章　中医骨伤科学

考点　骨折病的辨证思维 ★

辨证方法	应用法则	
八纲辨证	阴阳	阳证表现为阳气亢盛，脏腑功能亢进；阴证表现为阳气虚衰、阴寒内盛
	表里	躯体皮毛、肌肉、筋骨属于表，体内脏腑气血、骨髓为里
	寒热	寒证表现为感受寒邪或阳虚阴盛，以冷、凉为特点。热证表现为感受热邪或阴虚阳盛，以温、热为特点
	虚实	虚为正气虚，人体脏腑生理活动及维持活动的基础物质不足；实指邪气亢盛有余
气血辨证	损伤在气可导致气虚、气滞、气逆、气闭、气脱；损伤在血可导致血虚、血瘀、血脱和血热	
脏腑辨证	肝（肝气郁结、肝火上炎、肝阳上亢、肝风内动、肝血虚、肝胆湿热）、肾（肾气虚、肾阴虚、肾阳虚、肾精不足）、脾胃（脾气虚弱、脾阳虚、脾虚湿困、脾不统血）等	
筋骨辨证	最早见于巢元方《诸病源候论》。筋伤（筋弛、筋纵、筋翻、筋转、筋卷、筋离、筋合），骨伤（骨软、骨硬、骨断、骨碎、骨歪、骨整）	
三期辨证	初期（损伤后1~2周），多血瘀气滞；中期（损伤后3~6周），多气虚血瘀；后期（损伤第7周以后），多气血亏虚，肝肾亏虚	

下篇　经典名家临床思维介绍

考点　各大家临床思维

名家	临床思维特点	代表作	记忆点
张仲景	首重辨病；以六经为纲，以方证为目，论述疾病脉证规律与治则方药	《伤寒杂病论》	辨证论治，是中医临床的基本原则
李杲	天人相应，重脏气法时；调脾胃主以复"升降浮沉"；合气味阴阳以升降浮沉	《脾胃论》《内外伤辨惑论》	重视脾胃学说，创立补土学派
薛己	重视脾胃元气论；精准的脏腑辨证	《外科枢要》《内科摘要》	重视先后二天的辨证，治疗用药倡导温补
张介宾	真阴真阳论（阳非有余，阴常不足）；方剂阵略与药物四维（临证善用熟地）	《类经》《景岳全书》	温补学派的中坚人物并形成了独具特色的水火命门论
叶天士	疾病研究，先明病机，细分证型；辨证方法研究，多法兼容，勇于创新	《温热论》《临证指南医案》	温病学派的奠基人物
王清任	整体思维的气血观；临床辨证思维（辨病因、辨病性、辨病位、辨病证）	《医林改错》	提出"瘀血说"，留下了膈下逐瘀汤、血府逐瘀汤等方剂
程国彭	以病为先，辨证与辨病相结合；以八纲辨证为基，综合多种辨证方法；融合类比法与系统思维	《医学心悟》《医中百误歌》	提出"医门八法"；留下止嗽散等优秀方剂
张锡纯	中医为体，西医参用；重视气机的升降出入	《医学衷中参西录》	中西医汇通学派的代表人

第九部分

中医眼科与耳鼻咽喉科学

第一章　胞睑疾病

考点　针眼 ★

证型	证候	治法	方药
风热客睑证	胞睑肿胀痒甚，微红，可扪及硬结，头痛发热	疏风清热，消肿散结	银翘散
热毒壅盛证	胞睑局部红肿灼热，硬结渐大，口渴喜饮	清热解毒，消肿止痛	仙方活命饮
脾虚夹邪证	针眼屡发，或针眼红肿不甚，经久难消	健脾益气，散结消滞	托里消毒散

考点　胞生痰核

证型	证候	治法	方药
痰湿阻结证	胞睑有重坠感，睑内呈黄白色隆起	化痰散结	化坚二陈丸加味

考点　睑弦赤烂

证型	证候	治法	方药
风热偏盛证	睑弦赤痒，灼热疼痛，糠皮样鳞屑	祛风止痒，清热凉血	银翘散加味
湿热偏盛证	睑弦红赤溃烂，出脓出血，秽浊结痂，眵泪胶黏	清热除湿，祛风止痒	除湿汤加味
心火上炎证	眦部睑弦红赤，赤烂、出脓出血	清心泻火	导赤散 + 黄连解毒汤加味

考点　上胞下垂

证型	证候	治法	方药
脾虚气弱证	眼珠转动不灵，神疲乏力	补中健脾，升阳益气	补中益气汤
风痰阻络证	头晕，恶心，泛吐痰涎；舌苔厚腻	祛风化痰，疏经通络	正容汤

考点　椒疮 ★

证型	证候	治法	方药
风热客睑证	眼微痒不适，干涩有眵	疏风清热，退赤散结	银翘散
血热瘀滞证	眼内刺痛灼热，舌质暗红	清热凉血，活血化瘀	归芍红花散

考点　粟疮 ★

证型	证候	治法	方药
湿热阻滞证	口黏纳呆，腹满便溏	清热利湿	甘露消毒丹
湿热兼风证	眵泪胶黏，痒痛难开	清脾泄热，祛风燥湿	除风清脾饮

第二章 两眦疾病

考点 流泪症 ★

证型	证候	治法	方药
血虚夹风证	流泪，迎风更甚，头晕目眩，面色少华	补养肝血，祛风散邪	止泪补肝散
气血不足证	无时泪下，泪液清冷稀薄，不耐久视	益气养血，收摄止泪	八珍汤
肝肾两虚证	眼泪常流，拭之又生，或泪液清冷稀薄	补益肝肾，固摄止泪	左归饮

考点 漏睛

证型	证候	治法	方药
心脾积热证	脓多且稠，小便黄赤	清热利湿	竹叶泻经汤

考点 漏睛疮 ★

证型	证候	治法	方药
风热上攻证	红肿疼痛，初起泪热生眵，恶寒发热	疏风清热，消肿散结	银翘散
热毒炽盛证	身热口渴，大便秘结，小便赤涩	清热解毒，消瘀散结	黄连解毒汤 + 五味消毒饮
正虚邪留证	溃后漏口难敛，面色苍白，神疲食少	补气养血，托里排毒	托里消毒散

第三章 白睛疾病

考点 暴风客热

证型	证候	治法	方药
风重于热证	痒涩刺痛，羞明流泪，眵多黏稠，白睛红赤，胞睑微肿	疏风清热	银翘散
热重于风证	眵多黄稠，热泪如汤，胞睑红肿	清热疏风	泻肺饮
风热并重证	刺痒交作，头痛鼻塞，恶寒发热，便秘溲赤	疏风清热，表里双解	防风通圣散

考点 天行赤眼

证型	证候	治法	方药
疠气犯目证	患眼碜涩灼热，羞明流泪，眼眵稀薄，胞睑微红，颌下可扪及肿核	疏风清热，兼以解毒	驱风散热饮子
热毒炽盛证	热泪如汤，黑睛星翳，口渴心烦，便秘溲赤	泻火解毒	泻肺饮

考点 天行赤眼暴翳

证型	证候	治法	方药
疠气犯目证	白睛红赤浮肿，黑睛星翳，头痛发热	疏风清热，退翳明目	菊花决明散
肺肝火炽证	白睛浑赤，口咽干，便秘溲赤	清肝泻肺，退翳明目	修肝散/洗肝散
阴虚邪留证	白睛红赤渐退，黑睛星翳未尽	养阴祛邪，退翳明目	滋阴退翳汤

考点 金疳

证型	证候	治法	方药
肺经燥热证	泪热眵结，周围赤脉粗大，口渴鼻干，便秘溲赤	泻肺散结	泻肺汤
肺阴不足证	眼眵干结，周围赤脉淡红，干咳咽干；舌红无苔	滋阴润肺	养阴清肺汤
肺脾亏虚证	日久难愈，反复发作，疲乏无力，食欲不振	益气健脾	参苓白术散

考点 白涩症★

证型	证候	治法	方药
肺阴不足证	黑睛表层有细点星翳，反复难愈，口干鼻燥，干咳少痰	滋阴润肺	养阴清肺汤
肝经郁热证	口苦咽干，烦躁易怒，善太息，胸胁胀满	清肝解郁，养血明目	丹栀逍遥散
气阴两虚证	迁延难愈，口干少津，神疲乏力，头晕耳鸣	益气养阴，滋补肝肾	生脉散＋杞菊地黄丸
邪热留恋证	干涩不爽，白睛少许赤丝细脉	清热利肺	桑白皮汤

考点 胬肉攀睛

证型	证候	治法	方药
心肺风热证	眦痒羞明，赤脉密布，舌红苔薄	祛风清热	栀子胜奇散
阴虚火旺证	心中烦热，口舌干燥	滋阴降火	知柏地黄丸

考点 火疳

证型	证候	治法	方药
火毒蕴结证	周围血脉紫赤怒张，口苦咽干，气粗烦躁	泻火解毒，凉血散结	还阴救苦汤
风湿热攻证	周围有赤丝牵绊，骨节酸痛，肢节肿胀，身重酸楚	祛风化湿，清热散结	散风除湿活血汤
肺阴不足证	口咽干燥，潮热颧红，便秘不爽	养阴清肺，兼以散结	养阴清肺汤

考点 白睛溢血

证型	证候	治法	方药
热客肺经证	痰稠色黄，咽痛口渴，便秘尿黄	清肺凉血散血	退赤散
阴虚火旺证	头晕耳鸣，颧红口干，心烦少寐	滋阴降火	知柏地黄丸

第四章 黑睛疾病

考点 聚星障★

证型	证候	治法	方药
风热客目证	抱轮微红，恶风发热，头痛鼻塞，口干咽痛	疏风清热，退翳明目	银翘散
肝胆火炽证	形如树枝，头痛胁痛，口苦咽干	清肝泻火，退翳明目	龙胆泻肝汤
湿热犯目证	肿胀色白，头重胸闷，口黏纳呆，腹满便溏	清热除湿，退翳明目	三仁汤
阴虚夹风证	抱轮微红，口干咽燥；舌红少津	滋阴祛风，退翳明目	加减地黄丸

考点　凝脂翳

证型	证候	治法	方药
风热壅盛证	头目疼痛，羞明流泪，抱轮红赤	祛风清热，退翳明目	新制柴连汤
热毒攻目证	黑睛生翳扩大加深，凝脂色黄或黄绿，溲赤便秘	泻火解毒，退翳明目	四顺清凉饮子
气阴两虚证	目珠干涩，抱轮微红，口燥咽干	阴虚滋阴退翳；气虚益气退翳	阴虚滋阴退翳汤/海藏地黄散；气虚托里消毒散

考点　湿翳★

证型	证候	治法	方药
湿重于热证	抱轮微红，脘腹胀满，口淡纳呆	化湿清热	三仁汤
热重于湿证	眵泪黏稠，黄液上冲，便秘溲黄	清热化湿	甘露消毒丹

考点　混睛障

证型	证候	治法	方药
肝经风热证	头痛鼻塞；舌质红	祛风清热	羌活胜风汤
肝胆热毒证	抱轮暗红，口苦咽干，溲黄便秘	泻肝解毒	银花解毒汤
湿热内蕴证	头重胸闷，食少纳呆	清热化湿	甘露消毒丹
阴虚火炎证	抱轮微红，口干咽燥	滋阴降火	滋阴降火汤

第五章　瞳神疾病

考点　瞳神紧小、瞳神干缺

证型	证候	治法	方药
肝经风热证	轻度抱轮红赤，展缩欠灵	祛风清热	新制柴连汤
肝胆火炽证	黄液上冲，黄仁肿胀，口苦咽干	清泻肝胆实火	龙胆泻肝汤
风湿夹热证	抱轮红赤，肢节肿胀，酸楚疼痛	祛风清热除湿	抑阳酒连散
虚火上炎证	黄仁干枯不荣，烦热不眠，口干咽燥	滋阴降火	知柏地黄丸

考点　五风内障★

证型		证候	治法	方药
绿风内障	风火攻目证	头痛如劈，胞睑红肿	清热泻火，平肝息风	绿风羚羊饮
	气火上逆证	胸闷嗳气，恶心、呕吐，口苦	疏肝解郁，泻火降逆	丹栀逍遥散 + 左金丸
	痰火郁结证	身热面赤，动辄眩晕，呕吐痰涎	降火逐痰	将军定痛丸
青风内障	肝郁气滞证	情志不舒，心烦口苦	疏肝解郁，活血利水	逍遥散
	痰湿泛目证	头昏眩晕，恶心欲呕	温阳化痰，利水渗湿	温胆汤 + 五苓散
	肝肾亏虚证	头晕失眠，腰膝无力，舌淡苔薄，面白肢冷	补益肝肾，活血明目	加减驻景丸

考点 圆翳内障 ★

证型	证候	治法	方药
肝肾不足证	头昏耳鸣，少寐健忘，腰酸腿软	补益肝肾，清热明目	杞菊地黄丸
脾气虚弱证	面色萎黄，少气懒言，肢体倦怠	益气健脾，利水渗湿	四君子汤
肝热上扰证	头昏痛，口苦咽干，便结	清热平肝，明目退障	石决明散

考点 云雾移睛

证型	证候	治法	方药
肝肾亏损证	闪光感，头晕耳鸣，腰酸遗泄	补益肝肾	明目地黄汤
气血亏虚证	视物昏花，面白无华，头晕心悸	益气补血	八珍汤/当归补血汤
湿热蕴蒸证	胸闷纳呆，头重，神疲，苔黄腻	宣化畅中，清热除湿	三仁汤
气滞血瘀证	情志不舒，胸胁胀痛，舌有瘀斑	行气活血	血府逐瘀汤

考点 血溢神膏

证型	证候	治法	方药
热伤血络证	急躁易怒，口苦咽干，胸胁胀痛	清肝泻火，凉血止血	宁血汤
虚火灼络证	腰膝酸软，五心烦热，口苦咽燥	滋阴降火，止血散瘀	知柏地黄汤
心脾亏虚证	神疲乏力，心悸健忘	健脾养心，益气摄血	归脾汤
气滞血瘀证	瘀血内停，久不消散；舌质紫暗	行气活血，祛瘀通络	血府逐瘀汤
血水互结证	积血日久不吸收，眼内干涩，口干	养阴增液，活血利水	猪苓散＋生蒲黄汤

考点 暴盲 ★

证型		证候	治法	方药
络阻暴盲	气血瘀阻证	急躁易怒，胸胁胀满，头痛眼胀	行气活血，通窍明目	通窍活血汤
	痰热上壅证	头眩而重，食少恶心，口苦痰稠	涤痰通络，活血开窍	涤痰汤
	肝阳上亢证	头痛眼胀/眩晕时作，急躁易怒，面赤	滋阴潜阳，活血通络	天麻钩藤饮
	气虚血瘀证	少气乏力，面色萎黄，舌淡有瘀斑	补气养血，化瘀通脉	补阳还五汤
络瘀暴盲	气滞血瘀证	眼胀头痛，胸胁胀痛，舌红有瘀斑	理气解郁，化瘀止血	血府逐瘀汤
	阴虚阳亢证	面热潮红，头重脚轻，烦躁易怒	滋阴潜阳	镇肝熄风汤
	痰瘀互结证	形体肥胖，头重眩晕，胸闷脘胀，舌苔腻/舌有瘀	化痰除湿，活血通络	桃红四物汤＋温胆汤
目系暴盲	肝经实热证	头胀耳鸣，胁痛口苦，舌红苔黄	清肝泄热，兼通瘀滞	龙胆泻肝汤
	肝郁气滞证	情志抑郁，喜叹息，胸胁疼痛，头晕目眩，口苦咽干	疏肝解郁	逍遥散/柴胡疏肝散
	气滞血瘀证	胸胁胀满，情志不舒，静脉迂曲，舌紫暗，脉涩	疏肝解郁，理气活血	血府逐瘀汤
	阴虚火旺证	头晕目眩，五心烦热，颧赤唇红，口干	滋阴降火，活血祛瘀	知柏地黄丸
	气血两虚证	爪甲唇色淡白，少气懒言，倦怠神疲	补益气血，通脉开窍	人参养荣汤

考点　消渴内障★

证型	证候	治法	方药
气阴两虚证	面色少华，少气懒言，五心烦热，舌淡	益气养阴，活血利水	六味地黄＋生脉散
脾肾两虚证	头晕耳鸣，形寒肢冷，面色萎黄，夜尿频多	温阳益气，利水消肿	加味肾气丸
阴虚夹瘀证	口渴多饮，头昏目眩，肢体麻木，舌质暗红	滋阴补肾，化瘀通络	知柏地黄丸＋四物汤
痰瘀阻滞证	形盛体胖，头身沉重，身有刺痛	健脾燥湿，化痰祛瘀	温胆汤

考点　视瞻有色

证型	证候	治法	方药
湿浊上泛证	胸闷，纳呆呕恶，大便稀溏，舌苔滑腻	利水化湿	三仁汤
肝经郁热证	胁肋胀痛，嗳气叹息，小便短赤	疏肝解郁，清热化湿	丹栀逍遥散
肝肾不足证	头晕耳鸣，梦多滑遗，腰膝酸软；舌红少苔	滋补肝肾，活血明目	四物五子丸

考点　视瞻昏渺

证型	证候	治法	方药
脾虚湿困证	胸膈胀满，眩晕心悸，肢体乏力	健脾利湿	参苓白术散
阴虚火旺证	口干欲饮，潮热面赤，五心烦热	滋阴降火	生蒲黄汤＋滋阴降火汤
痰瘀互结证	倦怠乏力，纳食呆顿，苔薄白腻	化痰软坚，活血明目	化坚二陈丸
肝肾两虚证	面白肢冷，精神倦怠，腰膝无力	补益肝肾	四物五子丸/加减驻景丸

考点　高风内障★

证型	证候	治法	方药
肝肾阴虚证	头晕耳鸣；舌质红	滋补肝肾，活血明目	明目地黄丸
脾气虚弱证	神疲乏力，食少纳呆，舌质淡	健脾益气，活血明白	补中益气汤
肾阳不足证	腰膝酸软，形寒肢冷，夜尿频频，小便清长	温补肾阳，活血明目	右归丸

考点　青盲

证型	证候	治法	方药
肝郁气滞证	情志抑郁，胸胁胀痛，口干口苦	疏肝解郁，开窍明目	丹栀逍遥散
肝肾不足证	头晕耳鸣，腰膝酸软	补益肝肾，开窍明目	左归饮或明目地黄汤
气血两虚证	头晕心悸，失眠健忘，面色少华	益气养血，宁神开窍	人参养荣汤
气血瘀滞证	头痛健忘，失眠多梦	行气活血，化瘀通络	通窍活血汤

第六章 其他眼病

考点 通睛

证型	证候	治法	方药
肝肾亏虚证	目珠发育不良，能远怯近/远近视力均不良	补益肝肾	杞菊地黄丸
筋络挛滞证	长期逼近视物或偏视目标，眼珠逐渐向内侧偏斜	舒筋通络	正容汤

考点 风牵偏视

证型	证候	治法	方药
风邪中络证	突然发病，头晕目眩，步态不稳	祛风通络，扶正祛邪	小续命汤
风痰阻络证	胸闷，呕恶，食欲不振，咳嗽痰多	祛风除湿，化痰通络	正容汤
脉络瘀阻证	目珠偏位，视一为二，舌淡/有瘀斑	活血行气，化痰通络	血府逐瘀汤

考点 近视★

证型	证候	治法	方药
心阳不足证	心悸，神倦，视物稍久容易疲劳	补气养心，安神定志	定志丸
气血不足证	面色不华，神疲乏力，舌质淡	补血益气	当归补血汤
肝肾两虚证	头晕耳鸣，腰膝酸软	补肝肾明目	驻景丸

考点 远视★

证型	证候	治法	方药
肝肾不足证	头晕耳鸣，腰膝酸软，口咽干燥	补益肝肾	地芝丸/杞菊地黄汤

考点 弱视

证型	证候	治法	方药
肝肾不足证	小儿夜惊，遗尿，舌质淡	滋补肝肾	四物五子丸
脾胃虚弱证	小儿偏食，面色萎黄，食欲不振	健脾益气	四君子汤

考点 鹘眼凝睛

证型	证候	治法	方药
气郁化火证	急躁易怒，口苦咽干，怕热多汗	清肝泻火，解郁散结	丹栀逍遥散
阴虚阳亢证	头晕耳鸣，消瘦多汗，腰膝酸软	滋阴潜阳，平肝降火	平肝清火汤
痰瘀互结证	胁肋胀满，胸闷不舒，舌质暗红	疏肝理气，化瘀祛痰	逍遥散＋清气化痰丸

考点 宿翳

证型	证候	治法	方药
阴虚津伤证	视物昏朦，黑睛遗留瘢痕翳障，形状不一，厚薄不等	滋阴退翳	滋阴退翳汤

考点　目偏视

证型	证候	治法	方药
风邪中络证	头晕目眩，步态不稳；舌淡，脉浮数	祛风通络，扶正祛邪	小续命汤
风痰阻络证	胸闷呕恶，食欲不振，泛吐痰涎，舌苔白腻，脉弦滑	祛风除湿，化痰通络	正容汤
脉络瘀阻证	多系头部外伤、眼部直接受伤或中风后出现目珠偏位；舌质淡或有瘀斑，脉涩	活血行气，化瘀通络	桃红四物汤＋牵正散

第七章　外伤眼病

考点　撞击伤目

证型	证候	治法	方药
撞击络伤证	胞睑青紫，白睛溢血，眶内瘀血，血灌瞳神，眼底出血	早期凉血止血，后期活血化瘀	早期生蒲黄汤；后期祛瘀汤
血瘀气滞证	上胞下垂，黑睛浑浊，血灌瞳神	行气活血，化瘀止痛	血府逐瘀汤

考点　真睛破损

证型	证候	治法	方药
风热乘袭证	羞明流泪，舌苔薄黄，脉弦紧	祛风清热，散瘀止痛	除风益损汤
热毒壅盛证	伤眼剧痛，头痛；舌红苔黄，脉弦数	清热解毒，凉血化瘀	经效散＋五味消毒饮

考点　酸碱伤目

证型	证候	治法	方药
热毒炽盛证	胞睑红肿难睁，口苦咽干，舌红苔黄	热毒炽盛	黄连解毒汤＋犀角地黄汤

考点　辐射伤目

证型	证候	治法	方药
风火犯目证	胞睑赤肿，白睛红赤或浑赤，舌红苔黄	祛风清热，退翳止痛	新制柴连汤
阴虚邪留证	白睛淡红，口渴喜饮，舌红少苔，脉细数	养阴退翳明目	消翳汤

第八章　西医疾病

考点　干眼症

临床表现	眼干涩、异物感、烧灼感，眼痒眼红，喜眨眼、畏光，视物模糊，疲劳不适感；睑缘充血、增厚、不规整、变钝、外翻，睑板腺功能障碍
辅助检查	泪液渗透压测定：诊断干眼症较敏感的方法
	泪液乳铁蛋白含量测定：反映泪液分泌功能
鉴别诊断	视疲劳：眼及眼眶周围疼痛、视物模糊、眼睛干涩、流泪
	过敏性结膜炎：眼部奇痒，出现结膜充血、乳头、滤泡增生
西医治疗	局部用药：泪液成分的替代治疗，抗炎和免疫制剂。 口服药物：泪液不足型治疗（溴己新），蒸发过强型治疗（口服抗生素）

考点　甲状腺相关性眼病

临床表现	以眼珠逐渐突起，红赤如鹃鸟之眼，呈凝视状
鉴别诊断	突起睛高
西医治疗	严重的眼球突出、视神经受压，可行眼眶减压术；严重复视干扰正常生活者，可行眼外肌手术；经保守治疗无效的患者，可行眼睑手术

考点　角膜软化症

临床表现	初起时夜盲、眼干涩，日久黑睛生翳糜烂，甚则溃破穿孔
西医治疗	以维生素 A 油剂或清热解毒类中药滴眼液滴眼，必要时可行穿透性角膜移植术

考点　异物入目

临床表现	①若异物附着于胞睑内面、白睛表层者，患眼自觉轻度碜涩不适，流泪羞明。②若异物黏着或嵌顿于黑睛表层者，自觉疼痛流泪、羞明难睁。③若异物位于黑睛中央近瞳孔区者，可有不同程度的视力下降
诊断依据	①有明确的异物入目史。②患眼碜涩疼痛，畏光流泪。③在胞睑内面、白睛、黑睛表层见异物附着或嵌顿
西医治疗	①黏附于睑内、白睛表层的异物，可用氯化钠注射液冲洗，或用无菌盐水棉签或棉球粘出。②嵌于黑睛表层的异物，可采用角膜异物剔除术，须按无菌操作施行。③观察有无异物残留，以及创面愈合情况

中医耳鼻咽喉科学篇

第一章 耳部常见疾病

考点 旋耳疮

证型	证候	治法	方药
风热湿邪犯耳证	耳部皮肤瘙痒、灼热感，舌质红，苔黄腻	清热祛湿，疏风止痒	消风散
血虚生风化燥证	面色萎黄，纳呆，倦怠乏力	养血润燥，祛风止痒	地黄饮

考点 耳瘘 ★

证型	证候	治法	方药
外感邪毒证	瘘口周围皮肤红肿伴疼痛，发热	清热解毒，消肿止痛	五味消毒饮
正虚毒滞证	脓液清稀，经久不愈，疲倦乏力	益气养血，托毒排脓	托里消毒散

考点 耳疖 ★

证型	证候	治法	方药
风热邪毒证	头痛，发热恶寒，耳屏压痛，外耳道壁隆起如椒目状	疏风清热，解毒消肿	五味消毒饮 + 银翘散
肝胆湿热证	耳痛剧烈，口苦咽干，黄稠脓液	清泻肝胆，利湿消肿	龙胆泻肝汤

考点 耳疮 ★

证型	证候	治法	方药
风热湿邪证	耳痛、耳痒、耳道灼热感，外耳道弥漫性红肿	疏风清热，解毒祛湿	银花解毒汤
肝胆湿热证	口苦咽干，发热，舌红，苔黄腻	清泻肝胆，利湿消肿	龙胆泻肝汤
血虚化燥证	耳痒，耳痛反复发作	养血润燥，祛风止痒	地黄饮

考点 耳胀 ★

证型	证候	治法	方药
风邪外袭证	鼓膜穿刺可抽出清稀积液，鼻塞流涕，头痛，发热恶寒	疏风散邪，宣肺通窍	荆防败毒散
肝胆湿热证	鼓膜穿刺可抽出黄色较黏稠的积液，口苦口干，胸胁苦满	清泻肝胆，利湿通窍	龙胆泻肝汤
脾虚湿困证	胸闷，纳呆，腹胀，便溏	健脾利湿，化浊通窍	参苓白术散
气血瘀阻证	鼓膜浑浊、增厚，有灰白色钙化斑	行气活血，通窍开闭	通窍活血汤

考点　脓耳★

证型	证候	治法	方药
风热外侵证	发热，恶风寒，头痛，周身不适，鼻塞	疏风清热，解毒消肿	蔓荆子散
肝胆湿热证	耳脓多而黄稠或带红色，口苦咽干，小便黄赤，大便秘结	清肝泄热，祛湿排脓	龙胆泻肝汤
脾虚湿困证	头晕，头重，纳呆便溏，倦怠乏力	健脾渗湿，补托排脓	托里消毒散
肾元亏损证	耳脓秽浊或呈豆腐渣样，有恶臭气味	补肾培元，祛腐化湿	肾阴虚知柏地黄丸；肾阳虚肾气丸

考点　耳聋★

证型	证候	治法	方药
外邪侵袭证	鼻塞，流涕，咳嗽	疏风散邪，宣肺通窍	银翘散
肝火上扰证	口苦咽干，夜寐不宁，胸胁胀痛	清肝泄热，开郁通窍	龙胆泻肝汤
痰火郁结证	头晕目眩，胸脘满闷，咳嗽痰多	化痰清热，散结通窍	清气化痰丸
气滞血瘀证	听力减退，舌质暗红或有瘀点，脉细涩	活血化瘀，行气通窍	通窍活血汤
肾精亏损证	头昏眼花，腰膝酸软，夜尿频多	补肾填精，滋阴潜阳	耳聋左慈丸
气血亏虚证	声低气怯，面色无华，食欲不振	健脾益气，养血通窍	归脾汤

考点　耳鸣★

证型	证候	治法	方药
风邪侵袭证	鼻塞、流涕、头痛、咳嗽	疏风散邪，宣肺通窍	芎芷散
痰湿困结证	头重如裹，胸脘满闷，咳嗽痰多	祛湿化痰，升清降浊	涤痰汤
肝气郁结证	胸胁胀痛，夜寐不宁，头痛或眩晕	疏肝解郁，行气通窍	逍遥散
脾胃虚弱证	倦怠乏力，少气懒言，面色无华	健脾益气，升阳通窍	益气聪明汤
心血不足证	心烦失眠，惊悸不安，注意力不能集中，面色无华	益气养血，宁心通窍	归脾汤
肾元亏损证	发脱或齿摇，夜尿频多	补肾填精，温阳化气	肾气丸

考点　耳眩晕

证型	证候	治法	方药
风邪外袭证	突发眩晕，如立舟船，发热恶风	疏风散邪，清利头目	桑菊饮
痰浊中阻证	头重如蒙，胸中闷闷不舒，呕恶较甚，痰涎多	燥湿健脾，涤痰止眩	半夏白术天麻汤
肝风内动证	急躁易怒，口苦咽干，面红目赤，胸胁苦满	平肝息风，滋阴潜阳	天麻钩藤饮
阳虚水泛证	频频呕吐清涎，腰痛背冷，四肢不温	温补肾阳，散寒利水	真武汤
肾精亏损证	腰膝酸软，精神萎靡，失眠多梦	滋阴补肾，养肝息风	杞菊地黄丸
脾气虚弱证	每遇劳累时发作或加重，耳鸣耳聋	补益气血，健脾安神	归脾汤

考点　耳面瘫

证型	证候	治法	方药
风邪阻络证	单侧口眼歪斜，面部麻木，头痛拘紧	祛风通络	牵正散
气虚血瘀证	神情呆滞，下眼睑外翻流泪，眼干涩，倦怠乏力	益气活血，化瘀通络	补阳还五汤

第二章　鼻部常见疾病

考点　鼻疔★

证型	证候	治法	方药
外感风热证	焮热微痛，疮顶现黄白色脓点，顶高根软，头痛发热	清热解毒，消肿止痛	五味消毒饮
火毒内陷证	红肿灼痛，头痛如劈，神昏谵语，痉厥	泄热解毒，清营凉血	黄连解毒汤＋犀角地黄汤

考点　鼻疳★

证型	证候	治法	方药
肺经蕴热证	灼热干焮，疼痛，舌红苔黄	疏风散邪，清热泻肺	黄芩汤
脾胃湿热证	大便黏滞不爽或溏薄，小便黄浊	清热燥湿，解毒和中	萆薢渗湿汤

考点　伤风鼻塞

证型	证候	治法	方药
风寒外袭证	喷嚏频作，流涕清稀，恶寒发热	辛温解表，散寒通窍	通窍汤
风热袭肺证	鼻痒气热，喷嚏时作，恶风口渴	疏风清热，宣肺通窍	银翘散

考点　鼻窒★

证型	证候	治法	方药
肺经蕴热证	鼻涕色黄量少，鼻气灼热，下鼻甲红肿	清热散邪，宣肺通窍	黄芩汤
肺脾气虚证	倦怠乏力，少气懒言，恶风自汗，咳嗽痰稀	补益肺脾，散邪通窍	肺气虚——温肺止流丹加味　脾气虚——补中益气汤
气滞血瘀证	头胀头痛，耳闭重听，舌质暗红	行气活血，化瘀通窍	通窍活血汤

考点　鼻鼽★

证型	证候	治法	方药
肺气虚寒证	畏风怕冷，自汗，气短懒言	温肺散寒，益气固表	温肺止流丹
脾气虚弱证	面色萎黄无华，消瘦，食少纳呆	益气健脾，升阳通窍	补中益气汤
肾阳不足证	形寒肢冷，腰膝酸软，小便清长	温补肾阳，固肾纳气	肾气丸
肺经伏热证	咳嗽，咽痒，口干烦热	清宣肺气，通利鼻窍	辛夷清肺饮

考点　鼻渊★

证型	证候	治法	方药
肺经风热证	发热恶寒，咳嗽；舌质红	疏风清热，宣肺通窍	银翘散
胆腑郁热证	烦躁易怒，口苦咽干，色黄/黄绿，有腥臭味	清泄胆热，利湿通窍	龙胆泻肝汤
脾胃湿热证	倦怠乏力，胸脘痞闷，纳呆食少	清热利湿，化浊通窍	甘露消毒丹
肺气虚寒证	自汗畏风，咳嗽痰多	温补肺脏，益气通窍	温肺止流丹
脾虚湿困证	食少纳呆，腹胀便溏，脘腹胀满，肢困乏力	健脾利湿，益气通窍	参苓白术散

考点　鼻槁

证型	证候	治法	方药
燥邪犯肺证	灼热疼痛，涕痂带血，鼻黏膜干燥，咽痒干咳	清燥润肺，宣肺散邪	清燥救肺汤
肺肾阴虚证	脓涕痂皮积留，鼻气恶臭，咽干，干咳少痰	滋养肺肾，生津润燥	百合固金汤
脾气虚弱证	纳差腹胀，倦怠乏力，面色萎黄	健脾益气，祛湿化浊	补中益气汤

考点　鼻息肉

证型	证候	治法	方药
寒湿凝聚证	色淡或苍白，流涕清稀或白黏，舌淡苔白	温化寒湿，散结通窍	温肺止流丹
湿热蕴积证	头痛头胀，口干，舌红苔黄	清热利湿，散结通窍	辛夷清肺饮

考点　鼻衄

证型	证候	治法	方药
肺经风热证	鼻塞涕黄，咳嗽痰少，口干	疏风清热，凉血止血	桑菊饮加味
胃热炽盛证	口渴引饮，口臭，齿龈红肿，糜烂出血，大便秘结	清胃泻火，凉血止血	凉膈散加味
肝火上炎证	胸胁苦满，面红目赤，烦躁易怒	清肝泻火，凉血止血	龙胆泻肝汤
心火亢盛证	心烦失眠，身热口渴，口舌生疮	清心泻火，凉血止血	泻心汤
虚火上炎证	五心烦热，健忘失眠，腰膝酸软	滋补肝肾，清降虚火	知柏地黄汤
气不摄血证	面色无华，少气懒言，神疲倦怠，纳呆便溏	健脾益气，摄血止血	归脾汤

考点　鼻损伤

证型	证候	治法	方药
鼻伤瘀肿证	局部疼痛加重，有跳痛，舌质紫暗，苔白	活血通络，行气止痛	桃红四物汤加味
皮肉破损证	皮肉破损撕裂，出血，疼痛	活血祛瘀，消肿止痛	桃红四物汤
鼻骨骨折证	疼痛、触痛或肿胀，鼻中隔骨折、脱位	初期活血祛瘀，行气止痛；中期行气活血，和营生新；后期活血祛瘀，行气止痛	初期活血止痛汤；中期正骨紫金丹；后期人参紫金丹
鼻伤衄血证	受伤后衄血量多，持续难止，面色苍白，脉微欲绝	敛血止血，和血养血	十灰散

第三章　咽喉部常见疾病

考点　喉痹 ★

证型	证候	治法	方药
外邪侵袭证	风热：发热，咳痰黄稠，舌红；风寒：恶寒发热，身痛，咳嗽痰稀	疏风散邪，宣肺利咽	风热疏风清热汤；风寒六味汤加味
肺胃热盛证	发热，口渴喜饮，口气臭秽，大便燥结	清热解毒，消肿利咽	清咽利膈汤
肺肾阴虚证	干咳痰少而稠，痰中带血，手足心热，潮热盗汗	滋养阴液，降火利咽	肺阴虚养阴清肺汤；肾阴虚知柏地黄汤
脾气虚弱证	口干而不欲饮或喜热饮，易恶心	益气健脾，升清降浊	补中益气汤
脾肾阳虚证	形寒肢冷，腰膝冷痛，夜尿频而清长	补益脾肾，温阳利咽	附子理中丸
痰凝血瘀证	恶心呕吐，胸闷不适；舌质暗红	祛痰化瘀，散结利咽	贝母瓜蒌散

考点　乳蛾

证型	证候	治法	方药
风热外袭证	发热，微恶寒，头痛，咳嗽	疏风清热，消肿利咽	疏风清热汤
肺胃热盛证	高热，口渴引饮，咳嗽，痰黄稠	清泻肺胃，消肿利咽	清咽利膈汤
肺肾阴虚证	午后颧红，手足心热，失眠多梦	滋养肺肾，清利咽喉	百合固金汤
脾胃虚弱证	恶心呕吐，口淡不渴，便溏	益气健脾，和胃利咽	六君子汤
痰瘀互结证	咳嗽痰白，胸脘痞闷	活血化瘀，祛痰利咽	会厌逐瘀汤＋二陈汤

考点　喉喑 ★

证型	证候	治法	方药
风寒袭肺证	恶寒发热，头身痛，鼻塞，流清涕	疏风散寒，宣肺开音	三拗汤
风热犯肺证	干痒而咳，发热微恶寒	疏风清热，宣肺开音	疏风清热汤
肺热壅盛证	咽喉疼痛，咳嗽痰黄，口渴	泄热解毒，利喉开音	泻白散
肺肾阴虚证	咽喉干涩微痛，干咳，痰少而黏	滋养肺肾，降火清音	百合固金汤
肺脾气虚证	少气懒言，倦怠乏力，纳呆便溏	补益肺脾，益气开音	补中益气汤
血瘀痰凝证	喉内异物感或有痰黏着感，胸闷不舒，舌质暗红	行气活血，化痰开音	会厌逐瘀汤
外治法	含服铁笛丸、润喉丸		

考点　喉咳

证型	证候	治法	方药
风邪犯肺证	咽喉发痒，干咳，恶风发热	疏风散邪，宣肺止咳	止嗽散
肺卫不固证	鼻塞、流涕，易喷嚏自汗	益气固表，祛风止咳	玉屏风散＋桂枝汤
脾气虚弱证	神疲乏力，纳呆便溏，脘腹胀满	健脾益气，利咽止咳	补中益气汤
阴虚火旺证	五心烦热，颧红盗汗，形体消瘦	滋阴降火，润肺止咳	百合固金汤

考点 喉痈★

证型	证候	治法	方药
外邪侵袭，热毒搏结证	发热恶寒，头痛，患处黏膜色红漫肿或颌下肿胀	疏风清热，解毒消肿	五味消毒饮
热毒困结，化腐成脓证	口臭口干，便结溲黄，患处触之有波动感，穿刺可抽出脓液	泄热解毒，消肿排脓	仙方活命饮
气阴耗损，余邪未清证	身热已退，咽干口渴，溃口未愈合	益气养阴，清解余毒	沙参麦冬汤

考点 喉风★

证型	证候	治法	方药
风痰凝聚证	咽喉憋闷，呼吸困难，恶寒发热，头痛	祛风散寒，化痰消肿	六味汤
痰火壅结证	喘息气粗，喉中痰鸣，声如拽锯，烦躁不安，汗出如雨	泄热解毒，祛痰开窍	清瘟败毒饮

考点 梅核气

证型	证候	治法	方药
肝郁气滞证	胸胁脘腹胀满，心烦郁闷，善太息	疏肝理气，散结解郁	逍遥散
痰气互结证	咳痰色白，肢倦纳呆，脘腹胀满，嗳气	行气导滞，散结除痰	半夏厚朴汤

考点 鼾眠

证型	证候	治法	方药
痰瘀互结证	恶心纳呆，头重身困，瘀点，苔腻，脉弦滑或涩	化痰散结，活血祛瘀	导痰汤 + 桃红四物汤
肺脾气虚证	食少便溏，舌淡苔白，脉细弱，喉核色淡苍白	健脾益气，开窍醒神	补中益气汤

考点 喉癣

证型	证候	治法	方药
气阴两虚证	痰中带血，食欲不振，舌嫩红少苔	益气养阴，生津润燥	养金汤 + 生脉散
阴虚火旺证	咳痰稠黄带血，午后颧红，潮热盗汗，心烦失眠	滋阴降火，润燥利咽	月华丸

第四章　耳鼻咽喉常见肿瘤

考点 耳鼻咽喉常见瘤症及痰包

证型	证候	治法	方药
气滞血瘀证	胸胁胀满，舌质暗红	疏肝理气，活血化瘀	会厌逐瘀汤
痰浊凝滞证	痰黏着感，可纳呆腹胀，大便黏滞不爽，舌胖苔腻	健脾化痰，散结消肿	二陈汤

考点　耳鼻咽喉常见癌症

证型	证候	治法	方药
痰浊结聚证	耳内胀闷，头痛头重，胸闷，咳嗽痰多	燥湿除痰，行气散结	二陈汤
气血凝结证	耳内胀闷闭塞，胸胁胀满，舌暗或瘀紫	行气活血，化瘀散结	桃红四物汤
火毒困结证	气味恶臭，面红目赤，小便短赤，大便秘结	清热泻火，解毒散结	黄连解毒汤加味
正虚毒滞证	头痛眩晕，形体瘦弱，盗汗，五心烦热，舌红少苔	调和营血，扶正祛邪	和荣散坚丸
肺胃阴虚证	干呕或呃逆，胃纳欠佳，舌红而干	养阴润肺，和胃生津	沙参麦冬汤
脾胃虚弱证	纳呆恶心，腹胀便溏，四肢麻木，头发脱落	健脾和胃，养心安神	归脾汤
肾精亏损证	眩晕耳鸣，腰酸膝软，遗精滑泄，五心烦热	补肾固本，滋阴降火	知柏地黄汤

第五章　耳鼻咽喉科常用检查法

考点　耳部常用检查法

一般检查法	观察耳周、耳郭、外耳道口是否有病变；检查鼓膜应观察其正常标志是否改变
特殊检查法	耳内镜检查；纯音听阈测试；声导抗测试法：客观测试中耳传音系统、内耳功能、听神经和脑干听觉通路功能；根据鼓室导抗曲线图的形态、峰压点、峰的高度及曲线的坡度等，可较客观地反映鼓室内各种病变的情况

考点　鼻部常用检查法

一般检查法	外鼻检查法：主要观察外鼻有无形态、皮肤色泽的改变，有无充血、肿胀、隆起，触诊有无压痛、皮肤增厚或变硬，以及鼻背有无塌陷、鼻梁有无歪斜等
	鼻腔检查法：鼻前庭检查法；前鼻镜检查法；后鼻镜检查法
	鼻窦检查法：①视诊和触诊：察前额、面颊、内眦及眉根部位皮肤有无红肿、压痛，局部有无隆起等。②鼻镜检查：察鼻道中有无分泌物，以及其量、色、性质和引流部位，检查各鼻道有无息肉或新生物
特殊检查法	通过鼻内镜检查，能够清晰观察到鼻腔内部的细微结构，配合一些特殊器械，可在鼻腔内进行相关诊疗操作

考点　咽喉部常用检查法

一般检查法	间接鼻咽镜检查；口咽检查；间接喉镜检查
特殊检查法	纤维喉镜检查法：利用透光玻璃纤维的可弯曲性、亮度强和可向任何方向导光的特点，制成镜体细而软的喉镜。 动态喉镜检查法：利用物理学原理通过频闪光源使高速振动的声带变为肉眼可见的慢速运动，以便我们能观察到声带黏膜上的微细病变

第六章　耳鼻咽喉科常用治疗操作

考点　雾化吸入、洗鼻法

雾化吸入	将选用的药物加工制成溶液，通过超声雾化器或蒸汽吸入器的作用变成微小雾滴吸入鼻腔内，起到清热解毒、消肿通鼻窍的作用
洗鼻法	用微温的生理盐水或温开水，或用清热解毒排脓的中药液冲洗鼻腔，以清除鼻内脓涕、痂皮

考点　穴位敷贴、鼓膜按摩、鸣天鼓

穴位敷贴	三伏贴：改善虚寒体质，治疗鼻鼽等疾病；涌泉穴位敷贴：治疗耳鸣、耳聋、鼻衄；斑蝥穴位敷贴：治疗鼻鼽
鼓膜按摩	用两手中指分别按压耳屏，使其掩盖住外耳道口，一按一放，有节奏地重复数十次，治疗耳胀、耳闭
鸣天鼓	将双手的掌心紧按双外耳道口，使外耳道暂时处于封闭状态，然后将放在枕部的双手手指叩击脑后枕部，防治耳鸣、耳聋

第十部分

卫生法规与医学伦理

第一篇　卫生法规

第一章　卫生法基础理论

考点　卫生法概述

调整对象	卫生组织关系、卫生管理关系、卫生服务关系、国际卫生关系
特征	技术性明显、调解手段具有综合性、尚未形成统一的法典
基本原则	保护公民健康、预防为主、中西医并重、政府主导、国家卫生监督
作用	确认和保护公民的健康权益、为卫生事业提供法制保障、规范和促进医疗卫生科学技术的良性发展
渊源	宪法、卫生法律、卫生行政法规、地方卫生法规、卫生自治条例和单行条例、部门卫生规章、地方卫生规章、卫生标准、卫生国际条约

考点　卫生法律关系

种类	横向卫生法律关系（管理与被管理、监督与被监督）
	纵向卫生法律关系（卫生服务的提供者与卫生服务的接收者之间形成的法律关系）
构成要素	主体（国家行政机关、卫生组织、企事业单位、社会团体和自然人）
	内容是卫生法律关系主体依法享有的权利和应履行的义务
	客体（物、行为、人身利益、智力成果）

考点　卫生立法

立法机关	全国人大及其常务委员会、国务院、地方人大及其常务委员会、国务院的组成部门和直属机构、地方政府
原则	遵循宪法基本原则、科学立法原则、民主立法原则、维护法制统一原则
程序	提出、审议、通过、公布
实施	效力范围：①时间效力是指卫生法律何时生效、何时终止和有无溯及力。②空间效力是指法律规范生效的地域范围。③对人的效力是指法律规范可以适用的主体范围，即对哪些人有效
	规则：上位法优于下位法；特别法优于一般法，适用特别规定；新法优于旧法

考点　卫生法律责任

行政责任	行政处罚	警告、罚款、没收非法所得、责令停产停业、暂扣或吊销许可证
	行政处分	警告、记过、记大过、降级、撤职、开除
民事责任		赔偿损失，如医疗损害赔偿责任；消除影响，恢复名誉；赔礼道歉等
刑事责任	主刑	管制、拘役、有期徒刑、无期徒刑、死刑
	附加刑	罚金、剥夺政治权利、没收财产

第二章 传染病防治法律制度

考点 《传染病防治法》

分类	甲类：鼠疫、霍乱，共2种	
	乙类：新型冠状病毒感染的肺炎、传染性非典型肺炎、艾滋病、病毒性肝炎、脊髓灰质炎等27种，其中传染性非典型肺炎、炭疽中的肺炭疽、新型冠状病毒肺炎采取甲类传染病的预防、控制措施	
	丙类：流行性感冒（流感）、流行性腮腺炎、风疹、急性出血性结膜炎、麻风病、流行性和地方性斑疹伤寒等11种	
报告时限	甲类传染病和肺炭疽、传染性非典型肺炎、新型冠状病毒肺炎	2小时
	其他乙、丙类传染病	24小时

考点 艾滋病防治的法律规定

宣传教育	地方各级人民政府和政府有关部门、医疗机构、疾病预防控制机构
预防与控制	艾滋病监测网络、国家实行艾滋病自愿咨询和自愿检测制度、进口生物制品必须接受出入境检疫、艾滋病病毒感染者和艾滋病患者的义务
医疗卫生机构和政府机构在艾滋病治疗与救助中的责任	①为艾滋病病毒感染者和艾滋病患者提供艾滋病防治咨询、诊断和治疗服务。②对确诊的艾滋病病毒感染者和艾滋病患者，将其感染或者发病的事实告知本人。③对孕产妇提供艾滋病防治咨询和检测，对感染艾滋病病毒的孕产妇及其婴儿，提供预防艾滋病母婴传播的咨询、产前指导、产后访视、婴儿随访和检测等服务

考点 医院感染管理的法律规定

医院感染	指住院患者在医院内获得的感染，包括在住院期间发生的感染和在医院内获得出院后发生的感染
预防	严格执行消毒、隔离规范和无菌操作技术，保证医护人员手卫生与诊疗环境条件符合规定要求；严格按照《抗菌药物临床应用指导原则》，加强抗菌药物临床使用和耐药菌监测管理；保证职业卫生防护工作符合规定要求，保障医务人员的职业健康
监测与控制	按照医院感染诊断标准及时诊断医院感染病例，《医院感染暴发控制指南》为医疗机构及时有效地识别和处置医院感染暴发提供技术指导
报告	①医院发生5例以上疑似医院感染暴发或3例以上医院感染暴发，在12小时内向所在地县级卫生行政部门报告，并同时向所在地疾病预防控制机构报告。县级卫生行政部门应当于24小时内逐级上报至省级卫生行政部门。省级卫生行政部门应当于24小时内上报至国家卫健委。②医院发生10例以上的医院感染暴发或发生特殊病原体或者新发病原体的医院感染或可能造成重大公共影响或者严重后果的医院感染，应在2小时内向所在地县级卫生行政部门报告，并同时向所在地疾病预防控制机构报告。所在地的县级卫生行政部门确认后，应当在2小时内逐级上报至省级卫生行政部门。省级卫生行政部门进行调查，确认发生以上情形的，应当在2小时内上报至国家卫健委

第三章　突发公共卫生事件应急法律制度

考点　突发公共卫生事件

分类	重大传染疫情、群体性不明原因疾病、重大食物和职业中毒及其他严重影响公众健康的事件
分级	根据突发公共卫生事件性质、危害程度、涉及范围，突发公共卫生事件划分特别重大（Ⅰ级）、重大（Ⅱ级）、较大（Ⅲ级）和一般（Ⅳ级）4 个等级
处理	突发应急预案启动、应急处理保障措施
应急报告主体	各级各类医疗机构、疾病预防控制机构、采供血机构均为责任报告单位；其执行职务的人员和乡村医生、个体开业医生，报告时限与内容；国务院卫生行政主管部门制定突发公共卫生事件应急报告规范，建立重大、紧急疫情信息报告系统
报告时间	2 小时

第四章　医疗机构管理法律制度

考点　处方管理

原则	安全、有效、经济	
内容	前记（麻醉药品和第一类精神药品处方还应当包括患者身份证明编号，代办人姓名、身份证明编号）	
	正文：药品名称、剂型、规格、数量、用法用量	
	后记：医师签名或者加盖专用签章，药品金额及审核、调配，核对、发药药师签名或者加盖专用签章	
要求	医师开具处方应当使用经药品监督管理部门批准并公布的药品通用名称、新活性化合物的专利药品名称和复方制剂药品名称；开具院内制剂处方时应当使用经省级卫生行政部门审核、药品监督管理部门批准的名称；医师也可以使用由国家卫健委公布的药品习惯名称开具处方	
	处方开具当日有效。特殊情况下需延长有效期的，由开具处方的医师注明有效期限，但有效期最长不得超过 3 天	
	处方一般不得超过 7 日用量；急诊处方一般不得超过 3 日用量；对于某些慢性病、老年病或特殊情况，处方用量可适当延长，注明理由	

第五章　执业医师法律制度

考点　《中华人民共和国执业医师法》

执业医师考试条件	本科以上，试用期满 1 年；高等学校医学专科学历取得助理医师执业证书后 2 年；中等专业学校医学专业学历，取得助理医师执业证书后 5 年
助理医师考试条件	高等/中等专业学校医学专科学历试用期满 1 年；师承和确有专长经考核合格并推荐可报考
注册条件及办理	受理申请的卫生行政部门应当自收到申请之日起三十日内准予注册

第六章　中医药法律制度

考点　中医药法律制度★

方针和基本原则	中西医并重的方针；继承与创新相结合的原则
中药材生产管理	药品生产企业的开办；中药材生产管理；道地中药材管理；药用野生动植物资源保护；规范中药材自种、自采；中药饮片的生产、销售管理
中医药教育原则	遵循中医药人才成长规律；以中医药内容为主，体现中医药文化特色；注重中医药经典理论和中医药临床实践相结合

第七章　医疗纠纷与医疗损害处理法律制度

考点　医疗损害

免责理由	患者不配合诊疗；紧急医疗救治；医疗水平限制；受害人故意；第三人过错；不可抗力；正当防卫；紧急避险
赔偿项目	医疗费、误工费、护理费、交通费、住院伙食补助费、营养费、残疾赔偿金、残疾辅助器具费、丧葬费、被扶养人生活费、死亡赔偿金、精神损害赔偿
医疗纠纷的预防	恪守职业道德；加强医疗质量安全管理；保障患者的知情同意权；健全病历资料管理制度；建立健全医患沟通机制及投诉接待制度；发挥患者和政府的作用

考点　医疗事故的行政处理

医疗事故的行政处理	申请	提出书面申请，载明申请人的基本情况、有关事实、具体请求及理由等
	管辖权限划分	有下列情形之一的，县级人民政府卫生行政部门应当自接到医疗机构的报告或者当事人提出医疗事故争议处理申请之日起 7 日内移送上一级人民政府卫生行政部门处理：①患者死亡。②可能为二级以上的医疗事故。③国务院卫生行政部门和省、自治区、直辖市人民政府卫生行政部门规定的其他情形
	申请的审查和受理	10 日内进行审查，作出是否受理的决定；5 日内将有关材料交由负责医疗事故技术鉴定工作的医学会组织鉴定并书面通知申请人

第八章　药品管理法律制度

考点　《中华人民共和国药品管理法》★

特殊性	作用的双重性；质量的重要性；特殊时效性与获取的特殊性
新药	是指未曾在中国境内上市销售的药品
假药	①药品所含成分与国家药品标准规定的成分不符。②以非药品冒充药品或者以他种药品冒充此种药品。③变质的药品。④药品所标明的适应证或者功能主治超出规定范围
劣药	①药品成分的含量不符合国家药品标准。②被污染的药品。③未标明或者更改有效期的药品。④未注明或者更改产品批号的药品。⑤超过有效期的药品。⑥擅自添加防腐剂、辅料的药品。⑦其他不符合药品标准的药品

特殊药品	麻醉药品	为门（急）诊患者开具：①麻醉药品注射剂：一次常用量。②控缓释制剂每张处方不得超过 7 日常用量。③其他剂型：每张处方不得超过 3 日常用量。保存期限：①普通处方、急诊处方、儿科处方 1 年。②医疗用毒性药品、第二类精神药品处方 2 年。③麻醉药品和第一类精神药品处方 3 年
	精神药品	
	医疗用毒性药品	每次处方剂量不得超过 2 日极量，对处方未注明"生用"的毒性中药，应当付炮制品
	放射性药品	必须负责对使用的放射性药品进行临床质量检验、收集药品不良反应等项工作，并定期向所在地药品监督管理、卫生行政部门报告

第九章　疫苗管理法

考点　《中华人民共和国疫苗管理法》

特殊性	是最具成本效益的公共卫生干预手段；用于人体免疫接种的预防性的生物制品
目的	加强疫苗管理，保证疫苗质量和供应，规范预防接种，促进疫苗行业发展，保障公众健康，维护公共安全
原则	安全第一、风险管理、全程管控、科学监管、社会共治
制度	全生命周期管理，即从疫苗研制、生产、流通、预防接种到监管全链条、全过程、全方位、全环节监管

预防接种异常	补偿范围	实施接种过程中或者实施接种后出现受种者死亡、严重残疾、器官组织损伤等损害，属于预防接种异常反应或者不能排除的，应当给予补偿
	补偿原则	及时、便民、合理
	监管方式	现场检查、延伸检查、入驻检查
	保障措施	经费保障；生产、供应保障；疫苗责任强制保险制度

第十章　血液管理法律制度

考点　无偿献血

无偿献血	献血人条件：十八周岁至五十五周岁的健康公民自愿献血
	用途：血液必须用于临床，不得买卖
	组织与管理：强化政府责任、健全工作机制、加强监督检查、推动献血工作
	血站对献血者每次采集血液量一般为 200 毫升，最高不得超过 400 毫升，两次采集间隔不少于 6 个月
临床用血原则	应遵照合理、科学的原则，制定用血计划，保护血液资源，不得浪费和滥用血液；应当积极推行节约用血的新型医疗技术，三级医院、有条件的二级医院和妇幼保健院应当开展自体输血技术；不得使用原料血浆，除批准的科研项目外，不得直接使用脐带血，保障临床用血安全和医疗质量

卫生法规与医学伦理

考点　血液制品管理

立法	《血液制品管理条例》为血液制品生产的整个过程提供了法律依据和技术标准
原料血浆的管理	对原料血浆采集，国际施行单采血浆站统一规划、设置的制度，并对单采血浆站实行执业许可制度
原料血浆的采集与供应	血浆的采集：单采血浆站只能对省、自治区、直辖市人民政府卫生行政部门划定区域内的供血浆者进行筛查和采集血浆；血浆的供应：严禁单采血浆站采集全血或者将采血浆站采集的原料血浆用于临床

第十一章　母婴保健法律制度

考点　《中华人民共和国母婴保健法》

婚前保健	概述	备婚的男女双方，在结婚登记前所进行的婚前医学检查、婚前卫生指导和婚前卫生咨询服务
	内容	婚前卫生指导；婚前卫生咨询；婚前医学检查
孕产期保健		指各级各类保健医疗机构为准备妊娠至产后 42 天的妇女及胎婴儿提供全程系列的医疗保健服务
建议实施产前诊断情形		羊水过多或者过少的
		胎儿发育异常或胎儿有可能畸形的
		孕早期时接触过可能导致胎儿先天缺陷的物质的
		有遗传病家族史或分娩过先天性严重缺陷婴儿的
		年龄超过 35 周岁的
性别鉴定		严禁采用技术手段对胎儿进行性别鉴定，但医学上确有需要的除外

第十二章　精神卫生法律制度

考点　《中华人民共和国精神卫生法》

精神卫生法原则	促进精神健康原则；预防精神障碍原则；保障基本权利原则；确保自愿住院原则；无歧视特别保护原则；保障医疗费用原则
精神障碍治疗原则	尊重患者人格尊严原则；自愿住院治疗原则；坚持法定诊断标准原则

第十三章　基本医疗卫生与健康促进法

考点　《基本医疗卫生与健康促进法》

立法目的	将宪法关于国家发展医疗卫生事业与健康事业的原则性规定落到实处、统领医药卫生事业改革和发展
	保障公民享有基本医疗卫生服务，提高公民健康水平
	推动和保障健康中国战略的实施
服务提供方式	政府举办卫生机构提供；社会力量举办的医疗卫生机构提供
服务范围	①慢性非传染性疾病防控与管理。②职业病综合防治。③妇女、儿童保健及常见病防治。④残疾人基本康复。⑤院前急救体系。⑥精神卫生服务

第二篇　医学伦理

第十四章　医学伦理学的理论基础和规范体系

考点　医学伦理学的理论基础

医德	义务	承担治疗、解释说明的义务，保密义务、对社会的义务
	内容	仁慈、忠诚、严谨、公正和节操
基本原则		①尊重与自主原则。②有利和不伤害原则。③知情同意原则。④公正原则
医学模式		生物－心理－社会医学模式

第十五章　医患关系伦理

考点　医患关系★

医患关系模式		主动－被动型、指导－合作型、共同参与型
医生对患者	义务	承担诊治、解除痛苦、解释说明、医疗保密
	原则	尊重、自律、科学原则
医生对社会的义务		预防保健、生命质量、现场急救、医学事业
患者的权利内容		生命健康权、医疗保障权、知情同意权、隐私保护权、医疗监督权、医疗求偿权

第十六章　临床诊疗中的伦理问题

考点　精准医学治疗与医学伦理

概述	以基因组测序技术、生物信息技术与大数据科学交叉应用为基础的新型医学概念与医疗模式
内容	精准诊断、精准预防、精准治疗
挑战	缺陷基因检测结果造成的心理影响；个人信息和隐私保护问题；知情同意问题
原则	知情同意和不知情同意原则；隐私保密原则；患者利益最大化原则；加快法律规范和监管机制建设

考点　辅助生殖技术与医学伦理

挑战	家庭	弱化了生育与夫妻间的联系；改变传统的亲子观念；家庭人伦关系复杂化
	社会	精子、卵子商业化；优质精子库危机；社会分配公正性问题
原则		有利于患者的原则；尊重供者、受者知情同意权原则；保密原则；发挥伦理审查委员会作用

考点　器官移植与医学伦理

伦理问题	器官来源的伦理问题：传统伦理观念根深蒂固，尸体捐献不能大量展开。器官移植商业化带来的伦理问题：器官买卖危害了社会稳定、败坏风气，扭曲了人们的价值观，威胁到了人类自身的生存和发展
法律规定和伦理原则	遵守《人体器官移植条例》；自愿和无偿捐赠器官原则；知情同意和家属参与原则；公开、公平和公正原则

第十七章　死亡医学伦理

考点　死亡医学伦理

死亡的阶段		濒死期、临床死亡期和生物学死亡期
标准	心肺死亡	呼吸、心跳的完全停止为死亡标准，这也是最传统的死亡标准
	脑死亡	原发于脑组织的严重外伤或原发性疾病，导致包括脑干在内的全脑功能不可逆转的丧失，是整个中枢神经系统的全部死亡
脑死亡标准的伦理价值		更深刻、全面地揭示生命本质；有利于医疗卫生资源的合理配置；有利于器官移植工作的开展

考点　安乐死

条件	患者身患无法治愈的疾病、已处于不可逆的濒临死亡且备受剧烈疼痛折磨的状态之中，为消除其肉体痛苦，应其要求，应用医学手段使其无痛苦地结束生命的死亡方式
分类	主动安乐死和被动安乐死
	自愿安乐死和非自愿安乐死
我国对待安乐死态度	迄今为止，我国对安乐死（包括积极安乐死和消极安乐死）尚未立法，也未颁布过相关的政策、条例。安乐死的官方态度较为明确，擅自实施安乐死在法律上被认定为故意杀人，是一种严重的犯罪行为

第十八章　生命科学发展中的伦理问题

考点　临床试验与伦理

概念	指任何涉及人体（患者或健康志愿者）的医疗研究和药物试验，目的是获得健康干预（如药物、诊断、器械、治疗方案）的安全性、有效性数据
分期	Ⅰ期临床试验是以评价新药的临床药理和毒性作用为目的，观察人体对于新药的耐受程度和药代动力学，为制定给药方案提供依据
	Ⅱ期临床试验主要目的是初步评价药物对目标适应证患者的治疗作用和安性，也为后续实验设计给药提供依据
	Ⅲ期临床试验是进一步验证药物对目标适应证患者的治疗作用和安全性，评价利益与风险关系，最终为药物注册申请的审查提供充分依据
	Ⅳ期临床试验（上市后研究）主要目的是考察在广泛使用条件下的药物疗效和不良反应、评价在普通或者特殊人群中使用的利益与风险关系及改进给药剂量等
原则	知情同意原则；控制风险原则；免费和补偿原则；保护隐私原则；依法赔偿原则；特殊保护原则